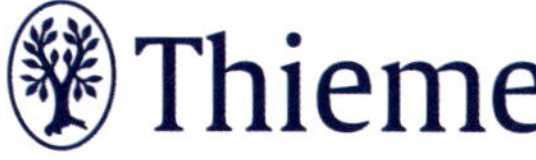

Praxisanleitung im Hebammenstudium

Herausgegeben von
Lena Agel

Unter Mitarbeit von
Lena Agel, Yvonne Bovermann,
Hannah Buschmann, Sabrina Diefenbach,
Cordula Fischer, Beate Kayer, Daniela Kriegisch,
Beate Elvira Lamprecht, Renate Nielsen,
Elsbe Peters, Hemma Pfeifenberger,
Jan Steinmetzer, Melina Weissenberg

60 Abbildungen

Georg Thieme Verlag
Stuttgart • New York

Bibliografische Information der Deutschen Nationalbibliothek
Die Deutsche Nationalbibliothek verzeichnet diese Publikation in der Deutschen Nationalbibliografie; detaillierte bibliografische Daten sind im Internet über http://dnb.d-nb.de abrufbar.

Ihre Meinung ist uns wichtig! Bitte schreiben Sie uns unter:
www.thieme.de/service/feedback.html

Georg Thieme Verlag KG
Rüdigerstraße 14, 70 469 Stuttgart, Germany
www.thieme.com

Printed in Germany

Redakteurin: Nicole Meyer
Covergestaltung: © Thieme
Bildnachweis Cover: © Thieme/Martina Bürger
Zeichnungen: Gay & Sender, Bremen
Satz: Druckhaus Götz GmbH, Ludwigsburg
Druck: Westermann Druck Zwickau GmbH, Zwickau

DOI 10.1055/b000 000 582

ISBN 978-3-13-244326-6 1 2 3 4 5 6

Auch erhältlich als E-Book:
eISBN (PDF) 978-3-13-244329-7
eISBN (epub) 978-3-13-244330-3

Thieme Publikationen streben nach einer fachlich korrekten und unmissverständlichen Sprache. Dabei lehnt Thieme jeden Sprachgebrauch ab, der Menschen beleidigt oder diskriminiert, beispielsweise aufgrund einer Herkunft, Behinderung oder eines Geschlechts. Thieme wendet sich zudem gleichermaßen an Menschen jeder Geschlechtsidentität. Die Thieme Rechtschreibkonvention nennt Autor*innen mittlerweile konkrete Beispiele, wie sie alle Lesenden gleichberechtigt ansprechen können. Die Ansprache aller Menschen ist ausdrücklich auch dort intendiert, wo im Text (etwa aus Gründen der Leseleichtigkeit, des Text-Umfangs oder des situativen Stil-Empfindens) z. B. nur ein generisches Maskulinum verwendet wird.

Vorwort

Liebe Leserinnen und Leser,

ich freue mich sehr, Ihnen das Buch „Praxisanleitung im Hebammenstudium“ vorzustellen. Es richtet sich an alle, die sich für die Praxisanleitung im Bereich des Hebammenstudiums interessieren oder bereits in dieser wichtigen Rolle tätig sind. Als Herausgeberin dieses Werkes liegt es mir am Herzen, das umfangreiche Wissen und die Erfahrung von Kollegen und Kolleginnen aus Theorie und Praxis weiterzugeben.

Die Praxisanleitung spielt eine entscheidende Rolle bei der Ausbildung angehender Hebammen, da sie den Studierenden ermöglicht, theoretisches Wissen in praktische Fähigkeiten umzusetzen. In diesem Buch werden verschiedene Themen behandelt, die für eine erfolgreiche Praxisanleitung von großer Bedeutung sind. Die Organisation und Planung von Praxisphasen, die Auswahl und Anwendung geeigneter Methoden sowie die Reflexion und Evaluation der Lernprozesse stehen im Fokus.

Ich lade Sie ein, dieses Buch als Leitfaden und Inspirationsquelle zu nutzen. Es soll Ihnen dabei helfen, Ihre Rolle als Praxisanleiterin oder Praxisanleiter bestmöglich auszufüllen und Ihre Studierenden auf ihrem Weg zu begleiten.

Zum Abschluss möchte ich allen anleitenden Hebammen für ihre bedeutende Arbeit danken. Durch ihr engagiertes Wirken tragen sie maßgeblich zur Entwicklung der beruflichen Handlungskompetenz bei.

Ich wünsche Ihnen viel Erfolg bei Ihrer Tätigkeit als Praxisanleiterin oder Praxisanleiter im Hebammenstudium.

Herzlichst,
Lena Agel

Inhaltsverzeichnis

Autor*innenvorstellung

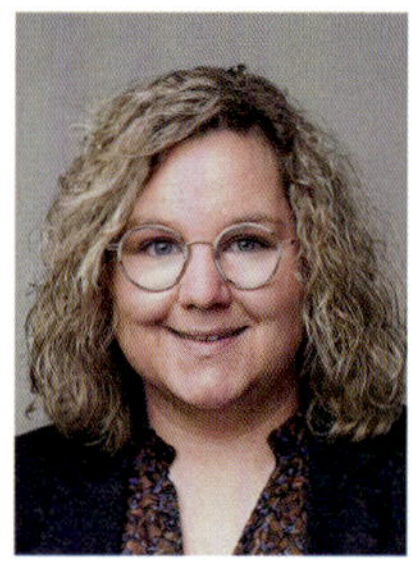

Prof. Dr. Lena Agel

Lena Agel ist seit 2022 Studiengangsleitung des Bachelorstudiengang Hebammenkunde an Technischen Hochschule Aschaffenburg. Außerdem ist sie als Dozentin bei verschiedenen Praxisanleiter*innen Fort- und Weiterbildungen tätig.

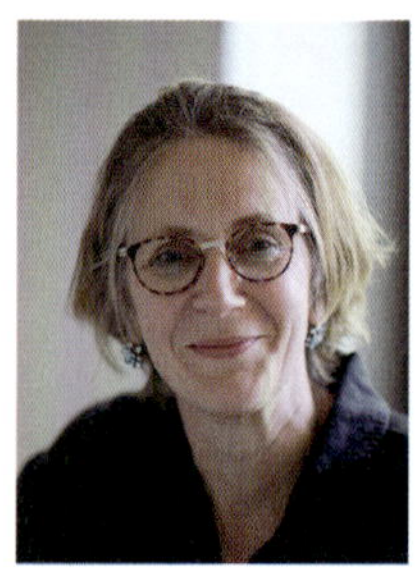

Yvonne Bovermann, MSc.

Yvonne Bovermann ist seit 1988 Hebamme, außerdem seit 2016 Gesundheitspädagogin (B.A.) und hat zudem einen Masterabschluss in Management in Einrichtungen des Gesundheitswesens (MSc.). Nach vielen Jahren in der Freiberuflichkeit und als Geschäftsführerin in einem Geburtshaus und als Lehrerin und Leiterin einer Hebammenschule wurde sie 2015 als Beirätin für den Bildungsbereich in das Präsidium des Deutschen Hebammenverband e. V. gewählt. Dort begleitete sie den Prozess des Gesetzgebungsverfahrens für das 2020 in Kraft getretene Hebammenreformgesetz und die Hebammen-Studien- und Prüfungsverordnung. Seit 2021 ist sie die Geschäftsführerin der Elly-Heuss-Knapp-Stiftung, Deutsches Müttergenesungswerk.

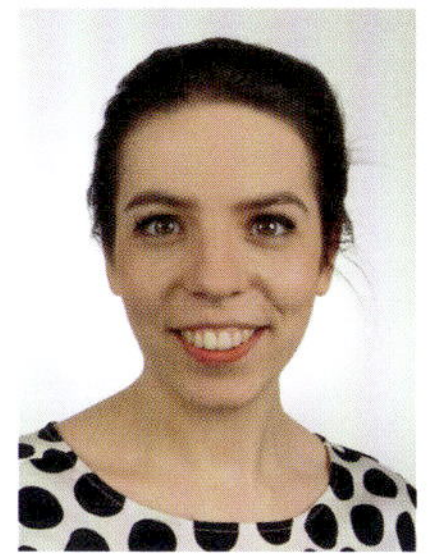

Hannah Buschmann, MA

Hannah Buschmann hat im Jahr 2017 den primär qualifizierenden Bachelorstudiengang „B.Sc. Hebammenkunde“ an der Hochschule für Gesundheit in Bochum abgeschlossen. Im Anschluss arbeitete sie als Hebamme im klinischen Setting. 2021 beendete sie ihr Masterstudium „Bildung im Gesundheitswesen/Fachrichtung Pflege“ und ist seitdem an der Hochschule für Gesundheit Bochum im Studienbereich Hebammenwissenschaft als Lehrkraft für besondere Aufgaben tätig.

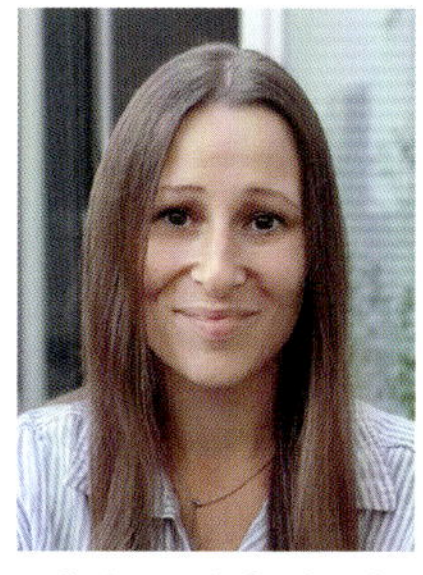

Sabrina Diefenbach, BSc

Sabrina Diefenbach ist seit 2018 Hebamme. Sie arbeitet freiberuflich und als Dozentin an der Hochschule Fresenius, Abteilung Hebammenschule. Im Jahr 2020 schloss sie das Studium „Gesundheit und Pflege“ für Hebammen an der KH Mainz ab (B.Sc.) und erreichte außerdem die Qualifikation zur Praxisanleiterin.

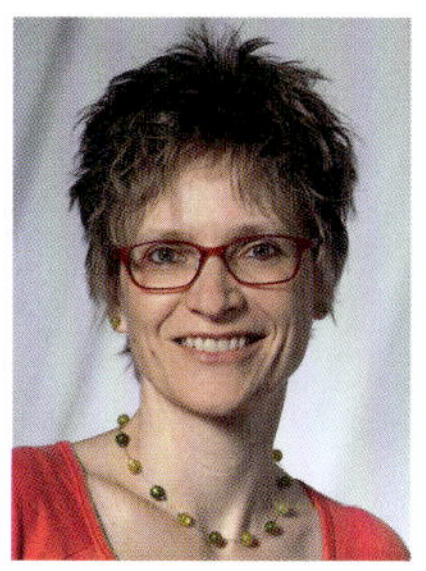

Cordula Fischer, MA

Cordula Fischer ist Hebamme und Diplom-Pflegepädagogin, M.A. Bildungsmanagement. Sie ist Praxisreferentin mit Schwerpunkt Lernortkooperation und -koordinierung im Bachelorstudiengang Hebammenwissenschaft an der Hochschule für Wirtschaft und Gesellschaft Ludwigshafen, zuvor war sie von 2007-2021 Schulleiterin der Hebammenschule am Universitätsklinikum in der Akademie für Gesundheitsberufe Heidelberg. Sie hat eine mehrjährige Tätigkeit als Hebamme in der klinischen Geburtshilfe sowie außerklinische Erfahrung in der Schwangerenvorsorge, Geburtshilfe und Wochenbettbetreuung gesammelt. Zudem war sie langjährig im Pädagogischen Fachbeirat und später in der Bildungskommission des Deutschen Hebammenverbandes tätig.

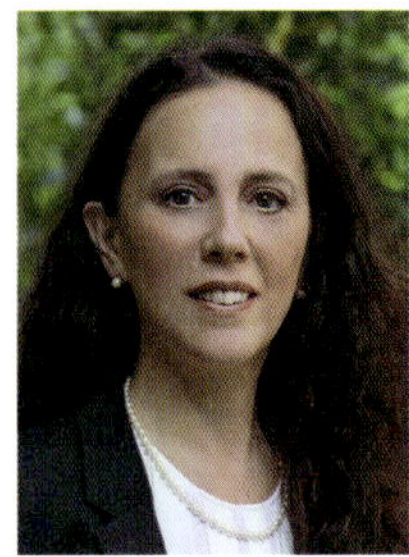

Beate Kayer, Mag.(FH)

Beate Kayer ist Hebamme seit 1991 und absolvierte 2006 das Diplomstudium Gesundheitsmanagement und Gesundheitsförderung. Sie ist Studiengangsleitung des Hebammenstudiengangs der Fachhochschule Burgenland.

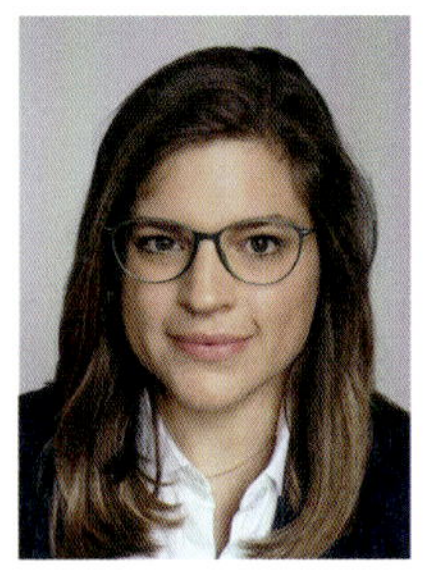

Daniela Kriegisch, MA, MHC, BcS

Daniela Kriegisch MA, MHC, BSc ist seit 2014 Hebamme. Sie hat ihr Masterstudium Gesundheitsmanagement an der FH Kärnten und an der Jyväskylä University of Applied Sciences 2020 absolviert. Hauptberuflich ist sie Lehrende der FH Campus Wien, Studiengang Hebammen.

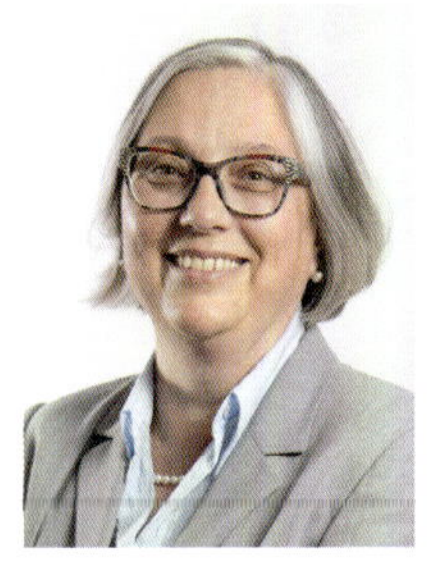

Mag.phil. Beate Elvira Lamprecht, IBCLC

Hebamme seit 1990, Universitätsstudium: Pädagogik, Grundlagen Psychologie und psychosoziale Praxis, Berufsausübung in einem Schwerpunktkrankenhaus als Hebamme im Rotationssystem, Leitende Hebamme sowie Abteilungsleitung Pflege und freiberuflich, Vortragstätigkeit und Lehre, Kräuterpädagogin (Gundermannschule), akad. Gesundheits- und Pflegemanagerin, Gutachterin BFHI-Österreich, derzeit Studiengangsleiterin des Bachelorstudienganges Hebammen Fachhochschule Salzburg, Österreich.

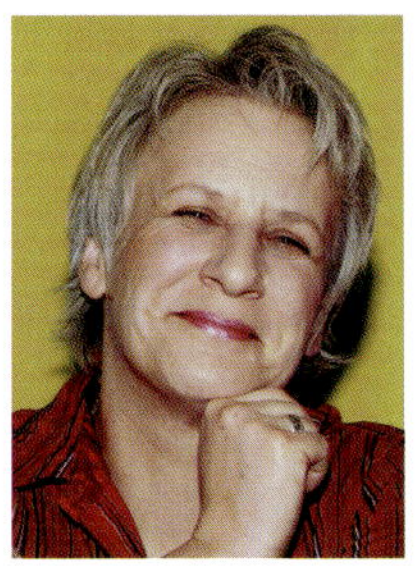

Renate Nielsen

Renate Nielsen ist Hebamme seit über 30 Jahren. Seit 2013 ist sie primär in der praktischen Hebammenausbildung, als hauptamtliche Praxisanleiterin, tätig. Außerdem ist sie Dozentin in verschiedenen Praxisanleiterinnen-Weiterbildungen.

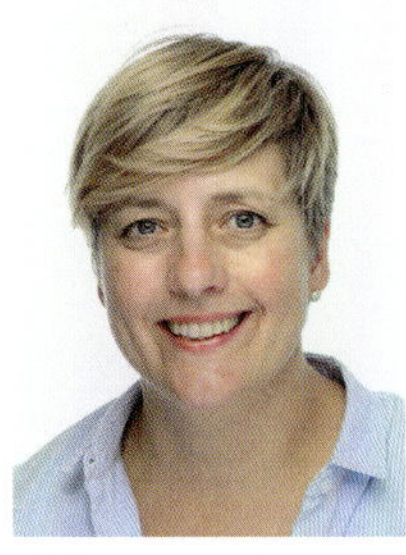

Elsbe Peters, BSc

Elsbe Peters ist seit 2002 Hebamme und seit 2012 Praxisanleiterin, als solche seit 2014 hauptberuflich in der Hebammenausbildung in Hamburg aktiv. Seit der Akademisierung der Ausbildung ist sie an der verantwortlichen Praxiseinrichtung (vPE) am Universitätsklinikum Hamburg-Eppendorf angestellt. Als Dozentin ist sie u. a. an verschiedenen Praxisanleiter:innen-Fort- und Weiterbildungen beteiligt. Sie hat 2009 an der Glasgow Caledonian University ihren Bachelor in Midwifery (hons) und 2023 an der fhg Tirol, Innsbruck den Master in Gesundheitspädagogik absolviert.

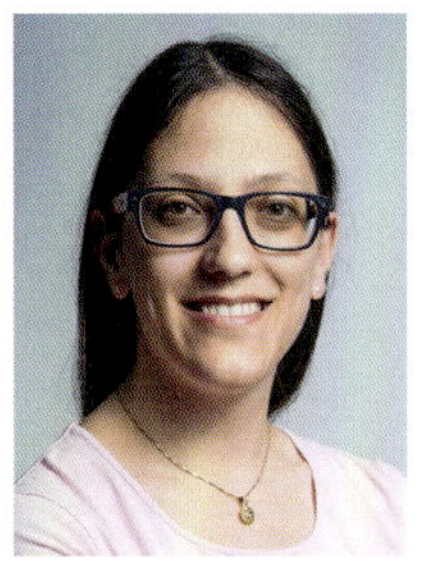

Prof. Hemma Pfeifenberger MSc.

Hemma Pfeifenberger ist Professorin für Hebammenwissenschaften an der TH Aschaffenburg und Hebamme am Universitätsklinikum Frankfurt am Main. Als Honorardozentin ist sie im gesamten deutschsprachigen Raum tätig.

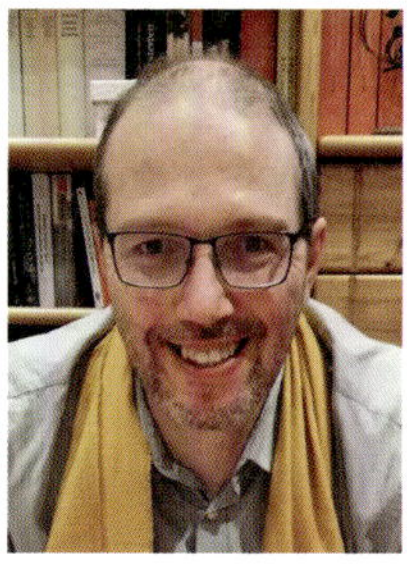

Jan Steinmetzer

Studium der Germanistik und Geschichte (Lehramt) sowie der Linguistischen Informations- und Textverarbeitung. Wissenschaftlicher Angestellter an den Universitäten RWTH Aachen, Philipps-Universität Marburg und Georg-August-Universität Göttingen. Aktuell Leitung des Studiendekanats des Fachbereichs Medizin an der Johann Wolfgang Goethe-Universität Frankfurt am Main.

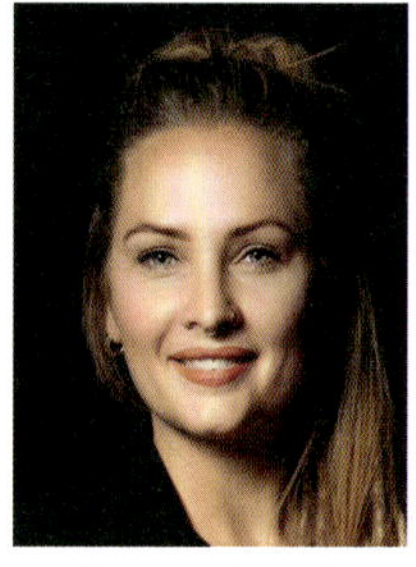

Melina Weissenberg

Melina Weissenberg ist Hebamme, Dozentin und freie Referentin. Sie verfügt über langjährige Erfahrung in klinischer und außerklinischer Tätigkeit. Ihre inhaltliche Schwerpunktarbeit ist das Gebiet der Biotensigrität in Schwangerschaft und Geburt.

1 Rahmenbedingungen der akademischen Hebammenausbildung

Yvonne Bovermann

Das Hebammengesetz von 2020 stellt die größte Reform im Hebammenwesen seit Ende des zweiten Weltkrieges dar. Sowohl in der ehemaligen DDR als auch in der Bundesrepublik wurde nach dem Krieg das erste Hebammengesetz aus der Zeit des Nationalsozialismus angepasst. Viele bestehende Regelungen wurden übernommen. Spätere Gesetzesänderungen, besonders die Reform in der Bundesrepublik 1985, waren durchaus grundlegend – so wurde zum Beispiel die Dauer der Ausbildung von zwei auf drei Jahre verlängert. Gleichzeitig wurden aber dabei Hebammen als Hilfskräfte der Ärzt*innen festgeschrieben. Die selbstständige Tätigkeit außerhalb von Kliniken wurde in beiden Teilen von Deutschland weitestgehend zurückgedrängt.

In den meisten europäischen Ländern und weltweit wurde in den zurückliegenden Jahrzehnten die Qualifizierung der Gesundheitsberufe überwiegend auf akademisches Niveau übergeleitet. Die WHO hat früh herausgestellt, dass eine akademische Qualifizierung zu einem besseren Outcome für die versorgten Mütter und ihre Kinder führt [12]. 2015 forderte das WHO Regionalbüro Europa die europäischen Länder auf: „Die Grundausbildung von Pflegefachpersonen und Hebammen auf dem Niveau des Hochschulabschlusses zu standardisieren, um die besten Ergebnisse für die Patienten und die Bevölkerung herbeizuführen" [13]. In Deutschland herrscht hingegen bei den meisten Gesundheitsfachberufen ein hoher Reformbedarf. Berufsgesetze wurden seit Jahrzehnten nicht reformiert, trotz der rasanten Entwicklungen im Gesundheitswesen. Inzwischen ergeben sich große Differenzen zwischen den Qualifikationen im In- und Ausland, die sich nicht zuletzt auch auf die Möglichkeiten zu Auslandserfahrungen während der Ausbildung und die mögliche berufliche Anerkennung im europäischen Raum auswirken.

1.1 Hebamme – ein reglementierter Beruf in Europa

Bildung ist in Deutschland Ländersache. Beim Erlernen eines Berufes kann es daher vorkommen, dass je nach Bundesland im Rahmen eines Studiums oder einer berufsschulischen Ausbildung unterschiedliche Inhalte im Fokus stehen. Auch von Hochschule zu Hochschule oder zwischen den Berufsfachschulen kann es Unterschiede bei den Inhalten und Schwerpunkten geben.

Für Berufe, die einem besonderen staatlichen Interesse unterliegen, gibt es jedoch Vorgaben bezüglich der zu vermittelnden Kompetenzen. So muss der Gesetzgeber bei den Gesundheitsberufen sicherstellen, dass an allen Ausbildungsstätten bestimmte Inhalte einheitlich vermittelt werden. Grundlage hierfür ist Artikel 2 Absatz 2 des Grundgesetzes, der besagt, dass alle Menschen das Recht auf Leben und körperliche Unversehrtheit haben [9]. Für den Staat ergibt sich daraus die Pflicht zu einer Risikovorsorge: Er muss eine hochwertige Gesundheitsversorgung gewährleisten. Hierzu gehören auch hohe, in ganz Deutschland einheitliche Ausbildungsstandards bei den Gesundheitsberufen.

Wenn die Ausbildungsinhalte und Rahmenbedingungen eines Berufes einheitlich durch den Staat geregelt werden, spricht man von einem reglementierten oder geregelten Beruf. Hierzu gehören die sogenannten Heilberufe: Ärzt*innen, Zahnärzt*innen, Apotheker*innen Pflegefachkräfte, Physiotherapeut*innen, Hebammen und viele weitere [2]. Die Berufsbezeichnung dieser Berufe ist geschützt. Man darf sich erst Hebamme nennen, wenn die Prüfungen unter staatlicher Aufsicht absolviert und bestanden wurden und anschließend eine staatliche Stelle die Erlaubnis erteilt, die entsprechende Berufsbezeichnung zu führen (vgl. zum Beispiel § 42 der Studien- und Prüfungsverordnung für Hebammen: Erlaubnisurkunde. Regelt die Erlaubnis zum Führen der Berufsbezeichnung „Hebamme").

Um die Freizügigkeit innerhalb der EU für alle Bürger*innen zu gewährleisten, haben die EU-Mitgliedsstaaten für die geregelten Gesundheitsberufe einheitliche Mindeststandards für die Kompetenzen und Rahmenbedingungen der Ausbildung vereinbart. Diese sind in der EU-Richtlinie2005/36/EG festgelegt [5].

Maßgeblich für die deutsche Regierung bei der Reform des Hebammenwesens war die Änderung der vorgenannten EU-Richtlinie im Jahr 2013 durch die Richtlinie 2013/55/EU [6], vgl. auch ▸ **Tab. 1.1**. Die EU-Mitgliedsstaaten beschlossen, den Empfehlungen der WHO zu folgen und die Qualifizierung der Pflegeberufe und der Hebammen auf akademischem Niveau festzulegen. Eine Übergangszeit *bis 18. Januar 2020 zur vollständigen Umsetzung* wurde vereinbart. Während viele Länder innerhalb der EU bereits vor 2013 die Gesundheitsfachberufe in eine akademische Ausbildung überführten, reagierte Deutschland zunächst gar nicht. Das „Hebammenreformgesetz" trat schließlich am 22. November 2019 in Kraft, wobei Übergangsfristen für mehrere Jahre nach dem durch die EU geforderten Stichtag 18. Januar 2020 beschlossen wurden [8].

Die Fortführung der alten Hebammenausbildung über den 18. Januar 2020 hinaus ist kritisch zu betrachten, da eine automatische Anerkennung der Berufsausbildung auf Basis des alten Gesetzes durch die anderen EU-Länder bereits mit Ausbildungsbeginn nach dem 18. Januar 2016 nicht mehr vorgesehen ist. Vor diesem Hintergrund ist davon auszugehen, dass Absolvent*innen der berufsschulischen Hebammenausbildung auf Basis des Hebammengesetzes von 1985, die nach dem 18. Januar 2016 ihre Ausbildung begonnen haben, das Recht auf freie Berufsausübung innerhalb der EU-Länder für sich nicht in Anspruch nehmen können und dadurch benachteiligt sind.

1.1.1 EU-Richtline – Anforderungen an den Hebammenberuf

Der Änderung der EU-Richtlinie 2013 gingen langwierige Verhandlungen voraus. Besonders Deutschland hat sich zunächst sehr gegen eine Anhebung der Ausbildungsgrundlagen für Pflegebe-

▸ **Tab. 1.1** Unterschiede der Anforderungen an die Hebammenqualifikation in der EU-Richtlinie EU 2005/36/EG vor und nach der Änderungsrichtlinie 2013/55/EU.

EU-Richtlinie seit 2013	EU-Richtlinie bis 2013
Zulassung zur Hebammenausbildung nach mind. 12 Jahren Schulbildung	**Zulassung zur Hebammenausbildung nach mind. 10 Jahren Schulbildung**
Ausbildung muss **sicherstellen** (...) a) **genaue Kenntnisse** in den Wissenschaften	Ausbildung muss gewährleisten (...) a) Angemessene Kenntnisse in den Wissenschaften
c) angemessene Kenntnisse der Allgemeinmedizin und der Pharmakologie.	Nicht vorhanden
d) angemessene klinische Erfahrung, durch die die Hebamme in der Lage ist, **unabhängig** und in **eigener Verantwortung** (...) die Entbindung, Folgemaßnahmen usw. durchzuführen (...).	d) Angemessene klinische Erfahrung, die **unter der Aufsicht** von dem auf dem Gebiet der Geburtshilfe qualifiziertem Personal (...) erworben wird.

rufe und Hebammen gewehrt. Es wurde befürchtet, dass eine Anhebung auf akademisches Niveau zu verstärktem Personalmangel führen würde. Zudem wurde angenommen, dass das Konzept der dualen Ausbildung in Deutschland zu besseren Ergebnissen führen würde als eine Qualifizierung auf akademischem Niveau. Hier spielte auch die Einstellung hinein, die in dem Zitat „Pflegen kann jeder" deutlich wird. Dieses Zitat wird Norbert Blüm zugeschrieben, einem ehemaligen Bundesminister für Arbeit und Soziales. Dahinter steht die verschiedentlich kommunizierte Haltung, dass für die Pflegeberufe eher Empathie und weniger Fachkompetenz erforderlich ist.

Für die Pflegeberufe wurden durch die Intervention wesentlich aus Deutschland in der EU-Richtlinie zwei Qualifizierungswege ermöglicht: ein akademischer nach 12 Jahren allgemeiner Schulbildung sowie eine berufsschulische Qualifizierung nach mindestens 10 Jahren allgemeiner Schulbildung. Europäisch hat sich allgemein die akademische Qualifikation durchgesetzt. Im Wesentlichen werden nur noch in Deutschland Pflegekräfte zum größten Teil berufsschulisch qualifiziert.

Für den Hebammenberuf ließ sich die EU-Kommission jedoch nicht auf zwei Qualifizierungswege ein. Zwar sind die Formulierungen teilweise weniger eindeutig als bei den Pflegeberufen, die Änderungen bei den Vorgaben für die Berufsqualifikation von Hebammen sind jedoch derart gestaltet, dass eine Fortführung der berufsschulischen Qualifikation nicht weiterhin möglich war.

In Deutschland hatten sowohl der Bund als auch viele Landesregierungen geprüft, ob eine Begrenzung der Zulassung für Hebammenschulen für Abiturientinnen ausreichend wäre, um die EU-Vorgaben zu erfüllen. Dies ist jedoch nicht möglich. Personen mit Abitur oder Fachabitur bzw. Fachhochschulreife, also nach 12 Jahren allgemeiner Schulbildung, haben den Sekundarbereich II im Bildungswesen bereits absolviert. Eine berufsschulische Ausbildung, wie sie an den Hebammenschulen praktiziert wurde, entspricht ebenfalls dem Sekundarbereich II. Der Gesetzgeber darf jedoch für Absolvent*innen des Sekundarbereichs I nicht den Zugang zu einer Ausbildung im Sekundarbereich II verwehren. Und der Abschluss des Sekundarbereichs II führt immer zu einem Zugang zum Tertiärbereich, also zu den Hochschulen. Ein Abschluss im Sekundarbereich II kann nicht Zulassungsvorrausetzung zu einer Ausbildung sein, die ebenfalls im Sekundarbereich II festgelegt ist.

Neben den Zugangsvoraussetzungen zur Berufsausbildung gibt die EU den Mitgliedstaaten vor, inhaltlich ein bestimmtes Spektrum an Hebammentätigkeiten zuzulassen [6]. Hierzu gehören auch die Feststellung der Schwangerschaft, die Verschreibung der Untersuchungen, die für eine frühzeitige Erkennung einer Risikoschwangerschaft nötig sind und die „Betreuung der Gebärenden und Überwachung des Fetus mit Hilfe geeigneter klinischer und technischer Mittel" (Artikel 42 Absatz 2 b, c und e). Der Gesetzgeber in Deutschland musste sich beim Hebammengesetz an diesen Vorgaben orientieren und konnte mit seinen Vorgaben bezüglich der Ausbildungsinhalte nicht hinter diesen Aufgabenbereichen zurückbleiben.

1.2 Das Hebammenreformgesetz und die Hebammenstudien- und Prüfungsverordnung

1.2.1 Das Hebammenreformgesetz

Für die Reform des Hebammenberufes war es notwendig, verschiedene Gesetze zu verändern. Im Ergebnis wurde ein Gesetzes-Paket verabschiedet, das „Gesetz zur Reform der Hebammenausbildung und zur Änderung des Fünften Buches Sozialgesetzbuch (Hebammenreformgesetz – HebRefG) vom 22. November 2019" [7]. Dieses besteht aus verschiedenen Abschnitten, sogenannten „Artikeln", in denen jeweils unterschiedliche Gesetze verändert oder neu gefasst werden. Der umfangreichste und wichtigste ist der Artikel 1, der das eigentliche neue Hebammengesetz umfasst. Hier die einzelnen Artikel und die jeweiligen Gesetze in ihrer Neufassung bzw. die zu ändernden Paragraphen:

- Artikel 1: Gesetz über das Studium und den Beruf von Hebammen (Hebammengesetz – HebG) [8]

- Artikel 2: Änderung des Fünften Sozialgesetzbuches. Hierbei handelt es sich um eine gesetzliche Änderung, die sich nicht auf den Hebammenberuf bezieht. In einem sogenannten „Omnibusverfahren" werden des Öfteren durch ein Ministerium notwendige Änderungen in einem Bereich an ein anderes Gesetzgebungsverfahren angeknüpft.
- Artikel 3: Weitere Änderung des Fünften Sozialgesetzbuches. Dieser Artikel regelt die Pflicht zur Vereinbarung einer Pauschale für praxisanleitende freiberufliche Hebammen und hebammengeleitete Einrichtungen, die sich zur berufspraktischen Ausbildung von Hebammenstudierenden im außerklinischen Bereich bereit erklären. Auch die Übernahme der Kosten einer Qualifizierungsmaßnahme zur Praxisanleitung und die Höhe der Pauschale sollen im Rahmen dieser Vereinbarung zwischen den maßgeblichen Hebammenverbänden und dem GKV-Spitzenverband festgelegt werden.
- Artikel 4: Änderung des Krankenhausfinanzierungsgesetzes. Durch diese Änderung im Krankenhausfinanzierungsgesetz (KHG) wurde ermöglicht, dass Kliniken, die als verantwortliche Praxiseinrichtungen mit Hebammenstudierenden Verträge abschließen, die Kosten der praktischen Studienanteile durch die Krankenkassen refinanziert bekommen. Diese Regelung im KHG wurde bisher nur für Ausbildungsberufe im Gesundheitswesen angewendet.
- Artikel 5: Inkrafttreten, Außerkrafttreten. In diesem Artikel ist geregelt, wann die einzelnen Artikel und Teile der Gesetze in Kraft und die bisherigen Regelungen außer Kraft treten.

Beim Hebammenreformgesetz handelt es sich also um ein Paket mit Änderungen an verschiedenen Gesetzen, die vor allem die neuen Finanzierungsvorschriften des Hebammenstudiums sicherstellen. Das Hebammengesetz im Hebammenreformgesetz ist das eigentliche Berufsgesetz der Hebammen.

1.2.2 Die Studien- und Prüfungsverordnung für Hebammen

Zu jedem Berufsgesetz gehört eine Verordnung durch das Bundesministerium für Gesundheit (BMG) mit den gesetzlichen Regelungen zum Ablauf des Studiums und der Modalitäten der staatlichen Prüfungen. Das BMG wird hierzu im Hebammengesetz ermächtigt (HebG Teil 7 § 71, Ermächtigung zum Erlass einer Studien- und Prüfungsverordnung). Die Studien- und Prüfungsverordnung für Hebammen (HebStPrV) wurde am 8. Januar 2020 erlassen [11]. Die Inhalte der HebStPrV sind für Praxisanleitende von besonderer Bedeutung. So werden die Inhalte des Studiums benannt und durch die in der Anlage 1 genannten Kompetenzen konkretisiert.

In der HebStPrV ist festgelegt, welche Aufgaben, Rechte und Pflichten die Partner im Hebammenstudium – die Hochschulen, die verantwortliche Praxiseinrichtung sowie die weiteren praktischen Ausbildungsstätten und die Studierenden – jeweils haben. Eine Kooperationsvereinbarung zwischen der Hochschule und der verantwortlichen Praxiseinrichtung, die den Studienvertrag mit den Studierenden schließt, wird verbindlich vorgegeben.

Außerdem finden sich die konkreten Vorgaben zu den Einsätzen während der praktischen Studienphasen. Es sind sowohl die Mindestdauer als auch die Einsatzfelder und die zu erwerbenden Kompetenzen festgelegt.

Ein weiterer Abschnitt befasst sich mit der staatlichen Prüfung. Auch bei den Regelungen für die Anerkennung ausländischer Berufsqualifikationen ist der Prüfungsausschuss für die staatliche Prüfung und damit auch die Praxisanleitung eingebunden.

Die Anlage 1 der HebStPrV umfasst die Kompetenzen für die staatliche Prüfung zur Hebamme. In der Anlage 2 findet sich die Stundenverteilung der Praxiseinsätze des Hebammenstudiums, Anlage 3 legt die Inhalte der Praxiseinsätze fest. In den Anlagen 4–10 finden sich Muster für Urkunden über die Erlaubnis zum Führen der Berufsbezeichnung „Hebamme" und für die Anerkennungs-Prozesse für ausländische Berufsqualifikationen.

Für Praxisanleitende wichtig sind die Anlagen 1, 2 und 3.

1.3
Das Studienziel, vorbehaltene Tätigkeiten und die Kompetenzen der Hebammen

1.3.1 Das Studienziel und vorbehaltene Tätigkeiten

Eine besondere Bedeutung im HebG und der HebStPrV haben das Studienziel und das Kompetenzprofil der Anlage 1 der HebStPrV.

Das Studienziel in §9 des HebG stellt praktisch das Wesen der Hebammentätigkeit in Deutschland dar. Im bisherigen Hebammengesetz war das Studienziel äußerst vage und unpräzise formuliert. Eine konkrete Ableitung, welche Aufgaben Hebammen ausüben und beherrschen müssen, konnte nicht erfolgen. Daher stellt die jetzige konkrete Benennung von Hebammenaufgaben im Studienziel eine große Verbesserung für das Hebammenwesen dar. Sämtliche im Studienziel aufgeführten Tätigkeiten sind durch den Gesetzgeber als Hebammenaufgaben benannt und die Zuständigkeit kann somit durch andere Berufsgruppen nicht mehr angezweifelt werden. Ein Beispiel für eine Kontroverse zwischen ärztlichen Standesvertretenden und Hebammen war zum Beispiel zuvor die Feststellung der Schwangerschaft und der Überwachung des physiologischen Verlaufs. Durch das Studienziel im Hebammengesetz ist klargestellt, dass Hebammen befähigt sind, diese Aufgaben durchzuführen und dass diese daher auch zu ihren Tätigkeiten gehören.

Wichtig ist daher, dass Praxisanleitende das Studienziel und seine Bedeutung kennen und im Rahmen des Hebammenstudiums ihren Beitrag dazu leisten, dass die Studierenden mit dem Examen das genannte Studienziel erreicht haben.

Unterschieden werden muss jedoch zwischen den vorbehaltenen Aufgaben und dem Studienziel: Zwar verfügen Hebammen über ein weites Spektrum an Kompetenzen, um alle im Studienziel genannten Aufgaben erfüllen zu können. Es handelt sich dabei jedoch nicht um Aufgaben, die ausschließlich durch Hebammen ausgeführt werden und deshalb als vorbehaltene Tätigkeiten bezeichnet werden. Der Gesetzgeber hat Hebammen so wie im bisherigen Hebammengesetz keinen ausschließlichen Vorbehalt für bestimmte Tätigkeiten eingeräumt, sondern die Geburtshilfe, also die Überwachung des Geburtsverlaufes und des Wochenbettes, ausdrücklich als Aufgabe von Ärzt*innen und Hebammen benannt (HebG §4, Absatz 1 und 2). Allerdings besteht auch die Hinzuziehungspflicht weiterhin, nach der Ärzt*innen dafür Sorge tragen müssen, „(…), dass bei einer Geburt eine Hebamme hinzu-gezogen wird“ (HebG §4, Absatz 3).

Das Hebammengesetz stellt also klar, dass Hebammen zum Beispiel die Schwangerenvorsorge durchführen können. Die Betreuung der Schwangerschaft ist jedoch, wie auch die geburtsvorbereitende Tätigkeit (§9, Absatz 4 Nr. 1 c) und weitere Punkte aus dem Studienziel, weiterhin keine vorbehaltene Tätigkeit von Hebammen und Ärzt*innen.

1.3.2 Kompetenzen von Hebammen

In der beruflichen Bildung hat sich etabliert, nicht mehr in Fächern oder Kursen zu denken, die zur Erlangung des Examens notwendig sind. Vielmehr wird inzwischen gefragt, welche Kompetenzen die Studierenden oder Auszubildenden erworben haben müssen.

Der Kompetenzbegriff ist daher für Praxisanleitende bedeutsam und eine Begriffsklärung ist notwendig. Eine Kompetenz bezeichnet nach der Definition des Deutschen Qualifikationsrahmens (DQR) die „(…) Fähigkeit und Bereitschaft des Einzelnen, Kenntnisse und Fertigkeiten sowie persönliche, soziale und methodische Fähigkeiten zu nutzen und sich durchdacht sowie individuell und sozial verantwortlich zu verhalten“ [1].

Dies bedeutet, dass eine Kompetenz sich nicht nur in einer Handlung zeigt, sondern auch in dem entsprechenden Wissen und Hintergrundwissen und in methodischen sowie sozialen und persönlichen Fähigkeiten, um die Handlung individuell angemessen durchzuführen. So bedarf es zum Beispiel für das Erheben einer Anamnese bei einer Schwangeren sehr komplexer Kompetenzen. Dazu gehören unter anderem die methodischen Fertigkeiten für eine körperliche Untersuchung, das Wissen um die Bedeutung von bestimmten familiären und gesundheitlichen Kontextfaktoren für die Gesundheit einer Schwangeren sowie soziale und persönliche Fähigkeiten. Diese müssen sicherstellen, dass eine Anamnese immer angemessen unter Berücksichtigung der individuellen Situation, Herkunft, Religion und sexuellen Orientierung erhoben wird.

Um zu überprüfen, ob Hebammen mit dem Examen das Studienziel erreicht haben und über die entsprechenden Kompetenzen verfügen, um die im Studienziel genannten Aufgaben zu erfüllen, muss konkret beschrieben sein, was Studierende oder Hebammen an Wissen oder Verhalten demonstrieren sollten. Für Hebammen hat 2018 die International Confederation of Midwives (Internationaler Hebammenverband, ICM) durch die Veröffentlichung von „Essential Competencies for Midwifery Practice“ (Grundlegende Kompetenzen für die Hebammentätigkeit) zum ersten Mal detailliert zusammengestellt, über welche Kompetenzen Hebammen grundsätzlich und in jedem Land verfügen sollten.

Ein Update der Kompetenzen wurde 2019 veröffentlicht [10]. Darin werden alle Kompetenzen unterteilt in die Indikatoren „Wissen“ und „Fertigkeiten und Verhalten“. Diese Indikatoren bieten konkrete Anhaltspunkte für Praxisanleitende zur Einschätzung des Ausbildungsstandes von werdenden Hebammen. Kompetenzbeschreibungen und Profile sind üblicherweise detailliert und kleinteilig, wenn es sich wie bei den Hebammenaufgaben um komplexe Tätigkeiten und Prozesse handelt.

Für das Studium und die Praxisanleitung in Deutschland wurden die Kompetenzenvon Hebammen durch das BMG in der Anlage 1 der HebStPrV festgelegt. Leider bieten sie weder konkrete Indikatoren, noch handelt es sich jeweils um eine detaillierte Beschreibung des Wissens, der Fähigkeiten und der Fertigkeiten. Es wird daher schwer sein, die in dieser Anlage genannten Kompetenzen als Grundlage für die praktische Ausbildung, eine Beurteilung oder Prüfung zu nutzen.

So sieht das Studienziel vor, dass das Hebammenstudium beispielsweise dazu befähigt, physiologisch verlaufende Schädelgeburten durchzuführen (HebG § 9, Absatz 4 Nr. 1 j). In den Kompetenzen I Nr. 2 b und c sowie Nr. 1 f ist hinterlegt, dass die Absolvent*innen des Studiums die Geburt „leiten“, die Frau „betreuen“, sowie über Kenntnisse des physiologischen Verlaufs „verfügen“ (HebStPrV, Anlage 1). Für eine praxisanleitende Hebamme ist unklar, wann das Wissen sowie das Verhalten und die gezeigten Fertigkeiten das Erreichen des Studienziels anzeigen. Erschwerend für die praktische Ausbildung kommt hinzu, dass einzelne Tätigkeitsbereiche von Hebammen kaum oder sogar gar nicht in der Anlage 1 hinterlegt wurden.

Als Ergänzung für die praktischen Studienanteile und die Prüfung können Praxisanleitenden und allen am Studium Beteiligten die „Kompetenzen von Hebammen“ dienen, die durch den Deutschen Hebammenverband e. V. 2019 veröffentlicht wurden [4]. Hier finden sich zu allen Studienzielen und für die Hebammentätigkeit in Deutschland detaillierte Kompetenzbeschreibungen unterteilt nach den Indikatoren „Wissen“ bzw. „Fertigkeiten und personale Kompetenz“.

1.4 Praxisanleitung – gesetzliche Anforderungen und Aufgaben

1.4.1 Die Qualifikation der Praxisanleitung

Mit dem neuen Hebammengesetz hat im Hebammenstudium endlich auch die Praxisanleitung durch qualifizierte Hebammen-Praxisanleiter*innen Einzug gehalten. Bereits seit Beginn der geregelten Hebammenausbildung sind die praktisch Anleitenden für die Auszubildenden und Studierenden die wichtigsten Bezugspersonen und ein wesentlicher Faktor für den erfolgreichen Abschluss und die Einstellung zum Beruf. Anders als in anderen dualen Ausbildungsberufen und in der Pflege gab es bis 2020 jedoch keine gesetzlichen Vorgaben bezüglich des Anleitungsumfangs sowie der Qualifikation der anleitenden Personen. Dementsprechend breit ist das Spektrum der Erfahrungen der Auszubildenden über Jahrzehnte gewesen: Auf Tagungen der Lehrenden haben die Vertreter*innen der Werdenden Hebammen (WeHen) über Jahrzehnte von sehr positiven, aber auch sehr negativen Erfahrungen in ihrer Praxis berichtet.

Der Gesetzgeber hat im Hebammengesetz einen hohen Umfang an Anleitungszeiten sowie eine Mindestqualifikation der anleitenden Hebammen festgelegt. So muss ein Viertel der Einsatzzeiten durch eine verbindliche Praxisanleitung begleitet werden (§ 13). Die Anleitung hat immer durch eine entsprechend qualifizierte Hebamme zu erfolgen, unabhängig vom Einsatzort.

Wie eine Hebamme sich als Praxisanleitende qualifizieren und anerkennen lassen kann, ist in der HebStPrV in § 10 geregelt. Eine Person gilt als befähigt zur Praxisanleitung im Hebammenstudium, wenn sie folgende Voraussetzungen erfüllt:

- Sie muss über die Erlaubnis zur Führung der Berufsbezeichnung Hebamme (nach altem oder neuem HebG) verfügen.
- Sie muss in dem jeweiligen Einsatzbereich über mindestens zwei Jahre Berufserfahrung als Hebamme verfügen. Dies bedeutet z. B., dass eine Hebamme, die in ihrem gesamten Berufsleben ausschließlich als angestellte Hebamme im Kreißsaal tätig war, nicht als Praxisanleitung in der außerklinischen Wochenbettbetreuung eingesetzt werden kann.
- Sie muss eine berufspädagogische Zusatzqualifikation im Umfang von mindestens 300 Stunden absolviert haben.
- Sie muss kontinuierlich berufspädagogische Fortbildungen im Umfang von mindestens 24 Stunden jährlich absolvieren. Die Länder können den Zeitraum, in dem die Fortbildungen zu absolvieren sind, auf bis zu drei Jahre verlängern. Damit erhöht sich der Stundenumfang entsprechend, sodass nach drei Jahren 72 Stunden Fortbildung absolviert werden müssen (HebStPrV, § 10).

Zum Zeitpunkt der Drucklegung dieses Buches sind viele Aspekte der pädagogischen Zusatzqualifikation sowie der Ausnahmeregelungen in den Bundesländern für Hebammen, die bereits anleitend tätig waren, noch nicht geklärt. Der Deutsche Hebammenverband e. V. hat in einer Veröffentlichung ausführliche Vorschläge erarbeitet, welche Qualifikationsmaßnahmen (Weiterbildungen und Studiengänge) anerkannt und wie die Ausnahmeregelungen gestaltet werden sollten [4]. Hebammen, die sich nicht darüber im Klaren sind, ob sie über eine ausreichende Qualifikation verfügen oder ob eine Weiterbildungsmaßnahme geeignet ist, können sich hier informieren oder in ihrem Hebammenlandesverband um Information bitten.

1.4.2 Aufgaben der Praxisanleitung

Als praktizierende Hebamme hat man meistens über Jahre keinen Bezug mehr zum Berufsgesetz der Hebammen oder den Vorgaben zur Ausbildung. Den Praxisanleitenden ist jedoch zu empfehlen: Lesen Sie das Berufsgesetz und die Studien- und Prüfungsverordnung, zumindest die Passagen, die sich auf Ihre Tätigkeit beziehen (s. ▶ **Tab. 1.2**).

Sowohl im Hebammengesetz als auch in der HebStPrV verweisen verschiedene Paragraphen auf die Praxisanleitung. Als Praxisanleitende müssen Sie sicherstellen, dass alle Vorgaben für die praktischen Studienanteile erfüllt werden. Wird zum Beispiel der geforderte Umfang der Praxisanleitung nicht erfüllt, kann dies dazu führen, dass Studierende von der zuständigen Behörde nicht zur staatlichen Abschlussprüfung zugelassen werden.

1.5 Aufgaben der verantwortlichen Praxiseinrichtung (vPE)

Vor allem die Kliniken, die als verantwortliche Praxiseinrichtungen Verträge mit Hebammenstudierenden abschließen und unmittelbare Partner der Hochschulen werden, müssen die Praxisanleitung, aber auch die Aufgaben, die sich aus der Rolle der verantwortlichen Praxisanleitung ergeben, klar definieren. Zudem sind entsprechende personelle Ressourcen einzuplanen.

Die verantwortliche Praxiseinrichtung übernimmt die Verantwortung für den berufspraktischen Teil und damit für mindestens ein Drittel bis zu einer Hälfte des Studiums [7]. Durch den Vertrag, den sie mit ihnen abschließt, übernimmt die vPE auch eine Verantwortung für die Studierenden.

Folgende Aufgaben sind durch die vPE zu erfüllen:

- Kooperationsvereinbarung mit der Hochschule abschließen (§ 5 HebStPrV)
- Kooperationspartner aufbauen
  - um zusätzliche Einsatzplätze bereitzustellen, falls Einsätze im eigenen Haus nicht möglich oder nicht genügend Plätze vorhanden sind (z. B. Kinderklinik) (§ 16 HebG).

▸ **Tab. 1.2** Textstellen aus dem Hebammengesetz und der Studien- und Prüfungsverordnung für Hebammen, die sich auf die Praxisanleitung und ihre Aufgaben beziehen.

Fundstelle	Aufgabengebiet	Inhalt
HebG § 14	Praxisanleitung	Beschreibt die Verantwortung und die Aufgaben der Praxisanleitung gegenüber den Studierenden. Sie soll auch während des jeweiligen Praxiseinsatzes Ansprechpartner*in für die verantwortliche Praxiseinrichtung sowie für die Hochschule sein.
HebG § 17	Praxisbegleitung	Beschreibt die Zusammenarbeit der Praxisbegleitung, also von Lehrenden aus der Hochschule, mit der Praxisanleitung, also den anleitenden Hebammen, beim jeweiligen praktischen Einsatz.
HebG § 18	Nachweis- und Begründungspflicht	Regelt die Vorgehensweise von ambulanten Hebammengeleiteten Einrichtungen und freiberuflichen Hebammen, um die Kosten für ihre Qualifizierungsmaßnahmen zur Praxisanleitung geltend zu machen.
HebG § 32	Pflichten der verantwortlichen Praxiseinrichtung	Hier werden die verschiedenen Pflichten der Kliniken aufgelistet, unter anderem die Anforderung, dass Praxisanleitung im gesetzlich geforderten Umfang durchgeführt wird. Aber auch bezüglich der weiteren genannten Pflichten wird häufig eine der Praxisanleitungen die Verantwortung zur Erfüllung übernehmen, z. B. um sicher zu stellen, dass der Praxisplan und die Lehrveranstaltungen geplant werden, usw.
HebStPrV § 5	Kooperationsvereinbarungen	Hier wird festgelegt, dass die enge Zusammenarbeit zwischen Hochschule und verantwortlichen Praxiseinrichtungen durch eine Kooperationsvereinbarung geregelt werden muss. Unter anderem muss diese eine Vereinbarung zur Durchführung der Praxisanleitung beinhalten.
HebStPrV § 10	Qualifikation der Praxisanleitung	Hier werden alle Vorgaben zur Qualifikation der Praxisanleitung aufgeführt.
HebStPrV § 11	Praxisbegleitung	Diese Vorschrift legt fest, dass Beurteilungen im Rahmen der Praxisbegleitung durch Lehrpersonen der Hochschule gemeinsam mit der Praxisanleitung durchgeführt werden.
HebStPrV § 15	Zusammensetzung des Prüfungsausschusses	Dieser Paragraph regelt die Zusammensetzung des Prüfungsausschusses. Nach Absatz 1 Nr. 5 sind Prüfer*innen Mitglieder im Prüfungsausschuss, die Praxisanleitungen am praktischen Einsatzort und zur Abnahme des praktischen Prüfungsteils geeignet sind.
HebStPrV §§ 52, 53	Anpassungslehrgang, Abschluss des Anpassungslehrgangs	In Anpassungslehrgängen für Hebammen mit ausländischen Qualifikationen sollen an der theoretischen Unterweisung Praxisanleitende in „angemessenem Umfang" beteiligt werden. Beim Abschlussgespräch des Anpassungslehrgangs ist die Praxisanleitung beteiligt.
HebStPrV § 59	Ausnahmeregelung zur Praxisanleitung	Hier sind die Bedingungen genannt, unter denen eine Hebammen keine zweijährige Berufserfahrung und keinen Lehrgang nachweisen muss (Ausnahme von § 10, Absatz 1 Nr. 2 und 3). Diese Vorschriften müssen durch die Bundesländer konkretisiert werden.

  - zur Kooperation mit interessierten Kliniken, die selber nicht verantwortliche Praxiseinrichtung sein wollen oder können, aber gern Studierende betreuen möchten (§ 16 HebG).
  - mit außerklinisch freiberuflich tätigen Hebammen oder in Hebammengeleiteten Einrichtungen (HgE) für die Einsätze in diesem Bereich (§ 13 HebG, § 18 HebG).
- Beteiligung am Auswahlverfahren der Studierenden. Da die verantwortlichen Praxiseinrichtungen Vertragspartner der Studierenden sind, wird in der Regel eine Beteiligung an der Auswahl sinnvoll und gefordert sein. Sowohl die vPE als auch die Hochschulen haben ein berechtigtes Interesse an der Auswahl der Bewerber*innen, sodass ein partnerschaftliches Vorgehen empfehlenswert ist (§ 5 HebStPrV).
- Studienvertrag mit den Studierenden abschließen, entsprechend der Vorgaben des Hebammengesetzes und der Hochschule (§§ 27–42 HebG).
- Erstellung des Individuellen Praxisplans für die Studierenden (§§ 16, 22, 32 HebG und § 9 HebStPrV).
- Kommunikation und Austausch mit den Hochschulen zur bestmöglichen Verzahnung von Theorie und Praxis im Sinne eines dualen Studiums.
- Kontinuierliche Überprüfung, ob die gesetzlichen Vorgaben bezüglich des Umfangs und der Inhalte der Praxisanleitung, Qualifikation und Fortbildung der Praxisanleitenden, Dokumentation, usw. durch die Kooperations-Kliniken und freiberuflichen Hebammen/HgE eingehalten werden.

Es ist in dualen Studiengängen üblich, dass für die umfangreichen und anspruchsvollen Aufgaben der Betreuung von Studierenden in den Betrieben eine Ausbildungsleitung eingesetzt wird. Dies sollte auch im Hebammenstudium in den vPE umgesetzt werden. Eine solche für die Umsetzung der praktischen Studienanteile verantwortliche Hebamme sollte Praxisanleitung sein und natürlich für ihre zusätzlichen Aufgaben entsprechend vergütet werden. Zudem sind für diese Aufgaben wie für die gesamte Praxisanleitung geeignete Büroräume sowie Räume für die Anleitung und vertrauliche Gespräche sowie Sachkosten vorzuhalten.

1.5.1 Der Praxisplan

Die Planung der praktischen Einsätze ist eine besondere Herausforderung: Die Hochschulen müssen ein modulares Curriculum entwickeln. Dort werden grundsätzlich die Zeiten der Praxiseinsätze vorgesehen. Allerdings gleicht die Einsatzplanung von mehreren Studierenden einem Puzzle. Die Zahl der Einsatzplätze kann variieren, teilweise müssen Auszubildende anderer Berufe ebenfalls berücksichtigt werden. Fallen kurzfristig Praxisanleitende aus, sodass der gesetzlich vorgegebene Umfang nicht sichergestellt ist, sind teilweise kurzfristige Änderungen notwendig.

Eine sinnvolle Abfolge von theoretischen Inhalten mit Einsätzen, in denen das erarbeitete Wissen in der Praxis gefestigt werden kann, scheitert oft an den Limitierungen der Praxiseinrichtungen. Durch Krankheiten und andere unvorhergesehene Änderungen der Einsatzplanung von Studierenden sind zeitliche Puffer und eine gewisse Flexibilität notwendig, damit die vPE die gesetzlichen Anforderungen tatsächlich erfüllen können.

Eine gelungene Koordination der Studierenden wird erleichtert durch eine gute Kommunikation zwischen den Partnern des dualen Studiums und gegebenenfalls eine frühzeitige Einbeziehung der zuständigen Behörden.

1.5.2 Literatur

[1] Bundesministerium für Bildung und Forschung. Der deutsche Qualifikationsrahmen für lebenslanges Lernen (DQR) (ohne Jahr). Im Internet: https://www.dqr.de/dqr/de/home/home_node.html; Stand: 13.03.2023

[2] Bundesministerium für Gesundheit. Gesundheitsberufe – Allgemein (02.09.2022). Im Internet: https://www.bundesgesundheitsministerium.de/themen/gesundheitswesen/gesundheitsberufe/gesundheitsberufe-allgemein.html; Stand: 13.03.2023

[3] Deutscher Hebammenverband e. V. Stellungnahme zur Anhörung im Bundesministerium für Gesundheit zum Referentenentwurf einer Studien- und Prüfungsverordnung für Hebammen (HebStPrV). Anhang 1 zum Kompetenzprofil von Hebammen (September 2019). Im Internet: https://www.hebammenverband.de/verband/berufspolitik/stellungnahmen; Stand: 13.03.2023

[4] Deutscher Hebammenverband e. V. Praxisanleitung bei klinischen und außerklinischen Einsätzen. Qualifizierung zur Praxisanleitung und Kooperationen mit Kliniken (Juli 2021). Im Internet: https://www.hebammenverband.de/beruf-hebamme/studium; Stand: 13.03.2023

[5] Europäisches Parlament und Rat der Europäischen Union. Richtlinie 2005/36/EG über die Anerkennung von Berufsqualifikationen vom 7. September 2005 (ABl. L 255 vom 30.9.2005 S. 22)

[6] Europäisches Parlament und Rat der Europäischen Union. (28. Dezember 2013). Richtlinie 2013/55/EU vom 20. November 2013 zur Änderung der Richtlinie 2005/36/EG über die Anerkennung von Berufsqualifikationen und der Verordnung (EU) Nr. 1024/2012 über die Verwaltungszusammenarbeit mit Hilfe des Binnenmarkt-Informationssystems (ABl. L 354 vom 28.12.2013 S. 132)

[7] Gesetz zur Reform der Hebammenausbildung und zur Änderung des Fünften Buches Sozialgesetzbuch (Hebammenreformgesetz – HebRefG) vom 22. November 2019 (BGBl. I S. 1759)

[8] Gesetz über das Studium und den Beruf von Hebammen (Hebammengesetz - HebG). (22. November 2019). Hebammengesetz vom 22. November 2019 (BGBl. I S. 1759), das durch Artikel 10 des Gesetzes vom 24. Februar 2021 (BGBl. I S. 274) geändert worden ist. Im Internet: https://www.gesetze-im-internet.de/hebg_2020/HebG.pdf; Stand: 11.04.2023

[9] Grundgesetz für die Bundesrepublik Deutschland (1949), zuletzt geändert durch Artikel 1 des Gesetzes vom 19. Dezember 2022 (BGBl. I S. 2478)

[10] International Confederation of Midwives. Essential Competencies for Midwifery Practice 2019 Update (2019). Im Internet: https://www.internationalmidwives.org/our-work/policy-and-practice/essential-competencies-for-midwifery-practice.html; Stand: 13.03.2023

[11] Studien- und Prüfungsverordnung für Hebammen (HebStPrV). Studien- und Prüfungsverordnung für Hebammen vom 8. Januar 2020 (BGBl. I S. 39)

[12] WHO Regional Office for Europe. Erklärung von München – Pflegende und Hebammen – ein Plus für Gesundheit (2000). Im Internet: https://www.euro.who.int/__data/assets/pdf_file/0008/53 855/E93 016G.pdf; Stand: 08.03.2023

[13] WHO Regional Office for Europe. iris. Strategische Leitlinien für das Pflege- und Hebammenwesen in der Europäischen Region im Einklang mit den Zielen von Gesundheit 2020. Im Internet: https://apps.who.int/iris/handle/10 665/353 557; Stand: 13.03.2023

2 Wissenschaftliche und Pädagogische Grundlagen

2.1 Evidenzbasiert Anleiten

Beate Kayer

Ein uns allen wohlbekannter Satz, den sowohl Hebammen als auch Praxisanleiter*innen bestimmt schon häufig gesagt haben: „Ich mache das schon seit Jahren so". Der Anspruch an die Begleitung der Hebammenstudierenden hat sich jedoch in den letzten Jahren stark verändert. So ist unter anderem auch in den Hebammengesetzen der deutschsprachigen Länder festgeschrieben, dass die Berufsausübung aufgrund evidenzbasierter Erkenntnisse zu erfolgen hat. Hiermit wird auch von den Gesetzgebern gefordert, dass Hebammen ihr berufliches Handeln laufend hinsichtlich verfügbarer Evidenz reflektieren und aktualisieren. Somit kann gesagt werden, dass vor allem evidenzbasierte Fertigkeiten zur Förderung der physiologischen Vorgänge während der Schwangerschaft, der Geburt, im Wochenbett und der Stillzeit als geforderte Kompetenz der Hebamme angesehen werden müssen [14].

Die Hebammenwissenschaft ist ein noch junges Teilgebiet der medizinischen Versorgungsforschung. Wurden noch im letzten Jahrhundert Hebammenschüler*innen vor allem von Ärzt*innen in der Theorie und meist nur in der Praxis von Hebammen unterrichtet, so hat sich durch die Akademisierung der Hebammenausbildung der Anspruch entwickelt, dass Fragestellungen, die sich aus der praktischen Tätigkeit der Hebamme ergeben, auch von dieser wissenschaftlich bearbeitet und beantwortet werden können.

Wissenschaftlich begründete Handlungen in der Hebammenarbeit oder *Evidence-based Midwifery* (EBMid) lassen sich aus dem Konzept der Evidenzbasierten Praxis (EBP) ableiten [15]. Darunter können die Versorgung und Beratung der Klient*innen/Patient*innen aufgrund wissenschaftlich belegter Erkenntnisse verstanden werden. Neben der internen Evidenz (= das Wissen und die Erfahrung der Hebamme), sind auch die externe Evidenz (= Studien, Fachliteratur) und die Präferenzen und Wünsche der betreuten Frau zu berücksichtigen. Die Entscheidung zu einer bestimmten Therapie, Maßnahme oder auch Nicht-Intervention soll auf folgenden vier Faktoren basieren [16], [17], vgl. ▸ **Abb. 2.1**:

- Werte, Präferenzen, Ziele der Klient*in/Patient*in
- Klinische Expertise und Erfahrungswissen der Hebamme (interne Evidenz)
- Aktuelle wissenschaftliche Forschungsergebnisse (externe Evidenz)
- Institutioneller und politischer Kontext

Der Prozess der EBP wird in 5 Schritten, häufig auch in 6 Schritten dargestellt (s. ▸ **Abb. 2.2**).

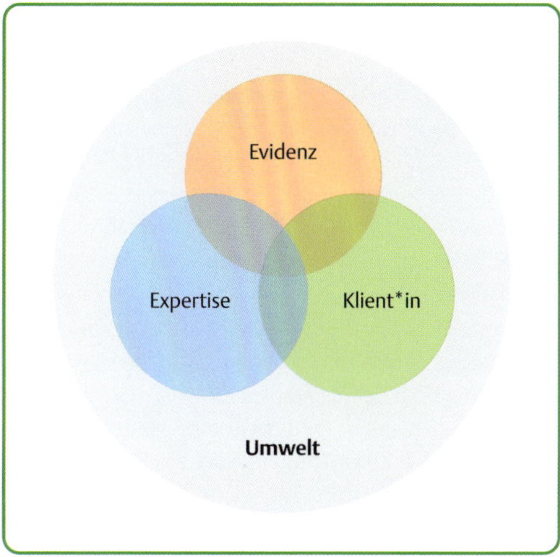

▸ **Abb. 2.1** Evidenzbasierte Hebammenarbeit.

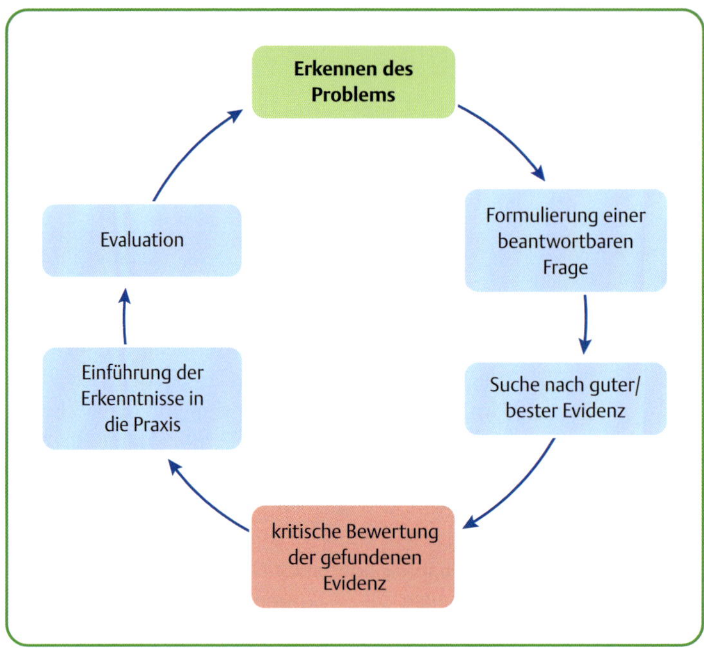

▶ **Abb. 2.2** Prozess der EBP [17], [18], [19].

2.1.1 Eingrenzung des Themas/Beschreibung des Problems

Die Fragestellung aus der Praxis ergibt sich aufgrund der Expertise der Hebamme, d. h. aufgrund ihrer sogenannten internen Evidenz. Darunter sind vor allem Erfahrung und berufliche Kompetenz der Hebamme/Praxisanleiter*in gemeint. Es ist jedoch nicht ausreichend, nur ein bestimmtes Thema zu identifizieren, das von Interesse ist. Für die weitere wissenschaftliche Bearbeitung ist eine Beschreibung des Problems Voraussetzung, welches sich in der praktischen Tätigkeit ergeben hat. Die Hebamme macht sich beispielsweise darüber Gedanken, ob es für ihre bisherige Vorgehensweise eine bessere Alternative gibt, da der Behandlungserfolg ausbleibt oder nicht der gewünschte Effekt erzeugt wird.

Praxisbeispiel

Die Hebamme Frau B. macht gemeinsam mit Hebammenstudentin Frau D. Nachsorgevisiten. Frau B. ist eine erfahrene Hebamme und schon seit vielen Jahren in der Nachsorge tätig. Vor drei Jahren hat sie außerdem die Praxisanleiter*innen-Ausbildung absolviert. Frau D. ist Studierende der Hebammenkunde im 5. Semester und freut sich, bei Frau B. die Gelegenheit zu erhalten, Frauen und ihre Kinder im Wochenbett zu begleiten.

Frau D. fällt auf, dass Eltern immer wieder große Unsicherheit im Umgang mit dem Nabelschurrest haben und viele froh sind, wenn dieser abgefallen ist. Die Empfehlungen der Kliniken zur Nabelpflege sind jedoch sehr unterschiedlich. Diese reichen von der Empfehlung täglich mittels eines Desinfektionssprays zu desinfizieren, bis hin zu keiner empfohlenen Intervention.

Frau D. fragt sich, was nun die beste Methode sei, das Abfallen des Nabelschnurrests zu beschleunigen und gleichzeitig Nabelinfektionen zu vermeiden. Sie bespricht dies mit ihrer Praxisanleiterin Frau B. Diese zählt einige weitere Methoden zur Nabelpflege auf, mit denen sie gute Erfahrungen sammeln konnte. Welche nun die effektivste Methode sei, können die beiden bei diesem Gespräch nicht konkret herausfinden. Daher beschließen sie, gemeinsam Studien und Literatur zu suchen, die die Frage der werdenden Hebamme beantworten.

Es kann auch der Fall eintreten, dass eine Klientin mit dem bisher in einer bestimmten Situation empfohlenen Vorgehen nicht einverstanden ist und sich von der Hebamme Alternativvorschläge erbittet.

Voraussetzung für die EBP sind der stets kritische Blick auf die eigenen Handlungsweisen und die Fähigkeit zur Reflexion der eigenen praktischen Tätigkeit. Auch Vorgehensweisen, die lange Zeit erprobt und erfolgreich waren, müssen dieser kritischen Betrachtungsweise standhalten und regelmäßig überprüft werden.

2.1.2 Formulierung einer Frage

Nach der klaren Eingrenzung und Identifikation des Problembereichs, ist der nächste Schritt die Formulierung einer konkreten, klaren und beantwortbaren (Forschungs-)Frage. Bei der Frage nach möglichen alternativen Interventionen und Therapiemöglichkeiten eignet sich sehr gut das PIKE-Schema (engl. auch PICO-Schema).

Das Akronym PIKE steht für Person-Intervention-Kontrollintervention-Ergebnis (oder Outcome). Mit diesen Elementen lassen sich in strukturierter Weise bearbeitbare und eingegrenzte Forschungsfragen bilden (s. Praxisbeispiel p_PIKE_Schema (S.25)).

Es werden zunächst jene Personengruppe/Person, Intervention und Kontrollintervention eingegrenzt und bestimmt, die im Zentrum des Interesses stehen. Als Ergebnis wird das gewünschte Erkenntnisziel genannt.

Mit einer strukturierten Erstellung einer konkreten Forschungsfrage wird das Finden von Suchbegriffen für die nachfolgende Literatursuche vereinfacht. Für die Generierung der Forschungsfrage sollte unbedingt genügend Zeit eingeplant werden, da dieser Schritt wesentlich für das Gelingen des Forschungsvorhabens ist.

Praxisbeispiel

PIKE-Schema

Person

Neugeborenes mit bestehendem Nabenschnurrest

Intervention

Tägliche Behandlung des NSR mit Wunddesinfektionsspray

Kontrollintervention

Keine Intervention

Ergebnis

a) Zeitpunkt des Abfallens des NSR
b) Auftreten von Infektionszeichen
Frage 1: Wie beeinflusst die Pflege des Nabelschnurrestes bei täglicher Behandlung mit Wunddesinfektionsspray im Vergleich zu keiner Pflegeintervention den Zeitpunkt des Abfallens des Nabelschnurrests beim Neugeborenen?
Frage 2: Wie beeinflusst die Pflege des Nabelschnurrestes bei täglicher Behandlung mit Wunddesinfektionsspray im Vergleich zu keiner Pflegeintervention die Infektionsrate des kindlichen Nabels?

2.1.3 Literaturrecherche

Für die mitunter aufwändige aber sehr wichtige Suche nach passender wissenschaftlicher Literatur ist es von Vorteil, sich vorab zu überlegen was und wo konkret gesucht werden soll.

Es stehen eine Vielzahl an Ressourcen und Datenbanken zur Verfügung, die für die Recherche genutzt werden können.

Bücher und Zeitschriften/Journale

Fach- und Lehrbücher sind eine gute Quelle, um sich einen ersten Überblick zu verschaffen und sich Grundlagenwissen anzueignen. Dabei sollte nach Möglichkeit die aktuellste Ausgabe des Werkes zur Hand genommen werden. Der Nachteil von Büchern ist allerdings, dass der Inhalt gelegentlich nicht mehr dem aktuellsten Stand der Wissenschaft entspricht. Außerdem ist in Büchern nicht immer zu unterscheiden, ob es sich um wissenschaftliche Erkenntnisse oder Expert*innenmeinungen handelt.

Journale sind eine gute Quelle, um aktuelle wissenschaftliche Ergebnisse zu finden. Bevorzugt werden sollten dabei solche, die *peer-reviewed* (dt. begutachtet) sind. Dies bedeutet, dass Artikel nur dann veröffentlicht werden, wenn mindestens zwei Personen mit entsprechender Expertise befunden haben, dass sie wissenschaftlichen Kriterien entsprechen.

Datenbanken

Am einfachsten und raschesten gelangt man zu aktuellen Artikeln über eine internetbasierte Datenbankrecherche. Dabei empfiehlt es sich für die Literatursuche stets mehrere Datenbanken zu verwenden. Folgend einige Empfehlungen.

Die umfangreiche, kostenpflichtige Datenbank MIC (*Maternity and Infant Care*) des *Midwives Information & Resource Service* (MIDIRS) bietet Informationen zu Themen des Hebammenwesens wie Geburtshilfe, Schwangerschaft, Wochenbett sowie Säuglingspflege und -ernährung. Sie bietet Zugriff auf über 400 Journals und viele weitere Quellen. MIDIRS wird weltweit von Hebammen und Hebammenstudierenden genutzt. URL: https://www.midirs.org/

Eine der wichtigsten Datenbanken für die Suche nach medizinischer Literatur ist PubMed. Eine Recherche in dieser Datenbank ist kostenlos, leicht durchführbar und für alle Gesundheitsberufe relevant. URL: https://pubmed.ncbi.nlm.nih.gov

ScienceDirect ist eine weitere eine kostenlose Datenbank, die als ergänzend zu PubMed für die Recherche verwendet werden kann. URL: https://www.sciencedirect.com

Umfangreiche und qualitativ hochwertige Reviews zu medizinischen und gesundheitswissenschaftlichen Themen sind in der Cochrane Library zu finden. Sie enthält die *Cochrane Database of Systematic Reviews*. Die Recherche ist kostenlos und die Reviews sind meist auch in einer Fassung in einfacher Sprache verfügbar. Cochrane verfolgt außerdem eine Open-Access-Strategie, weshalb Reviews 12 Monate nach Veröffentlichung kostenlos im Volltext verfügbar sind. URL: https://www.cochranelibrary.com

CINAHL ist eine weitere relevante Datenbank, die allerdings kostenpflichtig und meist nur über Bibliotheken verfügbar ist. Hier wird vor allem Literatur für pflegewissenschaftliche Recherche geboten.

Schlüsselwörter

Um eine zielgerichtete und strukturierte Suche in Datenbanken durchzuführen, müssen aus der Fragestellung heraus Schlüsselbegriffe (Keywords) definiert werden. Für die Keyword-Generierung ist es nötig, Fachbegriffe ins Englische zu übersetzen, da in Datenbanken nur mit englischen Begriffen gesucht wird. Für die Übersetzung geburtshilflicher Fachbegriffe können als Quelle bereits gefundene Artikel herangezogen werden. Hilfreich können auch Online-Wörterbücher und Übersetzungstools wie www.linguee.de, www.leo.org oder www.deepl.com sein.

Praxistipp

Datenbankrecherche mit Booleschen Operatoren

Eine gezielte Datenbanksuche erfolgt mit Hilfe der Verknüpfung einzelner Schlüsselwörter. Dafür stehen 3 Boolesche Operatoren zur Verfügung:

AND

Es werden 2 Suchbegriffe verknüpft (A und B) und nur Ergebnisse angezeigt, die beide Keywords enthalten, z. B. umbilical cord care AND omphalitis.
Es werden Studien angezeigt in denen beide Begriffe vorkommen.

OR

Werden Suchbegriffe mit OR verknüpft (A oder B), dann erhält man Studien, in denen der eine und/oder der andere Begriff vorkommet, z. B. umbilical cord care OR omphalitis.
Es werden nur Studien ausgeschlossen, in denen keiner der beiden Begriffe vorkommt. Somit kann die Datenbank mehr Ergebnisse liefern, als mit der AND-Verknüpfung.

NOT

Beim Einsatz des Operators NOT können bestimmte Begriffe bei der Suche ausgeschlossen werden (A nicht B), z. B. umbilical cord care NOT omphalitis.
Es werden Studien gesucht, in denen der Suchbegriff „umbilical cord care“ vorkommt, aber jene ausgeschlossen, in denen das Wort „omphalitis“ vorkommt.

Um die Suche zu präzisieren, können neben den Booleschen Operatoren weitere Sucheinstellungen angepasst werden. So ist eine Einschränkung nach Erscheinungsdatum und nach bestimmten Studiendesigns möglicherweise sinnvoll, besonders wenn man ohne diese zunächst sehr viele Suchtreffer erhält.

Um die Übersicht bei der Literatursuche zu bewahren, ist es außerdem ratsam, die Suche mittels eines Suchprotokolls zu dokumentieren.

Potentiell interessante Artikel, die aufgrund des Abstracts als relevant eingestuft werden, müssen anschließend im Volltext gelesen werden. Diese sind meist über Direktlink aus den Datenbanken erhältlich, manchmal allerdings kostenpflichtig. Eine kostengünstige Möglichkeit, Volltexte zu erhalten, ist über Universitätsbibliotheken, die immer öffentlich zugänglich sind. Vor Ort können die von der Bibliothek lizensierten Datenbanken genutzt und Artikel im Volltext heruntergeladen werden.

Sonstige Internetrecherche

Bei Internetquellen jenseits von wissenschaftlichen Datenbanken ist es oftmals schwierig bis unmöglich, richtige und falsche Informationen voneinander zu unterscheiden. Daher können solche Quellen für die Literatursuche zur Beantwortung einer wissenschaftlichen Frage nicht empfohlen werden.

Leitlinien

Praxisorientierte Handlungsempfehlungen zu häufigen geburtshilflichen Problem- und Themenbereichen sind vielfach auch in Leitlinien zusammengefasst. Deutschsprachige Leitlinien der medizinischen und einer hebammenwissenschaftlichen Fachgesellschaft werden durch die AWMF methodisch begleitet und veröffentlicht. AWMF-Leitlinien entsprechen je nach Entstehungsprozess verschiedenen Klassifikationen (S. 27), wobei eine S 3-Leitlinie der höchsten Klassifikationsstufe entspricht.

§ Leitlinienklassifikation nach AWMF

Vgl. www.awmf.org

Leitlinienklasse S 1

- Empfehlungen basieren auf einem informellen Konsens, welcher von einer repräsentativ zusammengesetzte Expert*innengruppe erarbeitet wird
- Verabschiedung der Leitlinie durch die beteiligten Fachgesellschaften

Leitlinienklasse S 2k

- repräsentative Leitliniengruppe unter Beteiligung von Patient*innen
- Empfehlungen werden im Rahmen einer strukturierten Konsensfindung unter neutraler Moderation abgestimmt
- Beschreibung zum methodischen Vorgehen ist in Form eines Leitlinien-Reports dargestellt
- keine systematische Aufbereitung der Evidenz
- Angaben zum Zeitraum der Gültigkeit
- Verabschiedung der Leitlinie durch beteiligte Fachgesellschaften

Leitlinienklasse S 2e

- Ermittlung der Sichtweise und der Präferenzen der Patient*innen bzw. Bürger*innen
- eine systematische Literaturrecherche, Auswahl und Bewertung wissenschaftlicher Evidenz zu relevanten klinischen Fragestellungen
- Auswahlkriterien der Evidenzen sind dargelegt
- Evidenzen werden aufgrund ihrer methodischen Qualität bewertet und der Evidenzgrad wird festgestellt
- Empfehlungen werden im Rahmen einer strukturierten Konsensfindung unter neutraler Moderation abgestimmt
- Beschreibung zum methodischen Vorgehen ist in Form eines Leitlinien-Reports dargestellt
- Angaben zum Zeitraum der Gültigkeit
- Verabschiedung der Leitlinie durch beteiligte Fachgesellschaften

Leitlinienklasse S 3

- Repräsentative Leitliniengruppe unter Beteiligung von Patient*innen bzw. Bürger*innen
- eine systematische Literaturrecherche, Auswahl und Bewertung wissenschaftlicher Evidenzen zu relevanten klinischen Fragestellungen
- Auswahlkriterien der Evidenzen sind dargelegt

- Empfehlungen sind mit der Beschreibung der zugrunde liegenden Evidenz im Hintergrundtext nachvollziehbar beschrieben
- Konsensfindung unter neutraler Moderation
- Angabe der Evidenz- und Empfehlungsgrade zu jeder Empfehlung
- Beschreibung zum methodischen Vorgehen ist in Form eines Leitlinien-Reports dargestellt
- Angaben zum Zeitraum der Gültigkeit
- Verabschiedung der Leitlinie durch beteiligte Fachgesellschaften

2.1.4 Kritisches Lesen und bewerten der Literatur

Die gesammelten relevanten Studien müssen im nächsten Schritt kritisch gelesen und bewertet werden. Englischsprachige Studien zu lesen benötigt einige Übung, daher sollte dafür ein entsprechender Zeitrahmen eingeplant sein.

Einiges an Zeitaufwand kann dabei eingespart werden, indem zuerst die Abstracts auf relevante Ergebnisse überprüft werden und nur interessant erscheinende Studien im Volltext gelesen werden.

Die ausgewählten Studien sind dann auf ihre Qualität hin zu sichten und einzuordnen. Unterstützung bei der Einordnung bietet die Evidenzpyramide (S.28), für deren Aufbau die im Methodenteil der Studien angegebenen Evidenzstufen für quantitative Studiendesigns ausschlaggebend sind. Dabei entspricht Level 1 der höchsten Qualitätsstufe und Level 5 der geringsten.

Aufbau der Evidenzpyramide

zu den Evidenzlevels vgl. [16]

Level 1: Systematische Reviews und Metaanalysen randomisiert kontrollierter Studien

Level 2: Randomisierte kontrollierte Studien

Level 3: Nicht randomisierte experimentelle Studien

Level 4: Nicht experimentelle Studien, häufig ohne Kontrollgruppe

Level 5: Expert*innenmeinungen

Für die Beurteilung der Qualität quantitativer und qualitativer Studie stehen außerdem verschiedene weitere unterstützende Instrumente zur Verfügung.

Die eingeschlossenen Studien sollten überdies auch auf ihre Relevanz und Anwendbarkeit hin überprüft werden. Dabei ist zu hinterfragen, ob die Studienergebnisse überhaupt in der eigenen Praxis anwendbar sind.

2.1.5 Transfer der gewonnenen Erkenntnisse in die Praxis

Die aus der wissenschaftlichen Recherche gewonnenen Erkenntnisse stellen eine Entscheidungsgrundlage dar.

Ebenso wie die Expertise und Erfahrung der Hebamme stellen für den Transfer in die Praxis die Ziele, Wünsche und Vorstellungen der Klient*innen und Patient*innen einen wesentlichen Faktor dar. Daher soll an dieser Stelle noch einmal angemerkt werden, dass die Entscheidung für eine wissenschaftlich belegte Vorgehensweise immer nach Aufklärung und in Absprache mit Klient*innen und Patient*innen zu erfolgen hat. In ihrer Gesamtheit steht die EBP stets im Kontext aller in ▶ **Abb. 2.1** angeführten Faktoren.

Evaluation

Das neue und in die Praxis implementierte Wissen sollte ebenso wie andere praktische Handlungen weiterhin regelmäßig evaluiert werden. Dazu sind Parameter zu wählen, die beispielsweise dem Outcome zu Beginn der Recherche entsprechen können. Bei dem o.g. genannten Beispiel zur Pflege des Nabelschnurrestes (s. p_PIKE_Schema (S.25)) wären dies der Zeitpunkt des Abfallens des NSR und das Auftreten von Infektionszeichen.

2.1.6 Zusammenfassung

Das Konzept der evidenzbasierten Praxis ist zum einen vom Gesetzgeber vorgeschrieben und zum anderen wesentlicher Teil einer hochwertigen und gewissenhaften Anleitung von Hebammenstudierenden. Die Arbeit mit Studierenden bietet jedoch häufig einen Anlass, das eigene Handeln kritisch zu hinterfragen und an neue wissenschaftliche Erkenntnisse anzupassen.

2.2 Lerntheorien

Melina Weissenberg

Im Rahmen der praktischen Ausbildung im Hebammenstudium werden die Lernenden mit zunehmend komplexen beruflichen Situationen konfrontiert. Zum Zwecke des Erwerbs von Wissen und beruflichen Kompetenzen wurden in den verschiedenen Fachbereichen der Psychologie und der Pädagogik Lerntheorien entwickelt. In diesen wurden wissenschaftliche Erkenntnisse über das Lernen zusammengefasst und daraus wiederum Lern- und Lehrmethoden entwickelt.

In Bezug auf didaktische Aspekte werden im Folgenden insbesondere behavioristische, kognitivistische und sozialkonstruktivistische Ansätze detailliert beschrieben. Zum neu entstandenen Konnektivismus wird ein Ausblick gegeben.

2.2.1 Behaviorismus

Begründet wurde die Lerntheorie des Behaviorismus Anfang des 20. Jahrhunderts von Praktikern wie John B. Watson. Einer der berühmtesten Vertreter des Behaviorismus ist Iwan Pawlow, der mit seinen Experimenten zur klassischen Konditionierung für Aufsehen sorgte. Sein Experiment mit einem Hund, an dem er vielfältige Untersuchungen zur Verhaltensänderung durchführte, ist weithin bekannt.

Der Behaviorismus konzentriert sich auf das sichtbare Verhalten von Menschen, innerpsychische Prozesse berücksichtig er nicht. Für Behavioristen ist das menschliche Gehirn eine Black Box, deren interne Vorgänge unsichtbar sind und somit für das Lernen keine Rolle spielen.

Rolle des Wissens

Der Behaviorismus hat die Begrifflichkeiten des Reiz-Reaktions-Lernens bzw. des instrumentellen Lernens geprägt. Das Hauptaugenmerk liegt auf beobachtbarem Verhalten (engl. Behavior = Verhalten). Menschen lernen durch äußere Einflüsse und Reize, ihre Reaktion darauf ist als Verhaltensänderung zu verstehen. Menschliches Verhalten kann durch entsprechende äußere Reize verstärkt oder aber reduziert werden.

Wissensverarbeitung

Das Gehirn wird als passiver Behälter, als sog. Black Box betrachtet, in der Wissen abgelagert wird. Das Wissen kann dabei als korrekte Input-Output-Reaktion beschrieben werden. Durch das Training von bestimmten Reiz-Reaktions-Verbindungen werden Assoziationen geschaffen, die sich beliebig abrufen lassen.

Lernmodell

Klassische Konditionierung

Eine natürliche Reaktion wird an einen neuen Reiz gebunden. Als Beispiel ist das Experiment „Pawlowscher Hund" zu nennen. Die natürliche Reaktion der Speichelproduktion wurde an den neuen Reiz eines Glockensignals gebunden. Nach der erfolgreichen Konditionierung kann durch den Reiz des Glockensignals vermehrte Speichelproduktion ausgelöst werden.

Operante Konditionierung

John B. Watson überträgt die Erkenntnisse von Iwan Pawlow in Experimenten auf den Menschen.

Eine bestimmte Verhaltensweise wird häufiger oder seltener gezeigt, wenn sie an Konsequenzen geknüpft wird. Als Beispiel ist die Skinner-Box zu nennen: „Frederic Skinner sperrte jeweils zwei Ratten in seine sogenannte Skinner-Box. In dieser Box befanden sich ein Hebel und ein Fressnapf. Für beide Ratten hatte der Hebel eine unterschiedliche Funktion. Für die erste Ratte wurde durch das Betätigen des Hebels Futter in den Fressnapf gelassen und die zweite Ratte erhielt durch Betätigen des Hebels einen Stromschlag. Die erste Ratte betätigte regelmäßig den Hebel, während die zweite Ratte den Hebel nach anfänglichem Ausprobieren nicht wieder antastete." [20]

Lernform

Wenn man dies Grundannahmen der Lernmodelle auf die Gestaltung von Lernumgebungen überträgt, bekommt man das klassische Bild eines Frontalunterrichts. Lernumgebungen zeichnen sich durch einen starren Ablauf aus. Das zu vermittelnde Wissen ist im Vorfeld von den Lehrenden festgelegt. Individuelle Faktoren einzelner Lernender spielen dabei keine Rolle.

Lehrstrategie

Lernende bekommen verschiedene Inhalte als Reize vermittelt. Die Reproduktion von diesen wird als Reaktion verstanden. Die Lehrenden dominieren als Autorität den Lernprozess, sie vermitteln das im Nachgang zu überprüfende Wissen. Die Lernenden sind als passiv anzusehen. Sie reagieren auf die äußeren Reize, also das vermittelte Lernmaterial. Ihre individuellen Bedürfnisse spielen in diesem Zusammenhang keine Rolle, da der interne Zwischenschritt der Verarbeitung von Informationen im Lernen nicht berücksichtigt wird.

Lernparadigma

Reiz-Reaktions-Muster werden aus ursprünglich natürlichem Verhalten erlernt, wobei die Häufigkeit des Verhaltens durch die Konsequenzen verändert wird. Erwünschtes Verhalten wird durch die klassische Konditionierung verstärkt, unerwünschtes Verhalten wird durch Bestrafung unterdrückt.

Lernziel

Ziel des Lernens nach behavioristischen Methoden ist das Abrufen von Informationen. Dabei werden in Lernüberprüfungen richtige Antworten abgefragt.

Feedback

Die Lehrenden sind gleichzeitig für die Rückmeldung an die Lernenden zuständig und wirken durch dieses Feedback direkt auf den Lernprozess der Einzelnen ein. Das Feedback zum Lernerfolg wird extern modelliert.

Wissenstyp

Im Behaviorismus findet sich das Faktenwissen.

Praxisbeispiel
Im Rahmen der Praxisanleitung verwendet die praxisanleitende Hebamme bei nicht korrektem Handeln (z. B. Händedesinfektion vergessen) einen Signalton.

Bedeutung für die praktische Lernsituation

Im Behaviorismus finden sich Aussagen, die für das Lernen im digitalen Zeitalter von Bedeutung sind. Bereits der Psychologe Skinner hat mit seinem Konzept der programmierten Unterweisung die Grundlage dafür geschaffen. Vor allem die eindeutig formulierten Lernziele und die Gestaltung des Lernmaterials in kleine, aufeinander aufbauende Einheiten haben in der heutigen Zeit eine große Bedeutung.

Kritisch ist zu betrachten, dass die Lerntheorie sich nur am Ergebnis orientiert und die Erkenntnisse aus der Hirnforschung zu psychologischen Vorgängen nicht einbezieht. Das Gehirn wird auf Reiz und Reaktion reduziert, bei dem individuelle Einflüsse auf das Lernen, wie z. B. Motivation, keine Beachtung findet. Das Bewusstsein und die Wahrnehmung eines Menschen werden dabei ausgeblendet, Lernende werden objektiviert.

2.2.2 Kognitivismus

„Weil die Menschen, wenigstens annähernd, von Beispielen lernen können, was sie tun sollen, bevor sie ein Verhalten ausführen, ersparen sie sich nutzlose Fehlversuche."

Albert Bandura, 1977

Der Kognitivismus zählt zu den drei Hauptlerntheorien und hat seine Wurzeln in verschiedenen Disziplinen, etwa in der Psychologie, Philosophie und Linguistik.

Die Ursprünge liegen in den 1920er Jahren und basieren auf den Arbeiten von u. a. Edward Tolman, Jerome Bruner, Kurt Lewin und Jean Piaget.

Im Kognitivismus finden nun die Verarbeitungsstrukturen des menschlichen Gehirns Berücksichtigung. Dem Kognitivismus nach speichert der Mensch Information als Erkenntnisse, sogenannte Kognition, ab. Die Informationsverarbeitung durch aktives Wahrnehmen, Erfahren und Erleben wird als ein Prozess des menschlichen Denkens angesehen.

Rolle des Wissens

Durch Nachdenken, Einsicht und Handeln findet ein interner Verarbeitungsprozess statt (kognitiv = auf Erkenntnis beruhend).

Neues Wissen wird durch aktives Lernen und durch kognitive Prozesse auf der Basis von bereits vorhandenem Wissen verarbeitet. Der Mensch wird als Individuum gesehen, der nicht nur als bloße Reaktion auf die Umwelt lernt.

Wissensverarbeitung

Bestehende Wissensstrukturen werden genutzt, um neue Informationen mit bekanntem Wissen zu verknüpfen. So wird ein besseres Verständnis gefördert. Durch die Aktivierung des Vorwissens, aktive Wiederholungen und die Anwendung der neu erlernten Informationen wird die Gedächtnisleistung der Lernenden entscheidend gesteigert.

Unter der Annahme, dass Lernen durch komplexe mentale Prozesse geformt wird, erfordert es darauf abgestimmte Lernprozesse.

Lernmodelle

Im Rahmen der Praxisanleitung findet besonders das Lernen am Modell nach Albert Bandura Anwendung. Zur Ermöglichung des Lernens müssen vier aufeinander folgende Prozesse ablaufen. In der Aneignungsphase laufen Aufmerksamkeitsprozesse und Gedächtnisprozesse ab. In der Ausführungsphase finden motorische Reproduktionsprozesse und Verstärkungs- und Motivationsprozesse statt. Zusammengefasst können sie als Beobachtungsphase, spontane Imitationsphase und Verstärkungsphase bezeichnet werden [21].

Lernform

Als präferierte Lernform bieten sich hier vor allem aktive Formen der Interaktion an.

Zielgerichtete Handlungen durch aktive Informationsaufnahme und Verarbeitung können beispielsweise durch einen Dialog gestaltet werden.

Lehrstrategie

Praxisanleitende Hebammen treten als Anleitende oder Tutor*innen auf. Tutor*innen bieten Hilfestellung in Form von Instruktion oder Vorstrukturierung an. Es wird aufbereitetes Lernmaterial zur Verfügung gestellt und das Wissen auf das Wesentliche reduziert. Die Lernprozesse werden durch anleitende Hebammen zielorientiert und effektiv gestaltet. Bei Bedarf greifen Tutor*innen aktiv in den Lernprozess ein und bieten beratende Unterstützung an. Die Lernenden nehmen eine aktive Rolle ein.

Lernparadigma

Das Lernparadigma lautet im Kognitivismus „Problemlösung". Die Lernenden entwickeln ihre eigene handlungsorientierte Lösungsstrategie, indem sie die passenden Methoden auswählen und zielgerichtet einsetzen.

Lernziel

Zur Erreichung des Lernziels können verschiedene Methoden und Verfahren angewendet werden. Ziel einer Lerneinheit ist dabei, dass die Lernenden sich selbst aktiv die richtigen Methoden zur Antwortfindung auswählen können, um damit ein Verständnis der Fragestellung zu gewinnen und schließlich zu einer Problemlösung zu gelangen.

Der Lernerfolg wird maßgeblich durch die individuellen Erwartungen und die damit verbundene Motivation der Lernenden gesteuert und kontrolliert.

Feedback

Das Feedback zum Lernerfolg wird extern modelliert. Über eine Kontrolle des erlernten Wissens kann eine Wissensstandermittlung stattfinden. Durch ein konstruktives Feedback kann das Lernverhalten positiv beeinflusst werden.

Wissenstyp

Im Kognitivismus findet sich das Anwendungswissen.

Praxisbeispiel
Zur Motivationssteigerung werden Lernziele gemeinsam zwischen Lehrenden und Lernenden individuell entwickelt. Zu Beginn des Lernprozesses wird ein kurzer Überblick über die Lerninhalte gegeben. So haben die Lernenden die Möglichkeit, gedanklich an ihr bisheriges Wissen anzuknüpfen. Zielgerichtete Aufmerksamkeit muss gewährgeleistet werden und kann beispielsweise durch abwechslungsreiche und ungewohnter Lernanreize gefördert werden.

Bedeutung für die praktische Lernsituation

Die Lerntheorie des Kognitivismus sollte nicht ausschließlich angewandt werden, da man während der Ausbildung ständig mit neuen Handlungsprozessen konfrontiert wird und es nicht eine ausschließliche Lösung gibt.

Kritisch zu betrachten ist, dass im Kognitivismus menschliches Handeln auf die kognitive Dimension reduziert wird. Da das zur Verfügung gestellte Lernmaterial vorab ausgewählt und recht starr ist, wird der Lernweg festgelegt, wodurch die Lernenden nur vorgegebene Wege beschreiten können. Zur Kompetenzentwicklung reichen formale Lernarrangements nicht aus, sondern müssen durch reale Handlungssituationen ergänzt werden.

2.2.3 Konstruktivismus

„Man kann einem Menschen nichts lehren, man kann ihm nur helfen, es in sich selbst zu entdecken."

Galileo Galilei

Die Lerntheorie des Konstruktivismus grenzt sich weiter von den vorstehend vorgestellten Theorien des Behaviorismus und des Kognitivismus ab. Wissenschaftlich fundiert wurde die Lerntheorie des Konstruktivismus seit den 1980er Jahren im Feld der Gehirn- und Kognitionsforschung. Als Begründer gelten die bereits bekannten Jean Piaget und Jerome Bruner, die ihre Theorien zum Kognitivismus verfeinert und verändert haben. Weiterhin zählen Lew S. Wygotski und John Dewey zu den zentralen Persönlichkeiten dieser Denkschule.

Rolle des Wissens

Der Konstruktivismus beschreibt Lernen als einen konstruktiven und selbstgesteuerten Prozess, bei dem Wissen und Kompetenz durch Erfahrung selbstorganisiert aufgebaut werden. Wissen kann nicht von einem Menschen zum anderen übertragen werden. Lernende konstruieren sich durch ihre eigene Wahrnehmung und Interpretation ihre eigene Lernumgebung. Als situativer und sozialkulturell eingebundener Prozess ist der Lernerfolg nicht von einem isolierten Individuum abhängig, sondern eingebunden in den Lernkontext.

Wissensverarbeitung

Wissen wird in jeder Handlungssituation individuell neu konstruiert, was zu unterschiedlichen Handlungsweisen der Lernenden führt. Im Konstruktivismus sind Wahrnehmung, Erkenntnis und Lernen keine Informationsverarbeitungsprozesse wie im Kognitivismus, sondern Konstruktionsprozesse. Reize und Informationen aus der Außenwelt werden im Konstruktivismus nur geringfügig verarbeitet.

Lernform

Der Lernprozess ist offen gestaltet und soll Lernende zum selbstgesteuerten Lernen und bearbeiten von Informationen anregen.

Lehrstrategie

Lernende stehen im Mittelpunkt. Aufbereitete Informationen werden von anleitenden Hebammen angeboten, die als Moderator*innen oder Coaches verstanden werden. Lernprozesse werden durch die eher passive Rolle der Coaches ermöglicht und begleitet. Unterstützung wird durch ausgewogene Konstruktion angeboten. Dabei dienen anleitende Hebammen als Impulsgeber*innen für Lernprozesse.

Lernparadigma

Der Lernprozess ist geprägt durch einen aktiven und konstruktiven Umgang mit Wissen. Dabei wird der selbstgesteuerten, individuellen Wissenskonstruktion große Bedeutung zugemessen.

Lernziel

Ziel ist die Förderung der kontextspezifischen Lösungsentwicklung aus einer unbekannten Situation heraus. Die Lösungsstrategie wird dabei selbstorganisiert und eigenverantwortlich erarbeitet.

Feedback

Das Feedback zum Lernerfolg wird intern modelliert. Hierbei gibt es kein richtiges und falsches Wissen.

Wissenstyp

Im Konstruktivismus findet sich das Handlungswissen.

> **Praxisbeispiel**
> Die anleitende Hebamme unterstützt individuell und gibt kaum Vorgaben zur Problemlösung. Die Anleitung schafft so eine dem Lernen förderliche Atmosphäre, in der dem Aufbau von authentischen handlungsorientierten Kontexten eine bedeutsame Rolle zugemessen wird.

Bedeutung für die praktische Lernsituation

Anleitende Hebammen supervidieren die Lernenden, stehen beratend und bei Fragen zur Verfügung und können bei Bedarf eingreifen. Aufgrund der Komplexität der Aufgaben ist die Anwendung erst im fortgeschrittenen Ausbildungsverlauf geeignet. Mögliche Anwendungsbereiche finden sich im stationären, ambulanten oder präklinischen Setting.

Die Besonderheit bei Gruppen liegt darin, dass beispielsweise auf einer Schüler*innenstation Lernende eigenverantwortlich die Erledigung anfallender Tätigkeiten und somit die Rolle examinierter Hebammen übernehmen können.

Lernende nach der konstruktivistischen Lerntheorie konstruieren ihr Lernen und Wissen innerhalb ihrer sozialen und historisch-kulturellen Lernumwelt selbst. Dabei ist das Konstrukt nicht völlig frei, sondern immer auch an die Konventionen seiner Zeit gebunden.

Eine konstruktive Reflektion der eigenen Erfahrungen ist wesentlich für ein natürliches Lernen im Konstruktivismus und elementar bedeutsam zur Kompetenzentwicklung. Eine hohe Selbstlernkompetenz wird vorausgesetzt.

2.2.4 Konnektivismus

Neben den drei bekannten Lerntheorien Behaviorismus, Kognitivismus und Konstruktivismus entwickelte sich durch George Siemens im Jahr 2005 mit dem Konnektivismus eine neue Richtung im Rahmen der Lerntheorien.

Der Konnektivismus versucht die ständige Wissenserneuerung und die schnelle digitale Weiterentwicklung des Wissens und Lernens in der modernen Zeit zu erklären.

Der Einfluss der Technologie und die daraus neu entstehenden Erkenntnisse haben einen großen Einfluss auf das menschliche Lernverhalten und die Art der Kommunikation – und somit auch auf die Lernmethodik.

Rolle des Wissens

Handeln und Wissen bilden im Konnektivismus eine Einheit (engl. connect = verbinden).

Das Lernen findet nicht nur als interner Verarbeitungsprozess statt, sondern ist in Netzwerke eingebettet.

Wissensverarbeitung

Lernen ist ein Prozess, der nicht nur von der eigenen Person, sondern auch stark von ihrem Umfeld abhängig ist.

Lernform

Netzwerke unterschiedlichster Art können genutzt werden. Netzwerke zwischen Menschen, Gemeinschaften, Organisationen und institutionellen Gruppen. Sozialen Netzwerken, die sich durch die technologische Entwicklung rasant weiterentwickeln und eine internationale Vernetzung fördern, kommt eine besondere Bedeutung zu.

Lehrstrategie

Den Lernbegleitenden kommt in diesem Zusammenhang die Rolle von Mentor*innen zu, die die Lernenden unterstützen, Erfahrungswissen durch Austausch und kollaboratives Arbeiten aufzubauen.

Lernparadigma

Der Lernprozess im konnektivistischen Lernumfeld ist vom Lernen im Netzwerk geprägt. Dabei wird der selbstgesteuerten, individuellen Wissenskonstruktion große Bedeutung zugemessen.

Lernziel

Die Fähigkeit des Menschen, sich kontextspezifisch aktuelles Wissen anzueignen. Die Lösungsstrategie wird dabei eigenverantwortlich in bedarfsgerechten Netzwerken erarbeitet. Die Wissensquelle zu kennen ist wichtiger, als das konkrete Wissen zu besitzen.

Feedback

Das Feedback zum Lernerfolg wird intern modelliert. Hierbei gibt es kein richtiges und falsches Wissen.

Praxisbeispiel

Die Lernenden tauschen sich interdisziplinär und interprofessionell über ein spezifisches Thema aus und lernen mit- und voneinander.

Bedeutung für die praktische Lernsituation

Wissenskonstruktion und Lernen kann im Konnektivismus nicht kontextfrei stattfinden. Eine hohe Selbstlernkompetenz wird vorausgesetzt. Die Lernsituation wird nicht didaktisch begleitet, somit kann gegebenenfalls kein konkretes Lernziel erreicht werden. Eine Evaluation der Ergebnisse ist somit von hoher Bedeutung.

Fazit

Im Rahmen der pädagogischen Ausbildungsarbeit sollte die Anwendung der Lerntheorien nicht isoliert betrachtet werden. Vielmehr hat jede Lerntheorie ihre Berechtigung und bietet einen eigenen Zugang zu Wissen und Kompetenzaufbau. Je nachdem, welches Kompetenzziel im Vordergrund steht, können in Abstimmung auf die Thematik und den Ausbildungsstand, gezielt Lernmethoden ausgewählt werden und sich miteinander ergänzen, um eine ganzheitliche Wissensbildung zu fördern.

► **Abb. 2.3** stellt die Lerntheorien gegenüber.

2.3 Kompetenzorientierte Praxisanleitung

Jan Steinmetzer

2.3.1 Definition und Hintergrund zu Kompetenzen

Kompetenzbasierte Ausbildungskonzepte werden heute sowohl in der studentischen Ausbildung als auch in der beruflichen Weiterbildung als wesentliche Voraussetzung für eine adäquate Patientenversorgung im 21. Jahrhundert gesehen [25]. Dabei zählt die professionelle Kompetenz als „die habituelle und begründete Nutzung von Kommunikation, Wissen, technischen Fertigkeiten, klinischer Urteilskraft, Emotionen, Werten und Reflexion in der täglichen Routine für das Wohl des Einzelnen und der Gemeinschaft“ [26]. Professionelle Kompetenz stützt sich also auf eine kognitive Basis, auf klinische Basisfertigkeiten und persönliche Haltungen, gepaart mit der Bereitschaft und der Motivation, diese in konkreten medizinischen Kontexten anzuwenden, um medizinische Probleme verantwortlich im Sinne einer humanen Patientenversorgung zu lösen [27].

Vor dem Hintergrund einer langen Tradition wissensvermittelnder medizinischer Studien- und Ausbildungsgänge wurde bereits seit den 1970er und 1980er Jahren dem Bedarf und der Entwicklung von Fachkompetenzen für viele medizinische Disziplinen ausreichend Aufmerksamkeit geschenkt. Deutlich weniger im Fokus standen aller-

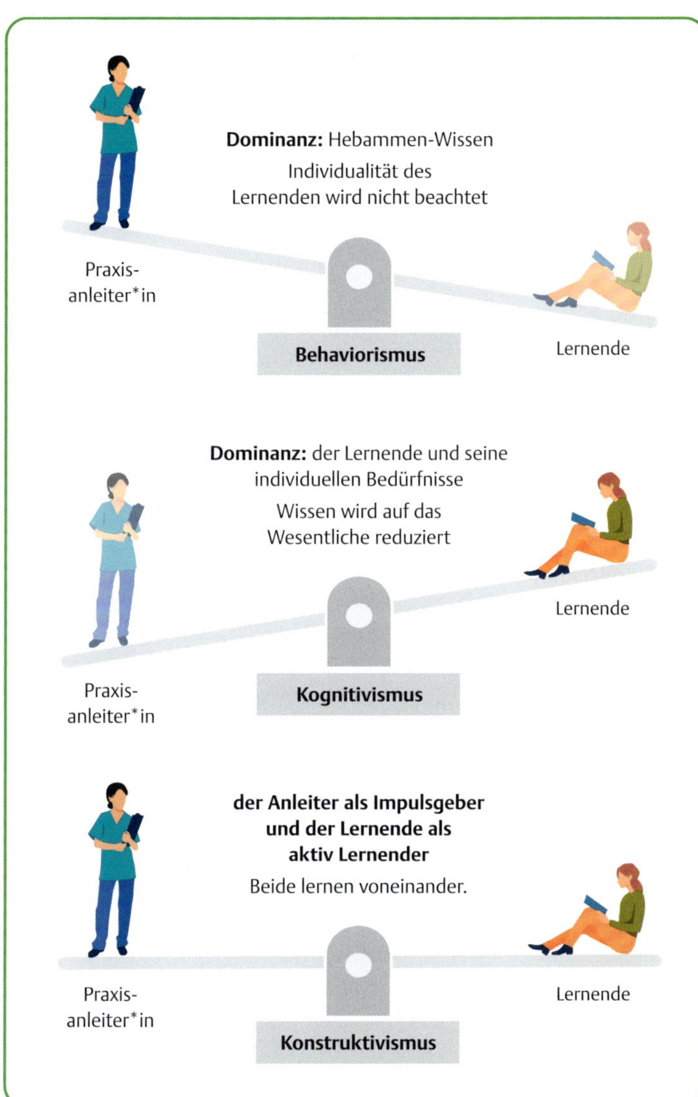

▶ **Abb. 2.3** Gegenüberstellung der Lerntheorien.

dings Messverfahren, die zuverlässig angeben konnten, wie spezifische Kompetenzen genau zu definieren seien, wie man sie erlangt oder wie die Bewertung der Kompetenz bei Studierenden oder Auszubildenden zu erfolgen habe. Das Fehlen von Bewertungsstrategien war wahrscheinlich eine der Ursachen dafür, dass zwischen der Initiierung der Bewegung und ihrer weit verbreiteten Annahme drei Jahrzehnte lagen. Erst ca. seit dem Beginn des 21. Jahrhunderts begannen Forschungsgruppen, z. B. in den Niederlanden, in Schottland und in Kanada, unter dem Schlagwort „Vertrauen" den Kompetenzbegriff als Kernbestandteil in die Ausbildungsinhalte und damit auch in die Curricula von Studiengängen einzuführen [28], [41].

2.3.2 Die Handlungskompetenz

Ein Curriculum muss möglichst realitätsnah gestaltet werden, um den Studierenden den Erwerb von Schlüsselkompetenzen zu ermöglichen, wie z. B. Professionalität, kritisch durchdringendes Denken und die Fähigkeit zur Entscheidungsfindung [29]. Das bedeutet, dass das gesamte Studium an denjenigen Kompetenzen orientiert sein sollte, die von jedem und jeder Studierenden am Ende des Studiums erwartet werden [30].

Gerade in Ausbildungssituationen müssen Kompetenzen vermittelt und messbar gemacht werden, damit sie lehr- und prüfbar sind und damit Eingang in die Curricula finden können. Eine korrekte Einwaschung der Hände, das Bereitlegen von vollständigen Materialiensets oder das Umlagern bei Dekubitus können z. B. solche zu beschreibenden Kompetenzen sein. Wenn es nun aber konkret darum geht, den übergreifenden Rahmen an erwartetem Handlungswissen in einen konkreten Lehrplan und in den Erwartungshorizont einer Prüfung umzusetzen, werden die Rahmenbedingungen von Kompetenzerwerb und Handlungskompetenz zunehmend schwammig. So werden erworbene Kompetenzen in einem sehr weiten Begriff meist als allgemeine Attribute einer für ihren Beruf und ihre Position besonders geeigneten Person formuliert. Sobald aber versucht wird, Kompetenzen korrekt einschätzen oder messen zu wollen, werden sie tendenziell auf detaillierte Fähigkeiten oder Aktivitäten reduziert, z. B. Eltern eines Kindes beraten oder eine exakte Untersuchungsmethode durchführen.

Kompetenzlisten enthalten bisher in der Regel hauptsächlich einzelne Tätigkeiten (Beurteilung von Muskelatrophie, Palpation der Wirbelsäule) oder auch nur das betreffende Krankheitsbild. Demgegenüber muss man allerdings konstatieren, dass die Beurteilung von Kompetenzen nur in komplexen, der Realität ähnlichen oder nachgestellten Situationen geschehen kann, keinesfalls in der Beurteilung einzelner isolierter Fertigkeiten. Nicht die isolierte Betrachtung von spezifischen Kenntnissen oder Fertigkeiten sagt etwas darüber aus, ob man sich stetig neuen Problemen adäquat stellen kann, sondern nur die Beurteilung des Handelns in komplexen beruflichen oder berufsnahen Anforderungssituationen [31].

Kompetenzen stellen daher nicht einzelne konkrete Anforderungen dar, sondern „die bei Individuen verfügbaren oder durch sie erlernbaren kognitiven Fähigkeiten und Fertigkeiten, um bestimmte Probleme zu lösen, sowie die damit verbundenen motivationalen, volitionalen und sozialen Bereitschaften und Fähigkeiten, um die Problemlösungen in variablen Situationen erfolgreich und verantwortungsvoll nutzen zu können" [32]. Der Begriff der Handlungskompetenz beinhaltet dementsprechend neben der kognitiven Disposition alle personalen und sozialen Bedingungen, diese auch in konkreten Situationen anwenden zu können.

Darüber hinaus werden auch weitere sogenannte Kompetenzklassen definiert (▸ **Abb. 2.4**, vgl. auch [33]).

Fach- und berufsbezogene Kompetenzen

Fach- und berufsbezogene Kompetenzen beinhalten das fachbezogene Hintergrundwissen, das sich aus den theoretischen fachlichen Ausbildungsinhalten und den wissenschaftlichen Erkenntnissen im Tätigkeitsfeld speist. Dazu zählt aber auch das Denken in komplexen Zusammenhängen sowie die Fähigkeit und Bereitschaft, Beiträge zur Qualitätssicherung und -verbesserung von Prozessen leisten zu können [35].

Soziale Kompetenzen

Soziale Kompetenz umfasst die Soft Skills im Handlungsfeld, zum Beispiel alle Arten von kommunikativen Ausdrucksmöglichkeiten im Team und mit den Außenkontakten, aber auch Konflikt- und Kritikfähigkeit. Ganz wichtig ist in diesem

Handlungskompetenzen			
		Personale Kompetenzen	
Fachkompetenzen	Methodenkompetenzen	Sozialkompetenzen	Selbstkompetenzen
Wissen und Fertigkeiten			
fachwissenschaftlich; ggf. stark berufsbezogen; ggf. interdisziplinär	fachübergreifend; interdisziplinär; ggf. berufsbezogen	überfachlich; transdisziplinär; in erster Linie persönlichkeitsbezogen	
fachspezifisches und interdisziplinäres Wissen und Fertigkeiten	z.B. Methodenkenntnisse; instrumentale und systemische Fertigkeiten	z.B. Team-, Führungs-, Kommunikationsfähigkeit	z.B. Selbstbestimmungs-, Entscheidungs-, Lernfähigkeit

▸ **Abb. 2.4** Handlungskompetenzen [34].

Kontext auch das individuelle Vermögen, sich in neue Situationen einfühlen sowie seine eigenen Haltungen auf den Prüfstand stellen zu können [36].

Selbstkompetenz

Selbstkompetenz wird als die Fähigkeit bezeichnet, sich einem möglicherweise komplexen Umfeld stellen zu können. Dazu zählen Anpassungsfähigkeit und selbstständiges, auch kreatives Problemlösungsdenken. Urteilsvermögen, Ausdauer und Zuverlässigkeit sind weitere Kategorien der Selbstkompetenz [37].

Methodische Kompetenz

Die methodische Kompetenz leitet sich aus dem Vermögen ab, systematisch Probleme und komplexe Zusammenhänge erkennen und (auf-)lösen zu können. Meist wird dazu auch die Notwendigkeit gezählt, sich durch Erlernen neuer Kenntnisse flexibel neuen Situationen zu stellen.

Immer wichtiger wird für alle Berufsgruppen die interkulturelle Kompetenz, die sich allerdings auch den vorherigen Klassen zuordnen lässt.

Je nach Ausprägung bzw. Dauer der Berufs- und Fachzugehörigkeit werden die vorgenannten Kompetenzklassen auch in Stufen eingeteilt, beginnend von „Anfangsstufe“ bis „Expert*innenstufe“ [38], [39].

Näher erläutert werden die dafür notwendigen Einzelmodifikationen in Kap. 2.3.5, Lernzieltaxonomien.

2.3.3 Strukturierung der Lernziele

Oft werden Prüfungen unabhängig vom Lernprozess gedacht. Dies führt aber gerade bei der Konzeption oder Beschreibung von komplexen Ausbildungssituationen nicht zum erwünschten Ergebnis, einem messbaren Kompetenzzugewinn der Studierenden und Auszubildenden. Daher sollte die Planung von Lehrveranstaltungen immer um die Klärung der Erwartungen bemüht sein, die an Prüflinge gestellt werden. Die Person, die die Prüfung abnimmt oder „korrigiert“, muss die gleichen Erwartungen an die Prüflinge richten wie die Person, die die Lehre gestaltet hat.

In der Hochschullehre hat sich daher der Begriff des sogenannten Constructive Alignment als hilfreich erwiesen (▶ **Abb. 2.5**). Auf diese Weise werden bereits Lehr-Lernprozess und Lernziele bzw. Learning Outcomes harmonisiert.

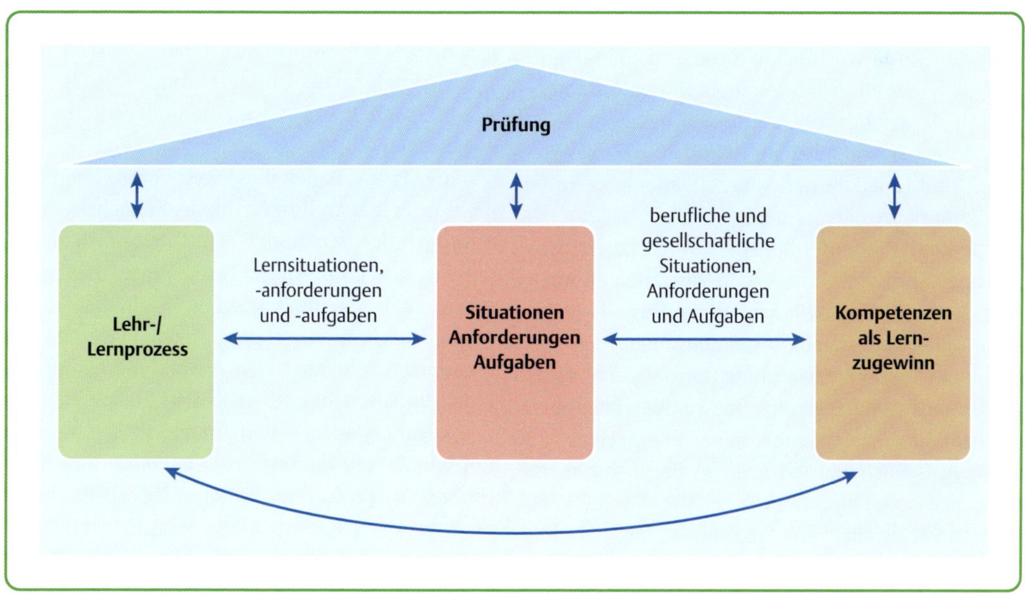

▶ **Abb. 2.5** Constructive Alignment [40].

2.3.4 Lernziele in der Praxis

Wenn wir ein kompetenzbasiertes Curriculum so strukturieren, dass wir wichtige Tätigkeiten unterscheiden und allgemeine Kompetenzen hervorheben möchten, ist es hilfreich, die kritischen Tätigkeiten zu identifizieren, die ein Fachgebiet ausmachen. Dies sind all jene Elemente, die nach Ansicht der Gesellschaft und der Expert*innen zu diesem Beruf gehören und bei denen Übereinstimmung herrscht, dass sie nur von ausgebildeten Spezialist*innen ausgeführt werden sollten.

Der Begriff „kritische Tätigkeiten" ist möglicherweise zu eng gefasst, da er in der Regel nur einige wenige, entscheidende Ereignisse bezeichnet. Stattdessen sollte es ein wichtiges Ziel der Lernzielplanung sein, alle beruflichen Tätigkeiten zu identifizieren, die nur von einer bestimmten medizinischen Fachkraft ausgeführt werden sollten. Im Anschluss daran wird jeder dieser Tätigkeitskomplexe als „anvertraubare professionelle Tätigkeit" klassifiziert [41].

An diese kritische Tätigkeit wird eine Reihe von zu erfüllenden Bedingungen spezifiziert, um sie von alltäglichen Tätigkeiten abzugrenzen. Solche Tätigkeiten können die Durchführung einer kurativen Handlung, die Übermittlung einer schlechten Nachricht an Patient*innen, die Leitung einer Besprechung und vieles mehr umfassen.

Das Vertrauen von Patient*innen und Ausbildenden in die Auszubildenden und die Übertragung von Verantwortung an diese Auszubildenden sind dabei wesentliche Konzepte in des Ansatzes, weil sie das wichtigste Ergebnis der postgradualen Ausbildung widerspiegeln, nämlich die Bereitschaft und Fähigkeit der Auszubildenden, berufliche Verantwortung zu tragen.

Jede klinische Betreuungsperson hat bereits Erfahrungen mit der Vergabe von Vertrauen an Auszubildende gesammelt, sei es während einer Nachtschicht oder zu anderen Zeitpunkten. Wenn diese bewusste Entscheidung formalisiert wird, hilft dies den Vorgesetzten, eine kompetenzbasierte Ausbildung zu verstehen und zu entwickeln.

Für Aufsichtsbehörden stellt es darüber hinaus seit jeher ein adäquates Prüfszenario dar, die Vertrauenswürdigkeit von Auszubildenden bei der Durchführung von Assessments zu beurteilen, auch wenn dies durch eine andere Terminologie gekennzeichnet ist.

Fehleinschätzungen in diesem Bereich könnten für die Patient*innen schädlich sein. In kompetenzbasierten Lehrplänen werden zur Beurteilung der Studierenden und Auszubildenden zunehmend Tests verwendet, die als Ersatzmarker für klinisches Fachwissen gelten. Dazu zählen:

- Wissenstests
- Simulationen
- Logbücher
- MiniCEX-Verfahren (Mini Clinical Evaluation Exercises)
- Objective Structured Assessment of Technical Skills
- Videobeobachtung
- Instrumente zur Bewertung des beruflichen Verhaltens

Diese und viele weitere Verfahren wurden und werden entwickelt, um die Bewertung aller relevanten Kompetenzen abzudecken.

Klinische Beobachtungen während der Arbeit und Multi-Quellen-Feedback-Verfahren haben an Popularität gewonnen, und die Testbatterie wird häufig in einem Portfolio zusammengefasst. Sowohl die Auszubildenden als auch die Lehrpersonen überprüfen und kommentieren diese Portfolios. Die Betreuer*innen nehmen regelmäßige Bewertungen der Kompetenzentwicklung vor und legen Aufgaben für die nächste Ausbildungsphase fest. Die Kompetenz wird innerhalb eines vorgeschriebenen Kompetenzrahmens ausgedrückt, etwa durch das CanMEDS-Modell [42], das ACGME-Modell [43] oder eine andere Reihe von allgemeinen Kompetenzbeschreibungen.

In der Praxis haben diese weit verbreiteten Modelle jedoch auch ihre Nachteile. Zunächst einmal erfordern das Verständnis, die Durchführung und die Interpretation vieler Tests breites pädagogisches und psychometrisches Fachwissen. Bei schwerwiegenden Entscheidungen mag dies gerechtfertigt sein, aber viele Ausbildungsbeauftragte in Kliniken haben zu wenig Zeit, Fachwissen sowie organisatorische und finanzielle Ressourcen, um von diesen ausgefeilten Methoden in vollem Umfang zu profitieren. Sie sind jedoch häufig in der Lage, die geforderte Leistungsfähigkeit bei klar umrissenen klinischen Aufgaben einigermaßen gut zu beurteilen. Die Arbeit mit portfoliobasierten Kompetenzrahmen, die eher theoretisch und losgelöst von diesen klinischen Aktivitäten zu sein scheinen, und die Aufforderung, Kompetenzrollen unter diesen Umständen zu bewerten, kann aber leicht zu Überforderung führen.

Wenn Vorgesetzte Auszubildenden das Vertrauen schenken, eine kritische Versorgung von Patienten*innen durchzuführen, bedeutet dies, dass sie nicht nur die Kompetenz der Auszubildenden, sondern auch deren Leistung beurteilen. Daher sollte die beschriebene Matrixbeziehung zwischen Kompetenzen und (anvertrauten) Tätigkeiten im Mittelpunkt stehen.

Vielversprechende neue Verfahren wie der MiniCEX werden entwickelt und auch bereits weitreichend eingesetzt, um die Qualität der Beobachtungen in einer Weise zu unterstützen, die für die Aufsichtsbehörden noch handhabbar ist. Zukünftige weitere Forschungen können dazu beitragen, herauszufinden, welche Informationsquellen den Aufsichtspersonen am besten helfen, Entscheidungen über die Beauftragung zu treffen.

2.3.5 Lernzieltaxonomien

Lernzieltaxonomien beschreiben unterschiedliche Niveaustufen von Lernergebnissen, die Lernende bei der Auseinandersetzung mit einem Lerngegenstand erreichen können bzw. im Rahmen eines Unterrichts erreichen sollen.

So werden bestimmte Verben verwendet, die Lernziele operationalisieren und verschiedene Komplexitätsgerade des Wissens abbilden sollen (z. B.: „Die Studierenden sollen am Ende der Lerneinheit die ‚Bestandteile von … aufzählen oder erklären oder unterscheiden‘ können“). Sie werden in Richt-, Grob- und Feinziele unterschieden und in ihrem Grad von Komplexität oder Integration aufeinander aufbauend angeordnet. Bloom et al. [45] legten dazu in den 1950er Jahren eine sogenannte „Taxonomie“ vor, die in der Didaktik zu den grundlegenden Prinzipien für Unterrichtsplanung gehört.

Mit diesem in ▸ Abb. 2.6 dargestellten Schema können methodische, soziale und personalen Kompetenzen ebenso wie wissensvermittelnde Lehrmethoden erfasst werden [44]. So werden mehrere Wissensdimensionen und kognitive Prozesse unterschieden, die die unterschiedlichen Szenarien in der Unterrichts- und Ausbildungsgestaltung, unterteilt in „Lernzielebenen“, treffend beschreiben können [45].

2.3.6 Bildhafte Darstellung von Lernzielformulierungen

Eine der größten Herausforderungen im Rahmen der Entwicklung gesundheitswissenschaftlicher Curricula besteht darin, die Lehr- und Lerninhalte sowohl im Umfang als auch in der Tiefe mit den Prüfungsinhalten abzustimmen. Zudem sollen die angebotenen Lehrveranstaltungen diese Inhalte aufeinander aufbauend im Sinne einer so genannten „Lernspirale“ sowohl innerhalb eines Semesters als auch über die Studienjahre abbilden, um ungewollte Redundanzen oder Lücken zu vermeiden und den Studierenden einen optimalen Kompetenzerwerb zu ermöglichen [46]. Je nach Größe der einzelnen Fächer kann dies bereits innerhalb eines Fachs sehr aufwändig sein, im Rahmen der interdisziplinären oder interprofessionellen Ver-

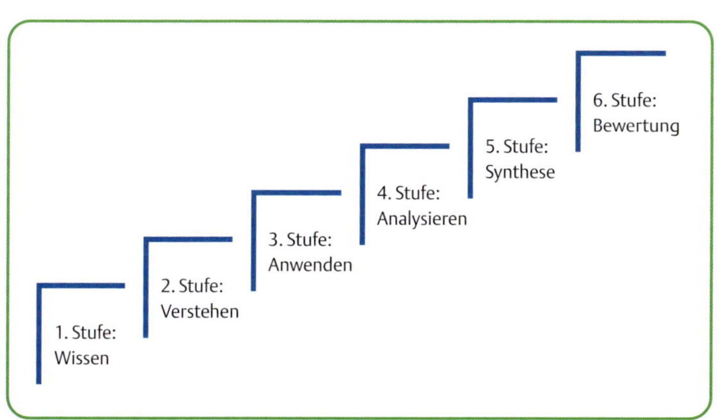

▸ **Abb. 2.6** Taxonomie.

netzung, wie dies beispielsweise im sogenannten Masterplan 2020 für das zukünftige Medizinstudium gefordert wird [47], ist es in jedem Fall mit großem Abstimmungsbedarf verbunden.

Daher wird eine curriculare Kartierung (Curriculum Mapping) empfohlen, mit deren Hilfe – ähnlich einer Landkarte – Inhalte zueinander in Bezug gesetzt und sowohl Studierende als auch Lehrende durch das Studium geleitet werden. Diese gemeinsame Festlegung wird optimalerweise im Modulhandbuch oder einer dazugehörigen Lernzieldatenbank veröffentlicht. Der so visualisierte Teil des Curriculums kann dann unter spezifischen Aspekten geplant, modifiziert oder für den eigenen Bedarf – z. B. zum Lernen – genutzt werden. Dabei sollte der gewählte Ausschnitt unabhängig von seinem Umfang selbsterklärend sein. Beispielsweise sollten die Lernziele einer Lehrveranstaltung so formuliert (operationalisiert) sein, dass Studierende und Lehrende ohne Kenntnis des Gesamtcurriculums exakt wissen, welche Themen sie unter welchen Aspekten in welcher Tiefe bearbeiten sollen. Die Nutzung detailliert formulierter Lernziele birgt allerdings das Risiko direktiver und „überbordender" Kataloge, in denen die Lernziele weder aufeinander noch auf die Bedürfnisse der einzelnen Studierenden abgestimmt sind.

2.3.7 Literatur

[14] Graf J, Weinert K, Plappert C et al. Evidenzbasierte Hebammenkunde: Implikationen für Lehre, Praxis und Wissenschaft. Heb Wiss 2021; 50–54. DOI: 10.1007/s43 877-021-0121-7

[15] Kennedy HP, Doig E, Hackley B et al. „The Midwifery Two-Step": A Study on Evidence-Based Midwifery Practice. J Midwifery Womens Health 2012; 1–7. DOI: 10.1111/j.1542-2 011 2012.00 174.x

[16] Sackett DL, Rosenberg WMC, Gray JAM et al. (1996). Evidence-based Medicine: what it is and what it isn't. BMJ 1996; 312:71. DOI: 10.1136/bmj.312.7 023.71

[17] Ritschl V, Weigl R, Stamm T. Wissenschaftliches Arbeiten und Schreiben. Heidelberg, Berlin: Springer; 2016

[18] Sackett DL. Evidence-based Medicine. Semin Perinatol 1997; 3–5. DOI: 10.1016/s0146-0005(97)80 013-4

[19] Behrens J, Langer G. Evidence-based Nursing and Caring. 3. Aufl. Bern: Hans Huber; 2010

[20] Skinner BF. Cumulative record. Cambridge, MA: Skinner Foundation; 1999: 620

[21] Bandura A. Self-efficacy: The exercise of control. New York: Freeman; 1997

[22] Pigulla F. Lernstrategie und Lerntheorien. Forum Ausbildung 2014; 2: 10–12

[23] Ristau P. Lerntheorien im Überblick. Praxisanleiter Akademie 2020; 2: 25–30

[24] Mayer M et al. Pflege lernen. Handbuch Praxisanleitung. Braunschweig: Westermann; 2011

[25] Frenk J et al. Health professionals for a new century: transforming education to strengthen health systems in an interdependent world. Lancet 2010; 376 (9 756): 1923–1958

[26] Epstein RM, Hundert EM. Defining and assessing professional competence. JAMA 2002; 287 (2): 226–235.

[27] Berberat P et al. Anvertraubare professionelle Tätigkeiten – Sichtbarwerden von Kompetenzen in der Weiterbildung. GMS Zeitschrift für Medizinische Ausbildung 2013; 30 (4)

[28] Carraccio C et al. Shifting paradigms: from Flexner to competencies. Acad Med 2002; 77 (5): 361–367

[29] Hays R. The potential impact of the revision of the Basic World Federation Medical Education Standards. Med. Teach 2014; 36 (6):459–462

[30] Ahlers O. Entwicklung und Kartierung lernerzentrierter, kompetenzbasierter medizinischer Curricula unter Berücksichtigung erforderlicher Ressourcen. Habilitationsschrift FU Berlin; 2018

[31] Sadler DR. Making competent judgments of competence. In: Blömeke S, Zlatkin-Troitschanskaia O, Kuhn C, Fege J, Hrsg. Modeling and measuring competencies in higher education. Tasks and challenges. Rotterdam: Sense Publishers; 2013

[32] Weinert FE. Vergleichende Leistungsmessung in Schulen - eine umstrittene Selbstverständlichkeit. In: Weinert FE, Hrsg. Leistungsmessung in Schulen, Weinheim und Basel: Beltz; 2002

[33] Baumgartner et al. Kriterien zur Erfassung von Fach-, Methoden-, Sozial- & Selbstkompetenz Version 2.0 (2022). Zürcher Hochschule für Angewandte Wissenschaften. School of Management and Law. Im Internet: https://digitalcollection.zhaw.ch; Stand: 19.03.2023

[34] Leiber T. Persönlichkeitsentwicklung als elementares Bildungsziel. Methodische Optionen der Umsetzung und Bewertung im Hochschulbereich. die hochschullehre 2016; 2

[35] Kunter M et al, Hrsg. Professionelle Kompetenz von Lehrkräften: Ergebnisse des Forschungsprogramms COACTIV. Münster; 2011

[36] Kanning U. Soziale Kompetenzen fördern. 2. Aufl. Göttingen: Hogrefe; 2015

[37] Hafen M. Selbst- und Sozialkompetenzen in Ausbildungsgängen der Sozialen Arbeit. Schweizerische Zeitschrift für Soziale Arbeit 2015; 18: 7–23

[38] Benner P. Stufen der Pflegekompetenz. From Novice to Expert 2. Aufl. Bern: Hans Huber; 2012. Im Internet: https://www.ppm-online.org/pflegedienstleitung/pflegepersonal/kompetenzstufen-im-pflegealltag/; Stand: 19.03.2023

[39] Schubiger A. RITA – Ressourcen aktivieren; Informationen verarbeiten; Transfer anbahnen; Auswerten. 2. Aufl. Bern: hep; 2022

[40] Wildt J, Wildt B. Lernprozessorientiertes Prüfen im ‚Constructive Alignment'. In: Berendt B, Voss HP, Wildt J, Hrsg. Neues Handbuch Hochschullehre: Lehren und Lernen effizient gestalten. Lieferung 50, H6.1. Berlin: DUZ; 2011

[41] ten Cate O, Scheele F. Viewpoint: competency-based postgraduate training: can we bridge the gap between theory and clinical practice? Acad Med Ovid Technologies 2007; 82 (6): 542–547

[42] McLernon L. Die Rolle von Gesundheitskompetenz und Kommunikationskultur in der Ausbildung des Gesundheitspersonals in Österreich und Kanada: Eine vergleichende Studie. Vortrag auf der 2. Konferenz der Österreichischen Plattform Gesundheitskompetenz. Im Internet: https://oepgk.at/wp-content/uploads/2018/10/tf-6-mclernon.pdf; Stand: 19.03.2023

[43] NEJM Knowledge + Team. Exploring the ACGME Core Competencies: Professionalism (Part 7 of 7) (2017). Im Internet: https://knowledgeplus.nejm.org/blog/acgme-core-competencies-professionalism; Stand: 03.04.2023

[44] Ulber R, Arnold R, Wiegerling HJ et al. Übersichtsdarstellung zu Lernzieltaxonomien (und anderen didaktischen Informationen) des FB Pädagogik und des Zentrums für Lehrerbildung (ZfL) der TU Kaiserslautern. Im Internet: https://service.zfl.uni-kl.de/wp/glossar/lernzieltaxonomien#:~:text=Kurzdefinition%3A,Rahmen%20eines%20Unterrichts%20erreichen%20sollen; Stand: 25.04.2023

[45] Bloom BS, Englehart MD, Furst EJ et al. Taxonomy of educational objectives. Handbook 1: Cognitive domain. New York 1956. Finale Überarbeitung als: Anderson LW, Krathwohl D, Hrsg. A taxonomy for learning, teaching, and assessing: a revision of Bloom's taxonomy of educational objectives. New York 2001, zitiert nach Woolfolk A. Pädagogische Psychologie. 10. Aufl. München: Pearson; 2008: 589

[46] Caverzagie et al. Overarching challenges to the implementation of competency-based medical education. Med Teach 2017; 39 (6): 588–593, DOI: 10.1080/0142159X.2017131 5075

[47] Nationaler Kompetenzbasierter Lernzielkatalog Medizin. Masterplan 2020. Im Internet: https://nklm.de/zend/videos/NKLM-Video-final.mp4; Stand: 25.04.2023

3 Vernetzung von Theorie und Praxis

Cordula Fischer

Die Vernetzung von Theorie und Praxis und damit verbunden eine verbindliche Kooperation und Abstimmung der jeweiligen Lernorte ist ein zentrales Wesensmerkmal des dualen Studiums [86]. Gerade im praxisintegrierenden Format des dualen Studiums zur Hebamme, bei dem die Praxisphasen curricularer Bestandteil des Studiums sind, bedeutet dies eine enge inhaltliche und organisatorische Abstimmung und Verzahnung, die gesetzlich gefordert wird und deren Gelingen zugleich ein wichtiges Qualitätsmerkmal des dualen Studiums ist [86], [53]. Dass dabei einer Wissenschaftsorientierung und einer Praxisorientierung gleichermaßen Bedeutung zugeschrieben wird, verweist auf das Ziel: Werdende Hebammen sollen mit Vollendung des Studiums als reflektierende Praktiker*innen in den Beruf einsteigen und ihr Handeln an aktuellen wissenschaftlichen Erkenntnissen ausrichten und überprüfen können [75].

Die inhaltliche und organisatorische Verzahnung im dualen Hebammenstudium bereitet den Weg für den in allen Berufsqualifikationen wichtigen und immer wieder geforderten Theorie-Praxis-Transfer. Der wiederum ist für die erfolgreiche Entwicklung von beruflicher Handlungskompetenz wesentlich. Basis und Voraussetzung hierfür ist die Zusammenarbeit der am Studium beteiligten Lernorte. Dies sind die Hochschule, unterschiedliche Praxiseinrichtungen/Hebammenpraxen und häufig auch das Skills-Lab (dt. Fertigkeitenlabor) als sogenannter dritter Lernort, an dem Fertigkeiten sowie komplexere berufliche Handlungen in einem geschützten Raum unter Laborbedingungen trainiert bzw. simuliert und reflektiert werden können, bevor sie dann in der reellen Praxis angewendet werden.

Dieses Kapitel soll die Bedingungen und Gestaltungsmöglichkeiten von Lernortkooperation aufzeigen. Es will dazu anregen, sich mit der Verbindung von Theorie und Praxis auseinanderzusetzen und die Rollen von Praxisanleitung und Praxisbegleitung beleuchten. Zuletzt werden Wege und Instrumente zur Theorie-Praxis-Vernetzung und Zusammenarbeit in der Lernortkooperation aufgezeigt.

3.1 Lernortkooperation gestalten

Lernortkooperation meint eine organisatorische, inhaltliche und auch didaktische Zusammenarbeit der am Studium und den Praxisphasen beteiligten Lernorte und Personen [79]. Damit einher gehen immer auch Veränderungen der internen Organisationsstrukturen und daraus folgend die Formung einer gemeinsamen neuen Struktur und Kultur ([52] unter Bezug auf [72]). Dies impliziert die Verständigung über einen gemeinsamen Auftrag und die Ausrichtung auf ein gemeinsames Ziel. Im Hebammenstudium wird die Basis hierfür durch das Studienziel und das zu erreichenden Kompetenzprofil in den Berufsgesetzen gelegt.

3.1.1 Grundarchitektur der Zusammenarbeit im Hebammenstudium

Eine Grundarchitektur der Verzahnung als tragfähiger rechtlicher Rahmen ist in der Neufassung des Hebammengesetzes (2019) und der Studien- und Prüfungsverordnung für Hebammen (2020) bereits angelegt, wie ▸ **Abb. 3.1** veranschaulicht [81].

Das Studium ist ausgerichtet auf das mit einem Kompetenzprofil unterlegte Studienziel (§ 9 HebG,

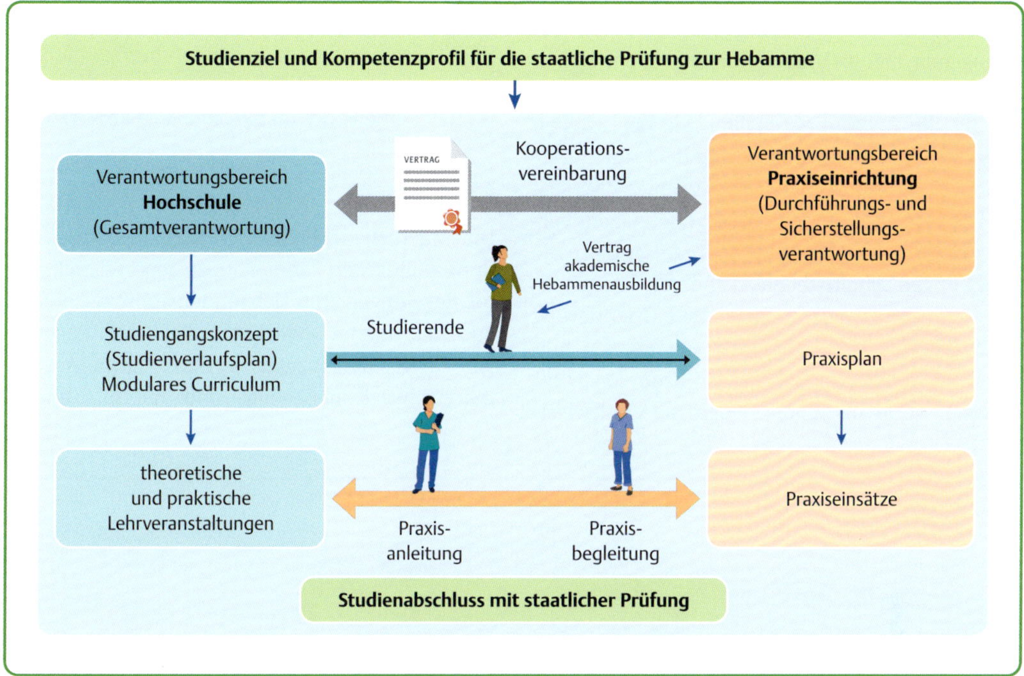

▶ **Abb. 3.1** Grundarchitektur der Verzahnung zwischen den berufspraktischen und hochschulischen Anteilen im Hebammenstudium.

Anlage 1 HebStPrV) und mündet in einen Studienabschluss mit staatlicher Prüfung und Berufszulassung. Damit ist für alle Lernorte und alle Beteiligten ein gemeinsamer Rahmen und eine Zielausrichtung gegeben. Dem Lernort Hochschule wie dem Lernort Praxis sind klare Verantwortungsbereiche zugewiesen. Die Hochschule ist in ihrer Gesamtverantwortung zuständig für die Entwicklung eines Studiengangskonzepts mit einem dazugehörenden modularen Curriculum, welches sich auf alle Lernorte bezieht (§ 22 HebG; §§ 2 und 3 HebStPrV). Die Praxiseinrichtungen sind verantwortlich für die Durchführung der berufspraktischen Studienphasen und die Erstellung eines Praxisplans (Einsatzplanung), der sich – eingebettet in die modulare Struktur – zeitlich wie inhaltlich auf die Lerninhalte und Kompetenzziele des (Praxis-)Curriculums bezieht. Des Weiteren sind die Praxiseinrichtungen verantwortlich für die Sicherstellung der Praxisanleitung durch hierfür qualifizierte Hebammen (§§ 13–15 HebG; § 10 HebStPrV). Detaillierte Regelungen der Zusammenarbeit erfolgen durch vertragliche Absprachen in Form einer Kooperationsvereinbarung zwischen Hochschule und Praxiseinrichtung (§ 21 HebG; § 5 HebStPrV) und durch einen Vertrag zur akademischen Hebammenausbildung (Praxiseinrichtung/Studierende*r; §§ 27–42 HebG).

Allerdings ist Verzahnung nicht nur eine Frage von Strukturvorgaben, sondern immer auch ein aktiver Handlungs- und Herstellungsprozess. Hier kommt den praxisanleitenden Hebammen wie der hochschulischen Praxisbegleitung eine wichtige Rolle zu, auf die in Kap. 3.2 noch näher eingegangen wird. Es ist jedoch sehr hilfreich, dass die Grundstruktur einer Verzahnung in den rechtlichen Rahmenvorgaben des Hebammenstudiums so deutlich angelegt ist, denn diese Vorgaben geben nicht nur allen Beteiligten eine Orientierung, sondern bieten auch Handhabe zur Forderung und Bereitstellung der nötigen finanziellen Mittel und personellen Ressourcen, ohne die eine effektive Lernortkooperation kaum herzustellen ist.

3.1.2 Ebenen der Lernortkooperation

Gelingende Lernortkooperation hat einen hohen Wert für die Theorie-Praxis-Verzahnung und damit für die Ausbildungsqualität. Sie herzustellen erfordert Aktivitäten und Verhandeln auf unterschiedlichen Ebenen. Dabei ist es wichtig, dass sich die Lernorte über gemeinsame Zielsetzungen verständigen und in ihrer eigenen Organisation sowie an wichtigen Schnittstellen zu anderen Organisationssystemen für alle Beteiligten eine Orientierung herstellen. Die Unterscheidung von Ebenen hilft dabei, die Möglichkeiten und Grenzen von Lernortkooperation auszuloten, indem sie wechselseitige Bedingungen und Wirkungsebenen aufzeigt [66]. Diese werden im Folgenden bezogen auf die Gestaltungsmöglichkeiten der Lernortkooperation im Hebammenstudium dargestellt (► **Abb. 3.2**).

Makroebene

Die Makroebene bildet den ordnungs- und bildungspolitischen Rahmen. Dazu gehören nicht nur die Regelungen zum Hebammenstudium, sondern auch die unterschiedlichen gesetzlichen Regelungen, die für die einzelnen Lernorte und ihren primären Zweck maßgeblich sind, z. B. die Landes-

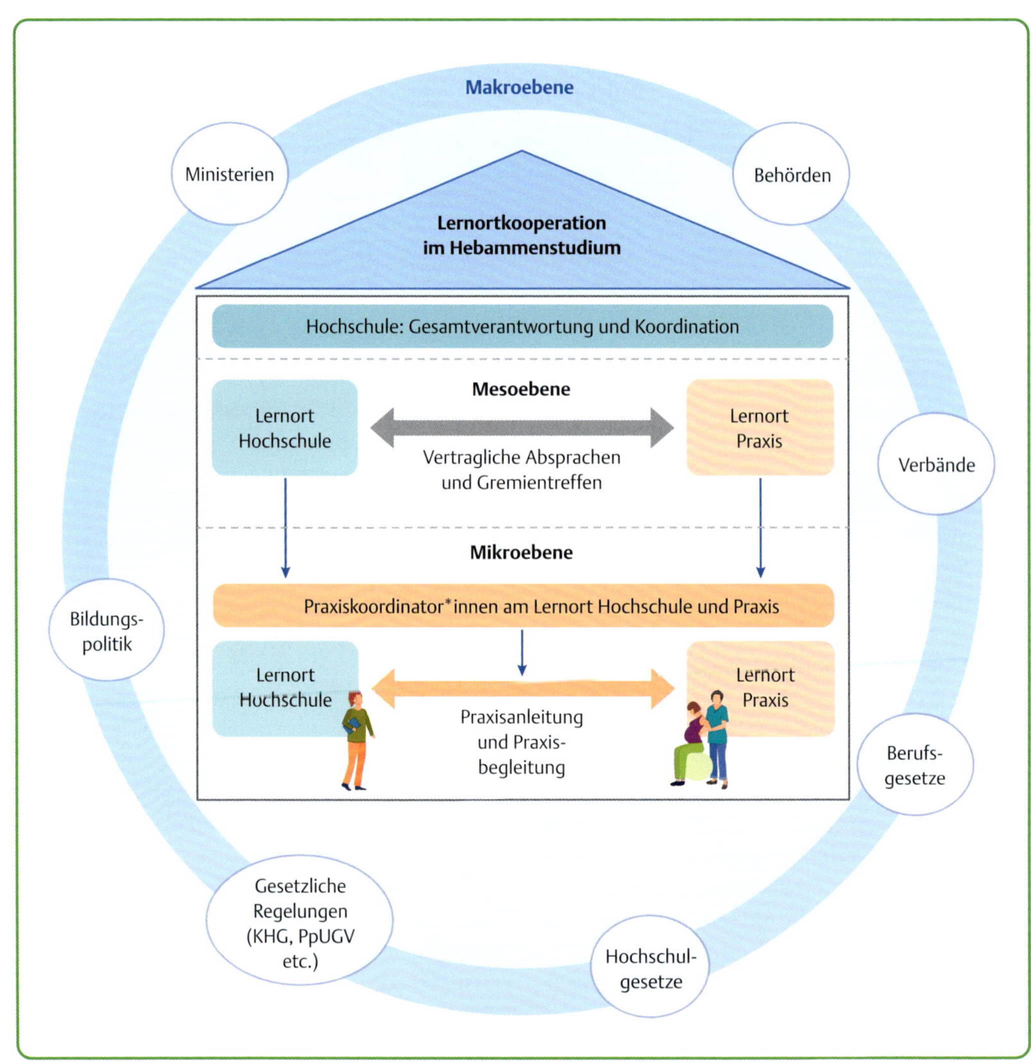

► **Abb. 3.2** Ebenen der Lernortkooperation im Hebammenstudium.

hochschulgesetze, die den Hochschulen als Bildungseinrichtungen in den einzelnen Bundesländern spezifische Vorgaben machen. Ebenso nehmen aber auch gesetzliche Vorgaben für die Praxiseinrichtungen, wie z. B. das Krankenhausfinanzierungsgesetz oder Pflegepersonalregelungen, Einfluss auf die Vorgaben in den Krankenhäusern und beeinflussen damit indirekt die Möglichkeiten und Grenzen, was z. B. die Ressourcen für Lernortkooperation betrifft. Die Klärung des Auftrags und der dazugehörende Ressourcenbedarf sind deshalb immer auch auf übergeordneter bildungspolitischer Ebene zu thematisieren.

Mesoebene

Die Mesoebene steht für die institutionelle Ebene. Hier können Besonderheiten der jeweils konkret beteiligten Partner (Hochschule, Krankenhaus, außerklinische Hebamme, Hebammenpraxis oder hebammengeleitete Einrichtung) die Bestrebungen zur Lernortkooperation befördern oder behindern. Ganz grundsätzlich besteht aber eine Verpflichtung zur engen Zusammenarbeit, wie die gesetzlichen Grundlagen zeigen. Durch Kooperationsvereinbarungen, Curricula und vor allem regelmäßige Gremientreffen der verantwortlichen Personen werden zwischen den beteiligten Organisationen verbindliche Absprachen getroffen und damit Strukturen gebahnt, die Voraussetzung für eine funktionierende Kooperation sind. Auch lernortübergreifende Praxisanleiter*innen-Konferenzen spielen hier eine wichtige Rolle. Sie ermöglichen Feinabsprachen und den Austausch über Erfolge und Hindernisse in der Lernortkooperation, die dann bei Bedarf auf anderen Ebenen kommuniziert und bearbeitet werden können. Hier wird deutlich: Lernortkooperation muss wachsen und sich entwickeln, sie benötigt Strukturbildung und Organisationsentwicklung in die beteiligten Organisationen hinein, wofür personelle und zeitliche Ressourcen erforderlich sind [66]

Mikroebene

Das Herzstück der Lernortkooperation vollzieht sich in der Mikroebene. Hier wird die Lernortkooperation konkret ausgestaltet. Sie wird lebendig, indem Schlüsselpersonen in ihren Rollen innerhalb der Organisationen sowie lernortübergreifend zusammenarbeiten. Im Hebammenstudium sind das zum einen die Praxiskoordinator*innen, die einen wesentlichen Beitrag dazu leisten, die Praxiseinsätze der Studierenden zu organisieren und die Kommunikation und den Informationsfluss zwischen allen Beteiligten sicherzustellen. Zum anderen sind es die praxisanleitenden Hebammen sowie die praxisbegleitenden Personen der Hochschule, die den Theorie-Praxis-Transfer durch ihre Zusammenarbeit unterstützen und die Studierenden lernortübergreifend gemeinsam begleiten.

Gerade auf der Mikroebene wird deutlich: Es sind nicht nur die Institutionen, sondern immer auch Personen, die mit ihren unterschiedlichen Perspektiven (verortet in jeweils unterschiedlichen Systemen) zusammenarbeiten. Ohne ein Bewusstsein für diese jeweils eigenen Systeme lässt sich eine erfolgreiche Zusammenarbeit nur schwer gestalten. Auch die Studierenden müssen lernen, dass sie sich mit dem Wechsel der Lernorte auf jeweils eigene „Welten" mit den darin geltenden Regeln und Strukturen einlassen müssen [66].

3.1.3 Erkenntnisse zur Lernortkooperation und der Theorie-Praxis-Verzahnung im dualen Studium

Neben dieser Betrachtung der unterschiedlichen Ebenen von Lernortkooperation helfen auch Erkenntnisse aus der Forschung zum dualen Studium, die Potenziale und Herausforderungen von Lernortkooperation besser zu verstehen und die Zusammenarbeit bewusst zu gestalten.

So zeigt die Forschung zum dualen Studium, dass eine bessere Theorie-Praxis-Verzahnung von allen Seiten gefordert wird, es aber vor allem die Studierenden selbst sind, welche die Verbindung und inhaltlichen Verknüpfungen zwischen Theorie und Praxis herstellen müssen [68]. Erklärt wird dies über zwei wichtige Phänomene:

Theorie und Praxis sind unterschiedliche Wissenswelten

Theorie und Praxis repräsentieren von ihrem Wesen her unterschiedliche Wissenstypen [48]. Im hochschulischen Kontext geht es um wissenschaftliche Kompetenz, das Verständnis von Theorien bzw. theoretischen Zusammenhängen und eine stringente Logik der Anwendung. Dieses Wissen ist abstrakt, es will Sachverhalte analysieren, verstehen und übergeordnete Zusammenhänge systematisch beschreiben. In der Praxis geht es jedoch primär um die Kenntnis von Handlungsroutinen sowie um Erfahrungswissen und das situative Erfassen komplexer Fallsituationen. Noch dazu gilt es in der Praxis, mit vielen Widersprüchen zwischen Theorie und Praxis umzugehen, da in der Theorie gelernte Regeln in komplexen Situationen eine flexible Anwendung erfordern.

Diese Widersprüche lassen sich nicht auflösen und so betrachtet wird es auch immer eine Kluft zwischen Theorie und Praxis geben. Es lassen sich jedoch Brücken bauen, was auch wichtig ist, denn für professionelles Handeln werden beide Wissensformen und Kompetenzen benötigt. Der Brückenbau geschieht vor allem über die Kommunikation und Reflexion von Praxiserfahrungen, z. B. in der systematischen Nachbesprechung von Anleitungssituationen in der Praxis, aber auch in theoriegeleiteten Fallbesprechungen und Reflexion erlebter Praxis an der Hochschule. Hierüber wird die Transferkompetenz aller Beteiligten gestärkt, die nötig ist, um eine Verbindung dieser „getrennten Welten“ immer wieder aktiv herzustellen [77], [59].

Organisationen folgen immer ihrer eigenen Logik

Hochschulen wie Praxiseinrichtungen folgen als eigenständige Organisationen ihrer jeweiligen institutionellen Logik [87]. Die Hochschule hat einen umfassenden Bildungsauftrag und will von ihrem Selbstverständnis her Prozesse anstoßen und begleiten, in denen Menschen sich Wissen, Haltung und Können aneignen, um ihr (Berufs-)Leben selbständig, kompetent und verantwortlich bewältigen und gestalten zu können [69]. Die für das Hebammenstudium in Frage kommenden Praxiseinrichtungen hingegen haben primär einen geburtshilflichen Versorgungsauftrag. Zwar möchten sie sich an der Ausbildung künftiger Hebammen beteiligen, haben dabei aber eher die Fachkräftesicherung und die Versorgung der zu betreuenden Frauen und Familien im Blick, was im Zweifelsfall, z. B. bei hohem Arbeitsanfall oder personellen Engpässen, immer den Vorrang hat.

Die Forschungsbefunde zum dualen Studium zeigen, dass zum einen Kenntnisse der Institutionen und ihrer Einflusslandschaften notwendig ist, zum anderen aber auch ein Bewusstsein dafür, dass die Akteure der Lernortkooperation immer beides sind: Mitglieder eines kooperierenden Netzwerks, das die Ausbildung studierender Hebammen gemeinsam gestalten soll, und gleichzeitig Vertreter*innen der Interessen ihrer jeweiligen Organisation. Erst das Verstehen und Ernstnehmen dieser Doppelrollen ermöglicht eine konstruktive Zusammenarbeit [78].

Weitere Erkenntnisse aus der Forschung belegen, dass der Theorie-Praxis-Transfer und die Transferkompetenzentwicklung der Studierenden gefördert werden, wenn Praxisausbilder*innen berufspädagogisch qualifiziert sind und Lehrende sowie Praxisanleiter*innen didaktisch geschult werden, Methoden zur Förderung des Transfers anzuwenden [68], [48]. Ebenfalls hilfreich und wichtig ist die Ausstattung von Hochschulen mit Skills-Labs, die als dritter Lernort zwischen Theorie und Praxis vermitteln [80], [63], [54], [56]. Positive Auswirkungen zeigen sich auch, wenn sich Hochschulen an der berufspädagogischen Fort- und Weiterbildung der praxisanleitenden Personen ihrer kooperierenden Praxiseinrichtungen beteiligen [68], [84], [67].

Diese Zusammenhänge sind auch aus den Erfahrungen mit Lernortkooperation in den pflegerischen Ausbildungen bekannt. Untersuchungen in diesem Feld zeigen auf, dass eine funktionierende Zusammenarbeit mit einer gelingenden Verknüpfung von Theorie und Praxis eine positive Wirkung auf die Entwicklung beruflicher Identität und professioneller Handlungskompetenz hat. Dies ist wiederum entscheidend für die Versorgungsqualität und den Verbleib im Beruf [60].

Wichtige Faktoren für eine gelingende Verzahnung und Zusammenarbeit der Lernorte zeigen die Evaluationen der Modellstudiengänge für Hebammen in Deutschland sowie primärqualifizierender Hebammenstudiengänge der Schweiz auf. Diese werden in der Box „Erfolgsfaktoren für eine gelingende Verzahnung zwischen Theorie und Praxis (S. 47)“ kurz skizziert.

Erfolgsfaktoren für eine gelingende Verzahnung zwischen Theorie und Praxis

Modularisierung und Kompetenzorientierung

- inhaltliche und organisatorische Vernetzung durch ein modular aufgebautes Curriculum, in dem sich Theorie- und Praxisphasen aufeinander beziehen
- Ausrichtung auf zu erreichende Kompetenzen (Outcome-Orientierung)

(vgl. [80], [63], [54], [56])

Gemeinsames Ausbildungskonzept

- Fokussierung auf gemeinsame Ziele und Planungen, die sich auch in vertraglichen Abmachungen wiederfinden
- Förderung einer wirkungsvollen Zusammenarbeit durch Ausstattung mit Koordinierungsstellen und den regelmäßigen formalen und informellen Austausch zwischen Schlüsselpersonen
- lernortübergreifender fachlicher und berufspädagogischer Austausch

(vgl. [49], [82])

Lernortübergreifende Evaluation und Qualitätssicherung

- kontinuierliche Überprüfung und Optimierung der Zusammenarbeit durch regelmäßige lernortübergreifende Evaluationen der Theorie- und Praxismodule
- Qualitätsgespräche zwischen den für die Praxisausbildung verantwortlichen Personen der Hochschule und der Praxis, gemeinsame Reflexion und Bearbeitung von Zielvereinbarungen.

(vgl. [85])

Strukturierte Lernprozessbegleitung mit Selbstverantwortung im Lernprozess

- Personen, die an beiden Lernorten eine Lernprozessbegleitung der Studierenden sicherstellen
- verbindlich zugeordnete Praxisanleiter*innen als Expert*innen und Coaches (Unterstützung durch die Leitungen, Bereitstellung zeitlicher Ressourcen)
- Studierende erhalten regelmäßig Rückmeldung zu Lernerfolg und Lernbedarf; werden zugleich aufgefordert, Lernbedarfe zu reflektieren und Lernprozesse selbst in Angriff zu nehmen

(vgl. [83])

Klare Zuständigkeiten und feste Ansprechpersonen

- klare Regelung von Kommunikationswegen zwischen Lehre, Praxis und Studierenden
- frühzeitige Klärung bei sich auftuenden Problemstellungen und Konflikten

(vgl. [83])

Zusammenfassend lässt sich festhalten: Lernortkooperation im Hebammenstudium meint deutlich mehr als den Austausch von Informationen, sie bedeutet eine organisatorische, inhaltliche und didaktische Abstimmung und Zusammenarbeit zwischen den Lernorten Hochschule, Skills-Lab und Praxis. Damit Lernortkooperation gewinnbringend gestaltet werden kann, muss sie auf mehreren Ebenen verankert, finanziert und bearbeitet werden. Sie hat Auswirkungen in die beteiligten Organisationen hinein, z. B. durch die Einrichtung von Praxiskoordinationsstellen, durch hochschulische Praxisbegleitung und qualifizierte Praxisanleitung. Damit einher geht die Ausrichtung auf gemeinsame Ziele und die Entwicklung einer gemeinsamen Ausbildungskultur. Wird Lernortkooperation auf diese Weise institutionell implementiert und gelebt, trägt sie entscheidend zur Qualität des Studiums bei. Sie fördert den Theorie-Praxis-Theorie-Transfer und damit die Entwicklung von beruflicher Identität und professioneller Handlungskompetenz, was mit Blick auf die Zukunft der geburtshilflichen Versorgung durch Hebammen und für die Fachkräftesicherung von großer Bedeutung ist.

In der Ausgestaltung von Lernortkooperation kommt den Praxisanleiter*innen in der Zusammenarbeit mit der hochschulischen Praxisbegleitung eine besondere Rolle und Funktion zu. Diese werden im nächsten Kapitel genauer beschrieben.

3.2
Rollen und Aufgaben von Praxisanleitung und Praxisbegleitung in der Lernortkooperation

In der Ausgestaltung der Zusammenarbeit zwischen Hochschule und Praxis kommen viele Fragen zur konkreten Umsetzung der Lernortkooperation auf: Wer organisiert die Lernortkooperation? Wie häufig sollen sich die Beteiligten treffen? Wer ist für welche Anliegen die passende Ansprechperson? Eine hochschulische Praxiskoordinationsstelle sowie verantwortliche Ansprechpersonen in der Praxis (z. B. Ausbildungsleiter*in/Praxiskoordinator*in oder auch hauptamtliche*r Praxisanleiter*in) sind wichtige Anlaufstellen für aufkommende Fragen. Ihre Zusammenarbeit trägt elementar zur notwendigen Organisation und Abstimmung bei und ist ein wichtiger Ausgangspunkt und Qualitätsfaktor für eine umfassende und gelingende Zusammenarbeit. In der Umsetzung von Lernortkooperation und der Lernprozessbegleitung der Studierenden im Wechsel zwischen Theorie- und Praxisphasen kommen der Praxisanleitung und Praxisbegleitung zentrale Schlüsselrollen zu. Ihre Aufgaben und Zuständigkeiten werden zum einen durch die Gesetzgebung beschrieben, zum anderen werden sie deutlich, wenn man sich die Merkmale des Lernens und die spezifischen Besonderheiten und Aufgaben der unterschiedlichen Lernorte bewusst macht.

Der Gesetzgeber skizziert die Kernaufgaben der Praxisanleitenden als ein schrittweises Heranführen an die Wahrnehmung der im Beruf anfallenden Aufgaben und die Lernprozessbegleitung der Studierenden während der Praxiseinsätze. Dies ist als didaktisch geplante Anleitungszeit zu verstehen, die das Lernen und Anleiten im regulären Arbeitsprozess ergänzt [51]. Der vorgesehene Umfang liegt bei 25 Prozent. In ihrer Rolle ist die Praxisanleitung Ansprechperson für die verantwortliche Praxiseinrichtung (vPE) und für die kooperierende Hochschule. Die Praxisbegleitung wird als hochschulische Aufgabe beschrieben. Sie dient der Unterstützung und Betreuung der Studierenden während der Praxiseinsätze und zugleich der fachlichen Unterstützung der Praxisanleitenden. Der Umfang ist nicht festgelegt, jedoch legt die Formulierung nahe, dass es sich um persönliche Begleitung in jedem Praxiseinsatz handelt. Die praxisbegleitende und die praxisanleitende Person nehmen gemeinsam die Beurteilung der Studierenden vor und arbeiten auch darüber hinaus eng zusammen [57], [59].

Betrachtet man diese Aufgaben vor dem Hintergrund der Merkmale des Lernens an den unterschiedlichen Lernorten, dann lassen sich die Aufgaben von Praxisanleitung und Praxisbegleitung noch deutlicher beschreiben. Sie werden in ▸ **Abb. 3.3** in ihrer Verknüpfung dargestellt. Dieser Blick kann zu einer gegenseitigen Wertschätzung der Kompetenzbereiche beitragen, denn eine Vorstellung vom jeweils anderen Lernort und seinen Potenzialen zu haben, macht es leichter, die gemeinsame Arbeit konstruktiv zu gestalten [50].

Die Verknüpfung von Theorie und Praxis erfordert Transferlernen, verstanden als „Brücke vom Lernen zum Anwenden“ [70]. Der Lernort Praxis bietet die Möglichkeit, an realen beruflichen Situationen zu lernen, was sich im theoretischen Kontext nur ansatzweise herstellen lässt. Die berufliche Praxis wird deshalb im Hinblick auf Transferlernen als ideale Lernsituation verstanden, weil hier eine Verknüpfung von Lernen mit aktivem Handeln, situativen Kontexten und Emotionen verbunden ist. Aufgabe von Praxisanleiter*innen ist es, den Studierenden die Anwendung und Vertiefung ihres Wissens zu ermöglichen sowie den Erwerb von neuem Erfahrungswissen und die Entwicklung beruflicher Handlungskompetenz zu fördern. Eine besondere Rolle kommt dabei den Standortgesprächen zu (s. Kap. 3.3), die in den einzelnen Praxiseinsätzen einen Rahmen setzen und Ziele klären bzw. deren Erreichen evaluieren.

Der Lernort Hochschule sollte bestrebt sein, Studierende auf die beruflichen Anforderungen in der Praxis vorzubereiten. Dort wird den Studierenden ermöglicht, sich exemplarisch und vertieft mit beruflichen Aufgaben- und Problemstellungen auseinanderzusetzen. In hochschulischen Lehr- und Lernprozessen können komplexe Situationen vereinfacht, einzelne Aspekte herausgelöst und deren Hintergründe aus der Hebammenwissenschaft und anderen Bezugswissenschaften gezielt in den Blick genommen und bearbeitet werden [50]. Im Sinne eines Theorie-Praxis-Theorie-Transfers kön-

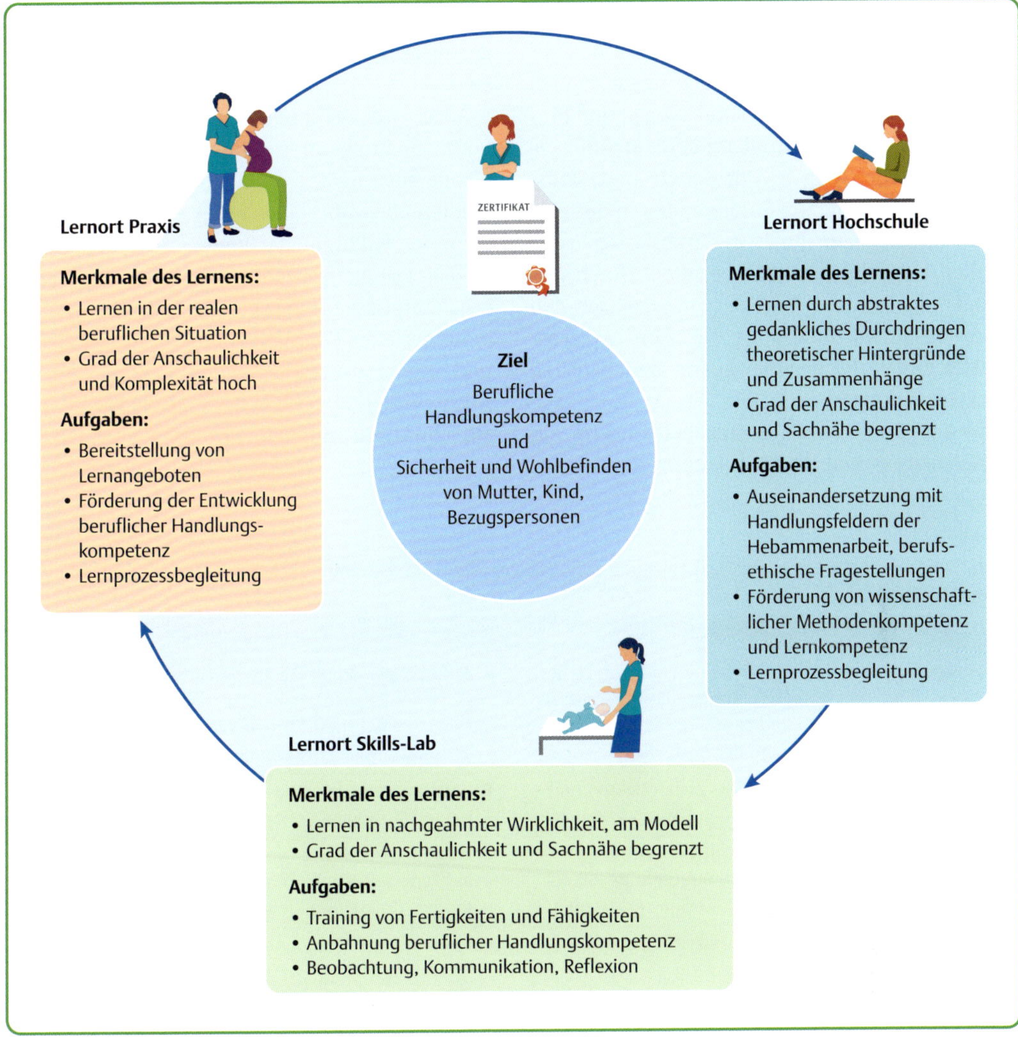

▶ **Abb. 3.3** Verknüpfung der Lernorte [50], [64], [71].

nen und sollten Lernerfahrungen aus der Praxis an hochschulische Lernveranstaltungen rückgebunden werden. Dort können sie mit wissenschaftlichen Erkenntnissen verbunden, diskutiert und in erweiterte Reflexionsprozesse eingebunden werden [77]. Auf diese Weise erhält die Hochschule auch die notwendigen Impulse, die Realität der Praxis mit den sie bestimmenden Bedingungen im Blick zu behalten.

Der sogenannte dritte Lernort, das Skills-Lab, ermöglicht den Wissenstransfer von der Theorie zur Praxis und gilt als Schnittstelle der beiden Lernorte [55]. In einem geschützten Raum können Studierende in realitätsnahen Settings relevante Fertigkeiten, aber auch komplexere Handlungsabläufe mit Hilfe von Modellen oder in Simulationen trainieren. Im Skills-Lab können auch strukturierte Fallbesprechungen mit Simulationen verknüpft oder geburtshilfliche Notfallsituationen trainiert werden. Skills-Training kann die Praxis nicht ersetzen. Jedoch wird durch die didaktischen und räumlichen Besonderheiten dieses Lernortes die Entwicklung beruflicher Handlungskompetenz angebahnt und gestärkt. Hierzu trägt auch das systematische Einüben von Beobachtung, Reflexion und Kommunikation bei [74].

Mit der hochschulischen Praxisbegleitung beauftragte Personen können das Transferlernen stimulieren, indem sie z. B. modulbezogene Praxisaufträge erteilen oder Fallbesprechungen und Praxisreflexionen mit den Studierenden durchführen. Durch ihre Verortung in Hochschule und Skills-Lab und die Besuche der Studierenden in der Praxis können sie Maßnahmen der Transfersicherung an allen Lernorten im Blick behalten. Durch den Kontakt zur Praxis und die Begegnungen mit den Praxisanleiter*innen können sie zum Wissenstransfer und fachlichen Austausch zwischen den Lernorten beitragen.

In ▶ **Tab. 3.1** werden die Aufgabenbereiche von Praxisanleitung und Praxisbegleitung, die sich aus den skizzierten Profilen der Lernorte ergeben, gegenübergestellt und zusammenfassend konkretisiert.

Angesichts der vielfältigen Anforderungen an Praxisanleitung im Hebammenstudium kann es gerade auch für Praxiseinrichtungen mit höherer Studierendenzahl sinnvoll sein, entsprechend qualifizierte Praxisanleiter*innen bereichsübergreifend als Hauptamtliche einzusetzen. Ihnen können organisatorische Aufgaben (Koordination und Planung gezielter Praxisanleitungen), die inhaltliche und organisatorische Zusammenarbeit mit der Hochschule und ggf. auch die Praxiskoordination als Schnittstellenfunktion übertragen werden.

▶ **Tab. 3.1** Aufgabenbereiche von Praxisanleitung und Praxisbegleitung im Hebammenstudium (Walter/Bohrer 2020 [51]; Bohrer 2018 [50]).

Aufgabenbereiche Praxisanleitung	Aufgabenbereiche Praxisbegleitung
• Ansprechperson für die Studierenden und den Lernort Hochschule, verantwortlich für den Informationsfluss innerhalb ihrer Einrichtung bzw. ihres Einsatzortes • Multiplikator*in für Belange der Ausbildung	• Ansprechperson für die Studierenden und den Lernort Praxis für Belange der berufspraktischen Studienphasen, verantwortlich für den Informationsfluss und Wissenstransfer zwischen den Lernorten
• Vermittlung und Vertretung von Standpunkten und Anliegen gegenüber der Praxis und der Hochschule	• Beratung und Unterstützung der Praxisanleiter*innen bei regelmäßigen Treffen und Praxisbesuchen
• Bereitstellung von bereichsspezifischen Lernangeboten (z. B. Praxis- und Lernaufgaben) unter Bezug auf Lern- und Kompetenzziele der jeweiligen Praxismodule	• Erstellung von Praxis- und Lernaufgaben unter Bezug auf Lern- und Kompetenzziele der jeweiligen Praxismodule (gemeinsam mit Praxisanleitungen)
• Koordination und Planung von Anleitungszeiten im gesetzlich vorgeschriebenen Umfang • (Mit-)Verantwortung für das Erreichen des Studienziels sowie das Erfüllen des Tätigkeitskatalogs	• Festlegen und Kommunizieren von Anforderungen der Praxismodule bzw. Praxiseinsätze • Definition von Standards und Erstellung von Dokumenten für die Begleitung der Studierenden im Praxiseinsatz
• Einführung der Studierenden in den Praxisort • Durchführung von Standortgesprächen mit Einschätzung der Kompetenzentwicklung • Durchführung von gezielten, didaktisch geplanten Anleitungen, Bewertung des Lernerfolgs • Beratung und Lernprozessbegleitung der Studierenden, Hilfe zur Bewältigung spezifischer Lernsituationen und Problemstellungen	• Lernprozessbegleitung der Studierenden in den jeweiligen Praxiseinsätzen im Austausch und Zusammenarbeit mit der Praxisanleitung • Gruppen- und/oder Einzelunterrichte in der Praxis (Fallbesprechungen, Coaching) • Beratung und Förderung der Studierenden für das Erreichen des Studienziels
• Mitwirkung bei praktischen Prüfungen	• Organisation und Durchführung von praktischen Prüfungen
• Kooperationstreffen mit der Hochschule, Mitwirkung an gemeinsamen Projekten • Vertretung der Ausbildungsperspektive in Sitzungen, Mitwirkung in Arbeitsgruppen • Kontinuierliche fachliche und berufspädagogische Fortbildung	• Pflegen eines engen Kontaktes zur Praxis • Evaluation der Praxismodule, Überwachung der Ausbildungsqualität, Rückmeldung an alle Beteiligten • Mitwirkung bei der Qualifizierung und Fortbildung der Praxisanleiter*innen

Hilfreich für die Gestaltung der Praxisausbildung ist auch ein bewusstes Reflektieren des eigenen Profils als Lernort. Hierbei helfen Fragen wie:

- Was zeichnet uns als Lernort aus?
- Was können Studierende bei uns besonders gut lernen?
- Was ist uns als Team besonders wichtig?
- Wie sieht unser Konzept zur Einführung Studierender aus?
- Inwieweit fühlen sich bei uns im Team alle für die Ausbildung mitverantwortlich?
- Was können wir tun, damit ein gutes Miteinander gelingt?
- Was ist uns für die Zusammenarbeit mit der Hochschule wichtig?
- Wie gestalten wir die Kooperation mit den an der Ausbildung beteiligten Einrichtungen und Personen?
- Zu welchen Themen könnte bzw. sollte es Praxis- und Lernaufgaben geben?
- Haben wir genügend qualifizierte Praxisanleiter*innen?
- Wie gewährleisten wir die Qualifikation?
- …

(vgl. [51], S. 17).

In der gemeinsamen Auseinandersetzung mit diesen Fragen können Praxisanleiter*innen den Dialog innerhalb ihrer Einrichtungen anstoßen. Auf diese Weise kann die Entwicklung einer Ausbildungskultur angeregt werden, in der es Raum gibt, Ausbildung und damit verbundene Aufgaben, Anliegen und Konfliktfelder, aber auch Ziele und Potenziale nach innen und außen zu kommunizieren und zu bearbeiten. Auch in der Lernortkooperation und der Zusammenarbeit mit der Hochschule trägt dies zur Findung eines gemeinsamen Ausbildungsverständnisses bei.

Zuletzt sei das Augenmerk nochmals auf die Studierenden gerichtet, deren Lernprozess und Entwicklung professioneller Handlungskompetenz im Zentrum aller Bemühungen steht. Sie sind nicht Spielfiguren, sondern Akteur*innen im Gesamtprozess des Studiums. Sie im kontinuierlichen Wechsel der Lernorte zu begleiten, unterstützt sowohl das Transferlernen als auch die berufliche Identitäts- und Kompetenzentwicklung. Durch Praxisanleitung und Praxisbegleitung wird diese Unterstützung mit konkreten Ansprechpersonen sichergestellt. Wichtig ist dabei auch die Förderung der Selbstverantwortung im Lernprozess. Denn Lernen ist immer ein aktiver, selbstgesteuerter Prozess, und Kompetenzentwicklung benötigt einen „Ermöglichungsrahmen" [58], in dem es Raum für eigene Zielsetzungen und Entdeckungsreisen gibt. Dies befördert zugleich die Entwicklung der Kompetenz zur eigenverantwortlichen Steuerung von umfassenden Aufgaben- und Problemstellungen, was mit dem Ende des Studiums von Hebammen erwartet wird.

Im Folgenden wird aufgezeigt, auf welchen Wegen und mit welchen „Werkzeugen" die Verbindung von Theorie und Praxis und das Transferlernen der Studierenden konkret gefördert werden.

3.3 Wege und Instrumente zur Theorie-Praxis-Vernetzung

Die Zusammenarbeit zwischen Praxiseinrichtungen und Hochschule kann auf unterschiedliche Weisen organisiert werden. Für einen gelingenden Theorie-Praxis-Transfer ist es jedoch hilfreich, aufeinander abgestimmte Instrumente der Lernortkooperation einzusetzen. Von zentraler Bedeutung sind dabei zum einen die ausbildungsrelevanten Dokumente für die berufspraktischen Studienphasen, zum anderen ist es die Schaffung und Einhaltung fester Informationsstrukturen.

Die Instrumente sind mit Blick auf das Lernen bzw. die Lernprozessbegleitung als Werkzeuge und Maßnahmen zur gezielten Förderung des Transfers zu verstehen. Gleichzeitig sollten sie mit Blick auf die hierfür erforderliche Zusammenarbeit allen Beteiligten bekannt sein und lernortübergreifend in allen kooperierenden Einrichtungen verbindlich genutzt werden. Wichtig ist auch, dass sie für alle Beteiligten unkompliziert zugänglich sind. Je verbindlicher sie genutzt und je übersichtlicher sie gestaltet werden, desto besser geben sie den Studierenden und den an der Lernprozessbegleitung beteiligten Personen einen Überblick über den individuellen Ausbildungsstand und die Kompetenzentwicklung einzelner Studierender.

3.3.1 Dokumente für die berufspraktischen Studienphasen

Die für die Verbindung von Theorie und Praxis relevanten Dokumente lassen sich unterteilen in Dokumente zur Förderung der Kompetenzentwicklung, Dokumente zur Lernprozessbegleitung und Dokumente zur Nachweisführung. Im Folgenden werden Vorschläge zu Dokumenten gemacht, die für den Praxisgebrauch sinnvoll sind.

Dokumente zur Förderung der Kompetenzentwicklung

Zu den relevanten und typischen Dokumenten gehört ein Praxisbegleitordner. Er ist meist eine Art Logbuch, das Informationen zu den Praxisphasen des Studiums enthält. Hierzu gehören z. B. der Studienverlaufsplan und die konkrete Praxisplanung, aber auch Informationen über die Praxis- bzw. Einsatzorte und relevante Ansprechpersonen. Zugleich kann der Ordner als Portfolio genutzt werden, in dem die Studierenden ihren Lernprozess dokumentieren und Ausbildungsnachweise gesammelt ablegen. Im Sinne einer Lernprozessdokumentation im Praxisbegleitordner abgelegt werden können z. B.

- ein Lerntagebuch als persönliches Notizbuch, in dem Studierende ihre Lernprozesse und evtl. auch Notizen zu relevanten Inhalten von Theorie- und Praxisphasen dokumentieren.
- Lernaufträge für die Praxis, die von den Studierenden zu bearbeitende Aufgabenstellungen für den Praxiszeitraum beinhalten. Dies können auch durch die Praxis und/oder die Hochschule entwickelte Praxis- und Lernaufgaben sein [62]. Sie verbinden Modulinhalte mit den Lernangeboten des Einsatzortes und unterstützen so gezielt den Theorie-Praxis-Transfer. Sie erfordern häufig die Beratung und Begleitung durch Praxisanleiter*innen und eignen sich gut zur Umsetzung in geplanten Lern- und Anleitungssituationen.
- schriftliche Reflexionen, z. B. als methodische Instrumente der Praxisbegleitung.
- Praxisberichte oder Fallbearbeitungen, die erlebte Situationen systematisch theoriegeleitet aufbereiten oder die in den Theoriephasen gezielt wieder aufgegriffen, ausgewertet und in hochschulischen Lehrveranstaltungen weiterbearbeitet werden.

Dokumente zur Lernprozessbegleitung

Der gezielten und individuellen Förderung und Beurteilung von Kompetenzentwicklung dienen vor allem Gesprächsprotokolle, die es in unterschiedlichen Formaten gibt. Hierzu gehören z. B.

Standortgespräche
Vorlagen für Erst-, Zwischen- und Abschlussgespräche tragen bei zu einer lernzielbezogenen Planung, Begleitung und Auswertung bzw. Beurteilung von Lernprozessen in den berufspraktischen Studienphasen. Die Vorlagen dokumentieren damit Entwicklungsprozesse. Zugleich dienen sie als Leitfaden für eine strukturierte Lernprozessbegleitung. Zu Beginn werden Vorerfahrungen, Erwartungen und individuelle Lernbedarfe geklärt und konkrete Zielvereinbarungen getroffen. Im Abschlussgespräch wird der Einsatz gemeinsam evaluiert, die Zielerreichung und Kompetenzentwicklung beurteilt und Impulse zur Weiterentwicklung werden schriftlich festgehalten. Es erleichtert die Durchführung und Dokumentation der Gespräche, wenn die Vorlagen auf Kompetenzziele des Modulhandbuchs bzw. Praxiscurriculums Bezug nehmen und z. B. Meilensteine der Entwicklung in den jeweiligen Einsätzen konkret benennen.

Praxisanleitungsbögen
Für geplante, didaktisch aufbereitete Lern- und Anleitungssituationen können Dokumentationsvorlagen zu einer zielorientierten Vorbereitung, einer individuellen Schwerpunktsetzung und der gemeinsamen Auswertung und Bewertung von Handlungs- und Betreuungssituationen dienen.

Kurzfeedback-Bögen
Vorlagen für die Dokumentation von Feedbacks im Anschluss an einen oder mehrere gemeinsame Dienste können zum Bewusstsein beitragen, dass alle Hebammen an der Ausbildung beteiligt sind. Ohne großen zeitlichen Aufwand können den Studierenden wertvolle Rückmeldungen und Impulse für ihre Kompetenzentwicklung mit an die Hand gegeben werden.

Gerade bezogen auf konkrete, gemeinsam erlebte Praxis- bzw. Betreuungssituationen kann es hilfreich und lernförderlich sein, zusammen mit den Studierenden ausführlichere Beurteilungen in Form von Selbst- und Fremdeinschätzung der beruflichen Handlungskompetenz vorzunehmen. Beispiele für solche Beurteilungsbögen, die Theorie und Praxis integrieren, finden Sie in Kap. 10.5.

Dokumente zur Nachweisführung

Zu den im Hebammenstudium relevanten Nachweis-Dokumenten gehören z. B.

- ein Tätigkeitsnachweis nach § 12 und Anlage 3 der Studien- und Prüfungsverordnung für Hebammen, der zum Ende des Studiums relevant für die Zulassung zur praktischen Prüfung ist (§ 18 Abs. 2 HebStPrV).
- Nachweisdokumente über erfolgte Praxisanleitung und Praxisbegleitung, die in Kurzform Hinweise zu Inhalten und Umfang enthalten.

Diese Dokumente sind zum einen als formale Nachweise relevant, zum anderen tragen sie zur Qualitätssicherung bei, indem sie ein Monitoring ermöglichen, ob Ausbildungsstandards eingehalten werden und Anleitung und Begleitung allen Studierenden in vergleichbarem Maße zukommen. Nachweisdokumente geben zudem einen Überblick, auf welchem Ausbildungs- und Erfahrungsstand einzelne Studierende sind. Für die Lernortkooperation bieten sie Daten und Anhaltspunkte, auf deren Basis Qualitätsziele und Hindernisse lernortübergreifend evaluiert und gemeinsam reflektiert werden können.

Die Ausführungen der Dokumente können sich, abhängig von der Hochschule und dem zugehörigen Praxisverbund, unterscheiden. Dies ist auch sinnvoll, da sie dann auf die jeweiligen Modulhandbücher bzw. Praxiscurricula und Profile der Hochschul- und Praxisstandorte ausgerichtet werden können. Für die Anwendung ist es hilfreich, wenn sie lernortübergreifend unter Beteiligung der Praxis entwickelt und in ein Praxiskonzept eingebettet sind, das Orientierung über das Studium, die Praxisphasen und pädagogisch-didaktische Grundlagen gibt.

Ausbildungsrelevante Dokumente lassen sich herkömmlich in Papierform, aber auch digital gestalten und nutzen. Ungeachtet der Form ist der unkomplizierte Zugriff aller Beteiligten auf die Dokumente für die verbindliche Nutzung im Alltag relevant. Hier helfen digitale Lernplattformen, über die ein lernortübergreifender Zugang für alle an der Ausbildung beteiligten Personen möglich ist. Wichtig sind hier allerdings Regelungen zur Vergabe von Rechten und klare Absprachen, wie und von wem diese Dokumente sortiert und gepflegt werden, damit die Übersicht nicht verloren geht. Eine weitere Möglichkeit ist die lernortübergreifende Nutzung webbasierter Ausbildungsplaner, die allen Beteiligten einen Überblick über Praxiseinsätze, einsatzbezogene Kompetenzziele sowie Termine, Inhalte und zeitlichen Umfang von Praxisanleitung und Praxisbegleitung geben. Über diesen Planer können Ausbildungsnachweise geführt und relevante Dokumente geteilt und bearbeitet werden.

Diese digitalen Unterstützungsmöglichkeiten der Lernortkooperation ersetzen jedoch nicht die personelle Zusammenarbeit mit der Möglichkeit zur unmittelbaren Kontaktaufnahme und dem direkten Klären von Anliegen und Fragen im persönlichen Gespräch. Viele Fragen und Ideen rund um die Gestaltung des Studiums und das Lernen in Hochschule, Skills-Lab und Praxis entstehen aus dem täglichen Arbeitsprozess heraus. Hier ist es gut, wenn eine spontane Kontaktaufnahme und gelegentlich auch ein informeller Austausch möglich ist [50]. Eine gute Infrastruktur, z. B. ein Büro mit Telefon und Internetzugang, ist hierfür förderlich. Dies gilt insbesondere auch für die Praxisanleitung, die zeitlich wie örtlich „Räume“ braucht: Rückzugsorte für die Vor- und Nachbereitung strukturierter Praxisanleitung, das Führen von Gesprächen mit Studierenden und den Austausch mit relevanten Kontaktpersonen in der Lernortkooperation [65].

3.3.2 Informationsstrukturen

Neben der Klärung von Zuständigkeiten und dem Benennen und Veröffentlichen von Ansprechpersonen und ihrer Erreichbarkeit ist es wichtig, Informationen für alle Beteiligten rechtzeitig, schnell, zuverlässig und in angemessenem Umfang zur Verfügung zu stellen. Dies ist allerdings auch eine große Herausforderung. Zu denken ist hier z. B. an eine vorausschauende Planung und Weitergabe von Terminen aller Art (Prüfungstermine, Studientage, Konferenzen, Praxisbesuche, Rückmeldefristen, etc.), die Weitergabe der Ergebnisse von Arbeitsgruppen, Neuregelungen von Prozessen, Wechsel von Ansprechpersonen sowie die Information eines Teams über die inhaltlichen Schwerpunkte und Lernziele der Studierenden im nächsten Praxiseinsatz.

Ungenaue Informationen oder die vergessene Weitergabe können schnell zu einer Kaskade von Verwirrung und Missverständnissen führen. Der Schaffung und Einhaltung fester Informationsstrukturen kommt deshalb eine besondere Bedeutung zu. Ihre Entwicklung benötigt Zeit, aber der Gewinn an Zufriedenheit in der Zusammenarbeit und die Zeitersparnis durch Vermeidung sich wiederholender Klärungen lohnt die Etablierung [50].

Zu Beginn ist zunächst zu klären, wer im Hinblick auf die Lernortkooperation für welche Aufgaben und Fragen zuständig und damit die erste Ansprechperson ist. Hierbei ist zwischen unterschiedlichen Ebenen und den darin agierenden Personen zu unterscheiden (s. Kap. 3.1, ▶ **Abb. 3.2**). Ebenfalls geklärt werden sollten die Kommunikationswege:

- Wer informiert wen zu welchen Themen oder Aktivitäten?
- An wen sollen sich Studierende bzw. Praxisanleitungen, Hochschullehrende oder Bereichsleitungen mit inhaltlichen oder organisatorischen Fragen und Anliegen wenden?
- Auf welchen Wegen werden Konflikte kommuniziert und bearbeitet?

Es empfiehlt sich, Zuständigkeiten und Kommunikationswege lernortübergreifend zu klären und verbindlich festzulegen. Wenn diese übersichtlich, z. B. in Schaubildern oder Diagrammen, visualisiert werden, kann das helfen, den Überblick zu behalten und Kommunikationswege einzuhalten. Dies gilt auch für Informationen über regelmäßige Termine und Treffen sowie die Weitergabe der Ergebnisse von Arbeitstreffen oder Konferenzen im Rahmen der Lernortkooperation. Hier eignen sich digitale Übersichten oder Aushänge, die dafür sorgen, dass Lernortkooperation „im Blick“ bleibt und den nötigen Raum erhält. In größeren Einrichtungen kann es zudem hilfreich sein, wenn alle praxisanleitenden Hebammen eines Einsatzbereiches neben dem eigenen Mailzugang Zugriff auf ein gemeinsames Mailpostfach haben. Das erleichtert die Informationsweitergabe an Teilzeitkräfte.

Lernortkooperation dient der Theorie-Praxis-Verzahnung, sie will Studierende in der Entwicklung professioneller beruflicher Handlungskompetenz unterstützen und das hierfür erforderliche Transferlernen fördern. Lernortkooperation bedeutet deshalb auch, lernortübergreifendes Lernen zu stimulieren, Fragen und Impulse an die jeweils anderen Lernorte mitzugeben und sich aktiv-reflektierend mit den Widersprüchen zwischen Theorie und Praxis auseinanderzusetzen. Transfer fördern bedeutet Brücken herstellen zwischen erworbenem Wissen, trainierten Fertigkeiten und Möglichkeiten der Anwendung. Diese Brücken wollen das gesamte Studium hindurch an allen Lernorten mitgedacht und ausgestaltet werden.

3.3.3 Literatur

[48] Beaugrand A, Latteck ÄD, Mertin M, Rolf A. Lehr- und Lernmethoden im dualen Studium. Wissenstransfer zwischen Theorie und Praxis. Stuttgart: Kohlhammer; 2017

[49] Bertelsmann Stiftung, Hrsg. Gemeinsam Wirken. Auf dem Weg zu einer wirkungsvollen Zusammenarbeit (2016). Im Internet: https://www.bertelsmann-stiftung.de/de/publikationen/publikation/did/gemeinsam-wirken/; Stand: 1.10.2022

[50] Bohrer A. Lernort Praxis. Kompetent begleiten und anleiten. 4. Aufl. Brake: Prodos; 2018

[51] Bohrer A, Walter A. Die neue Pflegeausbildung gestalten: eine Handreichung für Praxisanleiterinnen und Praxisanleiter. BTU Cottbus - Senftenberg. Im Internet: https://opus4.kobv.de/opus4-btu/frontdoor/index/index/docId/5 161; Stand: 8.10.2022

[52] Briese V. Kooperation der Lernorte im Pflegeausbildungssystem. Pflegedidaktische Konzeption der Praxisanleiterkonferenz. Wiesbaden: Springer Fachmedien Wiesbaden (Best of Pflege); 2018

[53] Bundesinstitut für Berufsbildung, Hrsg. Empfehlung des Hauptausschusses des Bundesinstituts für Berufsbildung vom 21. Juni 2017 zum dualen Studium. BAnz AT 18.07.2017 S 1. Im Internet: https://www.bibb.de/dokumente/pdf/HA169.pdf; Stand: 24.09.2022.

[54] Darmann-Finck I, Muths S, Görres S et al. Inhaltliche und strukturelle Evaluation der Modellstudiengänge zur Weiterentwicklung der Pflege- und Gesundheitsfachberufe in NRW (Abschlussbericht Dezember 2014). Studie im Auftrag des Ministeriums für Gesundheit, Emanzipation, Pflege und Alter des Landes Nordrhein-Westfalen (2015). Im Internet: https://www.mags.nrw/sites/default/files/asset/document/pflege_abschlussbericht_26_05_2015.pdf;Stand: 25.09.2022.

[55] Deutscher Bildungsrat für Pflegeberufe, Hrsg. Pflegeausbildung vernetzend gestalten – ein Garant für Versorgungsqualität. Berlin: Eigenverlag; 2014

[56] Deutscher Bundestag. Bericht über die Ergebnisse der Modellvorhaben zur Einführung einer Modellklausel in die Berufsgesetze der Hebammen, Logopäden, Physiotherapeuten und Ergotherapeuten (2016). BT-Drs. 18/9 400. Im Internet: https://dserver.bundestag.de/btd/18/094/1 809 400.pdf; Stand: 25.09.2022

[57] Entwurf eines Gesetzes zur Reform der Hebammenausbildung und zur Änderung des Fünften Buches Sozialgesetzbuch (Hebammenreformgesetz – HebRefG). BT-Drs. 19/10 612 vom 4.06.2019

[58] Erpenbeck J, Sauter W. Stoppt die Kompetenzkatastrophe! Berlin, Heidelberg: Springer; 2019

[59] Fischer C. Die berufliche Qualifikation von Hebammen als praxisintegrierendes duales Studium. Gestaltung und Steuerung des berufspraktischen Studienteils. Masterarbeit im Studiengang Bildungsmanagement. Ludwigsburg: Pädagogischen Hochschule; 2020. Im Internet: https://phbl-opus.phlb.de/frontdoor/index/index/docId/689; Stand: 24.09.2022.

[60] Fischer R. Gemeinsam gehts besser. Die Bedeutung der Lernortkooperation für berufliche Identitätsentwicklung in der Gesundheits- und Krankenpflege. In: Padua, 9 (3), 131–138. Bern: Hans Huber, Hogrefe AG; 2014

[61] Gesetz über das Studium und den Beruf von Hebammen (Hebammengesetz - HebG) vom 22. November 2019. BGBl. I S. 1759. Im Internet: http://www.gesetze-im-internet.de/hebg_2020/BJNR175 910 019.html; Stand: 24.09.2022.

[62] Hask J, Oel M. Ausbildungspläne für die praktische Ausbildung. Definition der Ausgabentypen (2020). Im Internet: https://www.thieme.de/de/pflegepaedagogik/ausbildungsplaene-fuer-die-praktische-ausbildung-160 673.htm; Stand: 8.10.2022

[63] Hochschule für Gesundheit Bochum, Hrsg. Weiterentwicklung der Gesundheitsfachberufe. Erweiterter Bericht zu den Ergebnissen und Konsequenzen der Evaluation der Modellstudiengänge an der Hochschule für Gesundheit Bochum unter Berücksichtigung der Ergebnisse der wissenschaftlichen Begleitforschung zu den Modellstudiengängen in NRW (2015). Im Internet: https://www.hs-gesundheit.de/fileadmin/user_upload/hochschule/Praesidium/Stabsstellen/Qualitaet_Studium_Lehre/SR_Evaluationsbericht_Modellstudiengaenge_Kommentar_RZ.pdf; Stand: 25.09.2022.

[64] Kast M. Didaktische Konzeption der Lernorte Skills- und Simulationszentrum und Praxis im Dualen Bachelorstudiengang Hebammenwissenschaft (B.Sc.). Unveröffentlichtes Studienmaterial. Ludwigshafen am Rhein: Hochschule für Wirtschaft und Gesellschaft; 2020

[65] Klein Z, Peters M, Garcia González D, Dauer B. Empfehlungen für Praxisanleitende im Rahmen der Pflegeausbildung nach dem Pflegeberufegesetz (PflBG). Fachworkshop-Empfehlungen zur Umsetzung in der Praxis. Bonn: Bundesinstitut für Berufsbildung (Pflegeausbildung gestalten); 2021. Im Internet: https://www.bibb.de/dienst/veroeffentlichungen/de/publication/show/17 241; Stand: 8.10.2022

[66] Knigge-Demal B, Pätzold C, Hrsg. Lernortkooperation in der Altenpflegeausbildung. Ein strukturelles und curriculares Konzept zur Qualitätssicherung. Projekt LoKo Band 1. Westfalia Druck; 2007. Im Internet: https://www.bmfsfj.de; Stand: 24.09.2022.

[67] Langfeldt B. Lernortkooperation im dualen Studium – zu viel oder zu wenig Einfluss der Hochschulen auf die betrieblichen Praxisphasen? bwp@ Berufs- und Wirtschaftspädagogik – online 2018; 34. Im Internet: http://www.bwpat.de/ausgabe34/langfeldt_bwpat34.pdf; Stand: 8.04.2023.

[68] Meyer-Guckel V, Nickel S, Püttmann V, Schröder-Kralemann AK, Hrsg. Qualitätsentwicklung im dualen Studium. Ein Handbuch für die Praxis. Stifterverband für die Deutsche Wissenschaft. Essen: Verwaltungsgesellschaft für Wissenschaftspflege mbH; 2015

[69] Müller U. Bildungsmanagement - ein orientierender Einstieg. In: Gessler M, Sebe-Opfermann A, Hrsg. Handlungsfelder des Bildungsmanagements. Ein Handbuch. 2. Aufl. Hamburg: Tredition; 2018

[70] Müller U, Nagel C, Ihlein M. Transfermanagement. In: Schweizer G, Iberer U, Keller H, Hrsg. Lernen am Unterschied. Bildungsprozesse gestalten – Innovationen vorantreiben. Bielefeld: Bertelsmann; 2007

[71] Löwenstein M. Die Ausbildung professionell Pflegender erfordert mehrperspektivische Lernaufgaben und eine reflexive Praxis. In: Sahmel KH, Hrsg. Die praktische Pflegeausbildung auf dem Prüfstand. Herausforderungen und Perspektiven (Aus- und Weiterbildung). Stuttgart: Kohlhammer, 2020

[72] Pätzold G. Lernfelder - Lernortkooperation. Neugestaltung beruflicher Bildung. Dortmunder Beiträge zur Pädagogik 30. Bochum: Projekt-Verlag; 2002

[73] Pätzold G, Görke D. Lernen und Arbeiten an unterschiedlichen Orten. DIE Zeitschrift 2006; 4: 26–28. Im Internet: http://www.diezeitschrift.de/42 006/paetzold0601.pdf; Stand: 24.09.2022

[74] Sander S. Skills-Lab in der Pflegeausbildung. Chancen und Herausforderungen (Medizin). Norderstedt: GRIN; 2017

[75] Sayn-Wittgenstein F. Eine reflektierende Praktikerin ist das Ziel. Die Akademisierung der Hebammenausbildung. Interview mit Friederike zu Sayn-Wittgenstein. In: Mabuse 2010; 35 (187): 38–39

[76] Schewior-Popp S. Lernsituationen planen und gestalten. Handlungsorientierter Unterricht im Lernfeldkontext. 2. Aufl. Stuttgart, New York: Thieme; 2014 [Quelle nur für evtl. Anlage Handlungskompetenzen]

[77] Schulte FP. Die Bedeutung und Erfassung des Erwerbs von Theorie-Praxis-/Praxis-Theorie-Transferkompetenz im Rahmen eines dualen Studiums. Expertise des Projekts „KompetenzDual" der FOM Hochschule, erstellt im Rahmen des Qualitätsnetzwerk Duales Studium des Stifterverbandes für die Deutsche Wissenschaft (2015). Online-Publikation. Essen. Im Internet: http://www.stifterverband.de/pdf/hds-essen-transferkompetenz.pdf; Stand: 1.10.2022.

[78] Schütz A. Kooperationen knüpfen – ohne sich zu verstricken: Akteure, Steuerung und Themen der Kooperationen im dualen Studium. In: Krone S, Hrsg. Dual Studieren im Blick. Entstehungsbedingungen, Interessenlagen und Umsetzungserfahrungen in dualen Studiengängen. Wiesbaden: Springer VS; 2015

[79] Sekretariat der Ständigen Konferenz der Kultusminister der Länder in der Bundesrepublik Deutschland, Referat Berufliche Bildung, Weiterbildung und Sport). Handreichung für die Erarbeitung von Rahmenlehrplänen der Kultusministerkonferenz für den berufsbezogenen Unterricht in der Berufsschule und ihre Abstimmung mit Ausbildungsordnungen des Bundes für anerkannte Ausbildungsberufe (aktualisierte Auflage 17.06.2021). Im Internet: https://www.kmk.org/fileadmin/veroeffentlichungen_beschluesse/2021/2021_06_17-GEP-Handreichung.pdf; Stand: 24.09.2022

[80] Stertz N, Salzmann A, Blättner B. Evaluation der Modellklausel für Hebammenkunde und Physiotherapie an der Hochschule Fulda gemäß BMG Richtlinie vom 16. November 2009 (Abschlussbericht). pg-papers. Diskussionspapiere aus dem Fachbereich Pflege und Gesundheit der Hochschule Fulda (2016). Im Internet: https://d-nb.info/112 011 7 739/34; Stand: 25.09.2022

[81] Studien- und Prüfungsverordnung für Hebammen vom 8. Januar 2020. BGBl. I S. 39 (2020). Im Internet: https://www.gesetze-im-internet.de/hebstprv/HebStPrV.pdf; Stand: 24.09.2022

[82] Tritten Schwarz K. Studienbegleitende Praxisarbeit im Studiengang Hebamme (BSc.). Unveröffentliche Quelle. Bern: Fachhochschule Gesundheit; 2019

[83] Tritten Schwarz K, Senn M. Aufbau von Handlungskompetenz mit strukturierter Lernbegleitung in den Praxismodulen. In: Mair M, Hrsg. Problem-Based Learning im Dialog. Anwendungsbeispiele und Forschungsergebnisse aus dem deutschsprachigen Raum. Wien: Facultas; 2012

[84] Weiß, Reinhold. Duale Studiengänge – Verzahnung beruflicher und akademischer Bildung. In: Faßhauer U, Severing E, Hrsg. Verzahnung beruflicher und akademischer Bildung. Duale Studiengänge in Theorie und Praxis. Bielefeld: Bertelsmann; 2016

[85] Welti-Zwyssig S. Qualitätssicherung und -entwicklung in der studienbegleitenden Praxisarbeit. In: BFH frequenz Dezember 2016: 42–43

[86] Wissenschaftsrat, Hrsg. Positionspapier Empfehlungen zur Entwicklung des dualen Studiums. Drs. 3 479–13 (2013). Im Internet: https://www.wissenschaftsrat.de/download/archiv/3 479–13.html; Stand: 24.09.2022

[87] Wolter A. Der Ort des dualen Studiums zwischen beruflicher und akademischer Bildung. Mythen und Realitäten. In: Faßhauer U, Severing E, Hrsg. Verzahnung beruflicher und akademischer Bildung. Duale Studiengänge in Theorie und Praxis. Bielefeld: Bertelsmann; 2016

4 Lernbeziehungen gestalten

Hannah Buschmann

4.1 Positionierung der Praxisanleitung in der Lernbeziehung

In der Praxisanleitung treten werdende Hebammen mit Praxisanleiter*innen in ein Beziehungsgefüge ein – die sogenannte Lernbeziehung. Diese wird maßgeblich von unterschiedlichen Faktoren beeinflusst und kann zusätzlich Indikator für einen gelungenen Lernprozess sein.

Wie Praxisanleiter*innen mit werdenden Hebammen in Beziehungen gehen, hängt maßgeblich von der eigenen Position ab. Auch die eigene (fachliche) Kompetenz, die pädagogische Prägung oder die Erwartungen des Umfelds haben Einfluss auf die Beziehungsgestaltung.

Erhebungen zeigen, wie wichtig Praxisanleiter*innen für die werdenden Hebammen sind und welchen Einfluss die gemeinsame Arbeit für den Lernprozess der angehenden Hebammen haben kann [111].

Werdende Hebammen wünschen sich unter anderem eine motivierte Praxisanleitung, die immer an den entsprechenden Ausbildungsstand angepasst ist [96].

Beziehungen gehen wir in allen beruflichen oder auch alltäglichen Situationen ein, sie prägen unsere Zusammenarbeit und haben auch Einfluss auf das eigene Handeln und die eigenen Gefühle.

In einer bekannten Forschungsarbeit von John Hattie zeigt sich, dass Lehrpersonen eine äußerst wichtige Rolle im Lernprozess innehaben. Lehrende zählen zu den wirkungsvollsten Einflüssen bei Lernen. Dazu zählt auch das Beziehungsgefüge, welches zwischen Lehrenden und Lernenden besteht. In Hochschulen erfordert der Aufbau einer Beziehung zwischen Lehrperson und Lernenden unter anderem Tatkraft und Effizienz. Für die Beziehungsgestaltung sind es außerdem Faktoren wie Fürsorge, Empathie und gelungenes Zuhören, die die Lehrpersonen einbringen sollten [95]. So wird der Grundstein für eine gelungene Beziehung zwischen Lehrkraft und Lernenden gelegt.

Hattie untersuchte primär das allgemeinbildende Schulsystem daher ist keine direkte Übertragung auf die Praxisanleitung in der akademischen Hebammenausbildung möglich, aber dennoch können viele Aspekte adaptiert werden. Auch Praxisanleiter*innen sind eine Form von Lehrpersonen, sie bilden die werdenden Hebammen praktisch aus, benötigen dazu umfassendes Wissen und pädagogische Kompetenz.

Möglicherweise haben es Praxisanleiter*innen bei der Beziehungsgestaltung etwas einfacher, da diese nicht wie Lehrende in der Bildungseinrichtung vor einer großen Gruppe stehen, sondern in der Regel in direkten Kontakt mit einzelnen werdenden Hebammen gehen. Aber gerade diese Nähe kann auch Schwierigkeiten mit sich bringen.

Reflexion
Erinnern Sie sich an Ihre Schulzeit oder Ihre eigene Ausbildung zurück – welche Lehrpersonen, Praxisanleiter*innen oder Lernbegleiter*innen sind Ihnen besonders positiv im Gedächtnis geblieben? Wer hat Sie auf Ihrem Weg am meisten unterstützt? Was hat diese Person anders gemacht als die anderen?
Eine solche Reflexion unterstützt darin, zu hinterfragen, was für Sie selbst eine gute Praxisanleitung ausmacht und wie Sie arbeiten möchten.

4.1.1 Grundlegendes zur Beziehungsgestaltung

Beziehungen gehören zum Leben dazu und ermöglichen Interaktion, definieren Zusammenarbeit und nehmen Einfluss auf das Handeln. Im beruflichen Kontext treten Hebammen in Beziehung, unter anderem mit Kolleg*innen, Vorgesetzen, den zu betreuenden Familien – und nicht zuletzt auch mit werdenden Hebammen.

Diese Beziehungen sind nicht nur unvermeidbar, sondern haben außerdem eine besonders wichtige Funktion im Lernprozess. So kann eine gute Beziehung zwischen Lehrenden und Lernenden ausschlaggebend für erfolgreiches Lernen sein.

Aber was ist überhaupt eine gute Beziehung?

Beziehungen haben den Anspruch auf Gegenseitigkeit und wechselseitige Bereicherung. Daher haben sie in der Regel auch einen gewissen Nutzen für die jeweiligen Personen und/oder einen Beziehungsgegenstand.

Im Titel dieses Kapitels „Lernbeziehungen gestalten" wird der grundlegende Beziehungsgegenstand zwischen werdender Hebamme und Praxisanleiter*in deutlich, nämlich das Lernen. Das Besondere an dieser Form der Beziehung ist, dass sie nur durch eine bestimmte Konstellation entsteht und weniger auf freiwilliger Basis stattfindet (im Gegensatz zum Beispiel zu einer Freundschaft zwischen zwei Personen). Das bringt einerseits Vorteile mit sich, kann aber auch die Beziehungsgestaltung erschweren. Im Praxisalltag zeigt sich, dass das richtige Maß an Nähe und Distanz ein Erfolgsgarant für die Lernbeziehung zwischen werdender Hebamme und Praxisanleiter*in ist. Allerdings sind auch andere Faktoren wichtig, wie beispielsweise die Bereitschaft zum Lernen, ein empathisches Miteinander, die Fähigkeiten, zuhören und gut kommunizieren zu können, und nicht zuletzt auch das Bestreben, mögliche auftretende Konflikte lösen zu können und zu wollen.

Die folgend erläuterten Aspekte von Beziehungsgestaltung und möglicherweise auftretenden Herausforderungen können Praxisanleiter*innen darin unterstützen, mit Hintergrundwissen Beziehungen zu werdenden Hebammen einzugehen und entstehende Probleme auf deren Ursprung zurückzuführen und lösen zu können.

Reflexion
Welche Erfahrungen bei der Beziehungsgestaltung haben Sie selbst im Kontext Ihrer Ausbildung(en) erlebt? Was haben Sie als hilfreich und was als störend für Ihren persönlichen Lernprozess erlebt?

4.1.2 Die eigene Haltung in der Lernbeziehung

Rolle der Praxisanleitung

Das Lehren und Lernen ist ein sozialer Prozess, der immer von der Beziehung zwischen Praxisanleiter*in und werdender Hebamme anhängig ist. Mit welchen Voraussetzungen man in die Beziehungsgestaltung geht, bestimmt unter anderem das eigene Rollenbild.

Um eine gute, selbstsichere Basis für die Beziehungsgestaltung schaffen zu können, sollten sich Praxisanleiter*innen demnach zunächst mit der eigenen Rolle und der persönlichen beruflichen Identität beschäftigen.

Als Rolle werden die Erwartungen bezeichnet, die an eine Person in einer bestimmten Position gestellt werden [105]. Jeder Mensch hat mehrere Rollen inne, die durch unterschiedliche Erwartungen geprägt sind und dadurch sichtbar werden. Eine Rolle ist immer von einer anderen Rolle abgrenzbar, kann jedoch auch durch weitere Rollen ergänzt werden.

Beispiele für Rollen, die Praxisanleiter*innen einnehmen können:

- Expert*in
  - Praxisanleiter*innen werden aufgrund ihrer vorhandenen beruflichen Kompetenz von den werdenden Hebammen häufig als „allwissende Person" wahrgenommen.
- Ansprechpartner*in
  - Praxisanleiter*innen nehmen durch ihre Position eine besondere Stellung ein, die für werdende Hebammen mit einem Zugehörigkeitsgefühl in Verbindung stehen kann. Auch die Kolleg*innen und die Mitarbeiter*innen der Bildungseinrichtungen sehen Praxisanleiter*innen meist als Schnittstelle zwischen Lernort Praxis und Lernort Hochschule an.
- Organisator*in
- Pädagog*in
- Fürsorgende*r
- …

Sicherlich fallen Ihnen selbst noch weitere Rollen ein, die Sie in der Tätigkeit als Praxisanleiter*in einnehmen. Demnach ist klar, wie umfassend Praxisanleiter*innen arbeiten.

An jede Rolle werden Erwartungen gestellt. Das Handeln der Rolleninhaber*innen wird maßgeblich von diesen Erwartungshaltungen beeinflusst. Man kann zwischen Muss-, Soll- und Kann-Erwartungen an die Rolle unterschieden [105].

Muss-, Soll- und Kann-Erwartungen an die Rolle der Praxisanleitung

Muss-Erwartungen an eine Rolle sind in der Regel mit (gesetzlichen) Verpflichtungen verbunden, bei deren Nicht-Erfüllung nicht nur mit negativen Sanktionen, sondern sogar mit Strafe gerechnet werden muss.

Durch die Verabschiedung des Hebammengesetzes 2019 sind Praxisanleiter*innen dazu verpflichtet, jährlich 24 Stunden berufspädagogische Fortbildung zu absolvieren (§ 10, HebStPrV). Dies stellt eine Muss-Erwartung an die Praxisanleiter*innen dar.

Soll-Erwartungen stellen wichtige Pflichten der Rollenträger*innen dar, haben aber meist keinen gesetzlich bindenden Charakter. Eine Soll-Erwartung Hebammen und Praxisanleiter*innen kann die Einhaltung eines Ethikkodexes sein.

Von einer Kann-Erwartung spricht man, wenn diese nicht unbedingt erfüllt werden muss. Diese haben den geringsten verpflichtenden Charakter. Sofern Rollenträger*innen diese Erwartungen erfüllen, erhalten sie in der Regel positives Feedback und werden belohnt. Ein Beispiel für eine Kann-Erwartung ist, dass Praxisanleiter*innen empathisch und verständnisvoll mit der werdenden Hebamme umgehen. Diese wird wahrscheinlich mit positiver Rückmeldung darauf reagieren.

Es zeigt sich, dass Menschen stark von den unterschiedlichen Rollen geleitet werden, die sie einnehmen, und dabei bemüht sind, die verschiedenen Erwartungshalten zu erfüllen. Das bringt hohe Ansprüche mit sich und führt nicht selten zu (inneren) Konflikten.

Neben den beruflichen Rollen nehmen Praxisanleitende natürlich auch private Rollen ein. Diese können wiederum mit den beruflichen Rollen kollidieren und zu Konflikten führen.

Wichtig ist zusätzlich zu hinterfragen, welche Erwartungen Sie als Praxisanleiter*in an die werdenden Hebammen stellen und was dies für Auswirkungen auf die Beziehung zwischen Ihnen und diesen hat.

Machen Sie sich bewusst, dass auch die werdende Hebamme von Rollen und Erwartungen geleitet wird. Durch diese Reflexion können sicherlich einige herausfordernde Situationen erklärt werden, die Sie mit werdenden Hebammen erlebt haben.

Aufgabe

Welche Rollen nehmen Sie aus Ihrer persönlichen Sicht im beruflichen Kontext als Praxisanleiter*in ein? Welche Erwartungen werden an die unterschiedlichen Rollen gestellt und wie werden Sie diesen gerecht? Wieviel Arbeitszeit nehmen diese Rollen ein?

Erstellen Sie eine Art Tortendiagramm, in welchem alle Rollen, die Sie als Praxisanleiter*in einnehmen, deutlich werden. Gewichten Sie diese nach dem Umfang, die die Rolle in Ihrer Tätigkeit einnimmt.

Ist diese Gewichtung für Sie vereinbar?

Rollenkonflikte

Jede Person ist Inhaber*in von mehreren Rollen. Diese Rollen sind nicht immer miteinander zu vereinbaren, was (innere) Konflikte auslösen kann. Diese entstehen, wenn widersprüchliche Erwartungen an Ihre Person gestellt werden [105].

Es wird unter anderem zwischen Intra- und Interrollenkonflikten unterschieden [113].

Interrollenkonflikt

Der Interrollenkonflikt beschreibt einen Konflikt zwischen den unterschiedlichen Rollenerwartungen an eine Person. Wenn diese Erwartungen nicht miteinander vereinbar sind, entsteht ein Interrollenkonflikt [113].

Beispiel Interrollenkonflikt

Frau L. ist angestellte Hebamme und Praxisanleiterin in einem kleinen Krankenhaus und arbeitet im Kreißsaal. Da heute viel zu tun ist und sich dazu noch die Kollegin, die sie ablösen soll, verspätet, erwartet die Kreißsaalleitung von Frau L., dass sie länger bleibt und bis zur Ankunft der Kollegin weiterarbeitet. Gleichzeitig ist Frau L. aber auch Mutter von zwei Töchtern, die von ihr erwarten, dass sie diese nach Dienstschluss zum Handballtraining bringt.

Intrarollenkonflikt

Ein Intrarollenkonflikt liegt vor, wenn ein Konflikt innerhalb ein und derselben Rolle auftritt und einzelne Elemente nicht erfüllt werden können [113]. Verschiedene Erwartungen an eine Rolle stehen also zueinander im Widerspruch.

Beispiel Intrarollenkonflikt

Die Praxisanleiterin Frau M. unterstützt mehrere werdenden Hebammen in ihrer praktischen Ausbildung. Alle diese Studierenden erwarten von der Praxisanleiterin, dass sie ihnen viel Zeit und Aufmerksamkeit schenkt, um sie bestmöglich im praktischen Lernprozess zu unterstützen. Gleichzeitig erwarten die Kolleg*innen aber, dass die werdenden Hebammen schnell Routineaufgaben und Dienstabläufe kennen.

Sicherlich waren Sie schon einmal in einem Konflikt, bedingt durch widersprüchliche Erwartungen, die an ihre Rolle(n) gestellt wurden. Das kann Stress auslösen, Unwohlsein und möglicherweise schlechtere Arbeitsleistungen. Bei einem Intrarollenkonflikt müssen Sie sich für eine der unterschiedlichen Erwartung entscheiden und bei einem Interrollenkonflikt eine der unterschiedlichen Rollen einnehmen. Teilweise kann dies negative Sanktionen mit sich bringen.

Um diese Konflikte zu lösen gibt es verschiedene Ansätze. Wichtig ist hier zunächst zu hinterfragen, welche Rollen man konkret einnimmt. Machen Sie sich zusätzlich bewusst, in welcher Situation Sie häufig die eine oder die andere Rolle einnehmen und welche Erwartungen dabei an Sie gestellt werden.

Sich die eigenen Ressourcen bewusst zu machen, kann hier helfen um herausfordernde Situationen zu lösen. Außerdem können Sie Rollenkonflikte offen ansprechen, sodass Sie auf Verständnis und Rücksichtnahme Ihres Gegenübers hoffen können.

Vier Grundhaltungen der Transaktionsanalyse

In Zusammenhang mit der sogenannten Transaktionsanalyse, die auf Eric Berne zurückgeht, stehen vier Grundhaltungen eines jeden Menschen. Diese prägen, mit welchen Vorannahmen eine Person in Beziehungen geht. Die Grundhaltungen entwickeln sich in der frühen Kindheit, in der jede Person abhängig davon war, wie mit ihr umgegangen wurde und welche Zuwendung sie erfuhr.

Harris, ein Kollege von Berne, beschreibt diese Haltungen als „Lebensanschauungen" [94]. Diese zeigen, wie jeder Mensch sich als Individuum und seine Mitmenschen definiert. Das zeigt sich auch inwiefern man selbst mit anderen Personen in Beziehungen tritt [90].

Wenn Sie als Praxisanleiter*in in Kontakt mit werdenden Hebammen treten, gehen Sie automatisch eine Beziehung ein. Mit welchem Selbstbild und welcher Grundhaltung gegenüber anderen Personen und Beziehungen im Allgemeinen man diese beginnt, definiert die eigene Position in der Zusammenarbeit. Merken Sie sich auch, dass auch die werdende Hebamme eine solche Grundhaltung in sich trägt.

Folgende Grundhaltungen werden unterschieden [94]:

- Ich bin nicht o.k. – du bist o.k.
- Ich bin nicht o.k. – du bist nicht o.k.
- Ich bin o.k. – du bist nicht o.k.
- Ich bin o.k. – du bist o.k.

Die Transaktionsanalyse geht davon aus, dass ein Kind sich in den ersten drei Lebensjahren für eine der ersten drei Positionen entscheidet, je nachdem, welches Entgegenkommen das Kind erhalten hat. Auf der gewählten Grundhaltung verharrt das Kind, bis es sich möglicherweise aktiv die vierte Anschauung zu eigen macht [ebd.].

O.k. zu sein bedeutet hier, dass die Person so in Ordnung ist, wie sie ist und dies auch akzeptiert und verstanden wird. Dennoch kann bestimmtes Verhalten der Person auch nicht in Ordnung sein [110].

Ich bin nicht o.k. – du bist o.k.

Diese Grundhaltung festigt sich, sobald Kinder mit Abwertungserfahrungen aufwachsen. So können sie sich minderwertig, unwichtig oder hilflos füllen. Das äußert sich im weiteren Verlauf des Lebens häufig in der Annahme, dass im Zuge der Beziehungsgestaltung Vorbedingungen erfüllt werden müssen.

Ich bin nicht o.k. – du bist nicht o.k.

Diese Grundposition entwickelt sich aus einer schlechten Behandlung der Eltern gegenüber dem

Kind. Das Kind wird vernachlässigt, es erhält möglicherweise Strafen. Zusätzlich bleibt die Zuwendung aus und das Kind erlebt weder sich noch andere als wertvoll. Dies kann bis zur Lebensresignation führen.

Ich bin o.k. – du bist nicht o.k.

Menschen, die diese Grundposition entwickeln und daraus handeln, sind häufig mit Feindseligkeit in ihrer Umgebung konfrontiert gewesen. Als Kind wurden sie von ihren Eltern nahezu terrorisiert, weswegen diese als nicht o.k. angesehen wurden. Demgegenüber wird jedoch das Alleinsein ohne verbundene Schmerzen als sehr angenehm empfunden. Daher bildet sich das O.K. gegenüber der eigenen Person aus. Harris bezeichnet diese Position als kriminelle Lebensanschauung, da die Menschen, die aus dieser Anschauung heraus agieren, immer o.k. seien, egal was sie tun [94].

Ich bin o.k. – du bist o.k.

Nach Harris [ebd.] ist diese vierte Lebensanschauung jene, die selbst gewählt werden kann und nicht von nur durch Gefühle geleitet wird.

Die Grundhaltung, die unterbewusst gewählt wurde, bleibt ein Leben lang. Diese zu reflektieren kann Veränderung bringen. Wenn man sich die eigene Position bewusstmacht und die Kindheitssituation, die zu dieser führte, ist dies der erste Schritt, um die vierte Grundhaltung einzunehmen. Zusätzlich ist Akzeptanz gegenüber seiner Kindheit notwendig.

Denzel empfiehlt, dass Praxisanleiter*innen reflektieren sollten, aus welchen Positionen heraus sie agieren [90]. Diese Reflexion und die Stärkung der vierten Lebensanschauung macht es möglich, ohne Vorbedingungen in die Beziehungsgestaltungen mit den werdenden Hebammen zu gehen. Außerdem kann so die eigene innere Balance immer wieder hergestellt werden. Praxisanleiter*innen, die aus dieser Grundhaltung heraus agieren, können auch nach schwierigen Situationen oder Kritik wieder ins Gleichgewicht kommen [90].

Reflexion

Reflektieren Sie, ob Sie sich selbst als o.k. empfinden, und aus welcher der vier Grundposition heraus Sie sich und andere Menschen „einsortieren".

Einfluss des Umfelds auf das persönliche Verhalten

Neben den eigenen Rollenempfindungen und der persönlichen Lebensanschauung kann das Umfeld die eigenen Handlungen und Empfindungen prägen. Das hängt eng zusammen mit den Erwartungen, die Personen an die jeweilige Rolle stellen. Nicht selten nehmen wir daher Verhaltenswünsche von unseren Kolleg*innen an und probieren zum Beispiel, eine Wöchnerin nicht während der Übergabe aus dem Kreißsaal auf Station zu verlegen, obwohl das Gebärzimmer schnell frei werden muss.

Viele Personen(gruppen) nehmen Einfluss auf die Arbeit von Praxisanleiter*innen. Auch hier empfiehlt es sich, eine Reflexion durchzuführen – wer beeinflusst wie und in welchem Ausmaß Ihre Arbeit?

Sollten Sie in (herausfordernden) Situationen merken, dass Sie angepasst an die Erwartungen von anderen oder strukturellen Gegebenheiten agieren, stellt dies die erste wichtige Erkenntnis dar.

Aufgabe

Erstellen Sie eine Abbildung in Form einer Mindmap, welches Sie selbst und Ihr persönliches Umfeld darstellt. Mittig stehen Sie als Praxisanleiter*in, und um Sie herum alle Personen(gruppen), die mit Ihnen in Verbindung stehen und Einfluss auf Sie und Ihr Handeln nehmen. Arbeiten Sie mit verschiedenen Farben und Symbolen, die die Beziehungen beschreiben, die Sie zu den unterschiedlichen Personen(gruppen) pflegen.

Der Einfluss des Umfelds muss nicht immer negative Auswirkungen auf die Arbeit haben. Sollte dies aber der Fall sein, lohnt es sich, diese Auswirkung offen anzusprechen. Können Sie sich zum Beispiel nicht gänzlich auf die Praxisanleitung konzentrieren, weil Ihre Kollegin von Ihnen erwartet, dass Sie sie bei der Stillberatung unterstützen, sprechen Sie mit der werdenden Hebamme und/oder der Kollegin darüber und setzen Sie gemeinsam Prioritäten.

Selbstfürsorge als Praxisanleiter*in

Zusammenfassend lässt sich feststellen, dass Praxisanleiter*innen ein großes Aufgabenspektrum haben, das mit vielen Anforderungen einhergeht. Auch der Beruf als Hebamme beinhaltet körperliche und emotionale Belastung – die Arbeitsstruktur (oft verbunden mit Schichtdienst und/oder Wochenendarbeit), die hohe Verantwortung sowie die starke Entscheidungsfrequenz können belastende Faktoren für Hebammen sein.

Im Rahmen der Praxisanleitung kommen weitere Faktoren dazu: Neben dem Aufgabenspektrum erweitern sich auch Ihr Rollenbild und die daran geknüpften Erwartungen. Weiterführend müssen Sie sich regelmäßig fortbilden. Außerdem müssen Sie möglicherweise die Belastungen auffangen, die auch an die werdenden Hebammen gestellt werden.

Der Appell an Sie: Achten Sie auf sich. Das ist immer leichter gesagt, als getan. Aber nicht umsonst gelten helfende und lehrende Berufe als Risikogruppen für Burnout. Als Praxisanleiter*innen stellen Sie eine Schnittstelle dieser Berufsfelder dar.

Selbstfürsorge beinhaltet, mit sich selbst gut umzugehen, auf die eigenen Bedürfnisse zu achten, Belastungen richtig einschätzen zu können und auch das eigene Wohlbefinden zu unterstützen [89].

Nutzen Sie Selbstfürsorge, um sich zu entlasten. Das können schon Kleinigkeiten sein, wie Tagebuch zu schreiben oder die Lieblingsmusik zu hören. Empfohlen wird auch, sich regelmäßig zu bewegen, um so einen Ausgleich zum beruflichen Alltag zu finden.

Planen Sie zusätzlich Pausen in Ihren Tag ein [117].

Auch das Bewusstmachen der persönlichen Ressourcen gibt unterbewusste Entlastung. Reflektieren Sie, auf wen Sie sich immer verlassen können und welche Charaktereigenschaften Sie besitzen, die Ihnen stetig durch schwierige Zeiten helfen. Zusätzlich können Routinen entlasten (zum Beispiel: immer nach der Arbeit trinken Sie einen Tee auf dem Sofa). Diese bilden einen angenehmen Kontrast zu der stetigen Spontanität, die Sie in Ihrer Arbeit als Hebamme und Praxisanleiter*in zeigen müssen.

Das sind nur kleine Selbstfürsorge-Tipps für jeden Tag, die nicht universell anwendbar sind. Probieren Sie aus, was Ihnen guttut. Mein persönlicher Geheimtipp ist: Brotbacken.

4.1.3 Lehr- und Führungsstile

Ob gewollt oder nicht, Praxisanleiter*innen wird in der Regel ein gewisses Maß an Führungskompetenz zugeschrieben. Diese bedingt sich durch die Beziehungsebenen und die Vorbildfunktion, die Praxisanleiter*innen innehaben.

Angelehnt an Kurt Lewin können drei unterschiedliche Führungsstile beschrieben werden [97], [101]. In der Praxisanleitung stehen werdende Hebammen in der Regel nicht in einem vertraglichen Vorgesetzten/Angestellten-Verhältnis zu den Praxisanleiter*innen. Jedoch ist die werdende Hebamme in ihrer praktischen Ausbildung natürlich maßgeblich davon abhängig, wie die Praxisanleitung mit ihr interagiert. Hier werden die drei Führungsstile nach Lewin auf die Praxisanleitung angewendet dargelegt.

Der autoritäre Führungsstil

Der autoritäre Führungsstil geht mit einer unidirektionalen Struktur einher, die das Ziel verfolgt, dass möglichst produktiv gearbeitet wird. Die Praxisanleitung gibt vor, wie die Anleitung abläuft, legt Lernziele und Handlungsabläufe fest. Die Arbeitsprozesse werden kontrolliert und erscheinen auch produktiv, da wenig hinterfragt und viel gearbeitet wird. Gerade dies kann jedoch zu Problemen führen, da Lernen immer mit Reflexion und Hinterfragen in Zusammenhang steht. Auch können werdende Hebammen in ihrer Motivation gehemmt werden, eigene Ideen einzubringen, da diese kein Gehör finden. Das kann auch den Transfer von neuen Erkenntnissen aus der Forschung erschweren, welche die werdende Hebamme möglicherweise mitbringt. Sollte die Praxisanleitung ausfallen, wird es für die werdende Hebamme sehr schwer, eigenständig oder mit anderen Mitarbeiter*innen zusammenzuarbeiten, da sie von den Vorgaben ihrer Praxisanleitung nahezu abhängig ist [103], [90].

Der kooperative/demokratische Führungsstil

Dieser Führungsstil beschreibt eine partnerschaftliche Beziehung zwischen Praxisanleiter*in und werdender Hebamme. Lernziele und Abläufe werden gemeinsam besprochen und Vereinbarungen getroffen. So geschieht ein Lernen auf Augenhöhe, für das sowohl die Praxisanleitung als auch die werdende Hebamme gleichermaßen Verantwortung übernehmen. Das ermöglicht auch gemeinsames Ausprobieren und stärkt die Motivation. Werdende Hebammen können sich anerkannt fühlen, da ihre Meinung beachtet wird. Es werden Reflexionsgespräche durchgeführt und die werdende Hebamme wird in ihrem Lernprozess unterstützt.

Der Laissez-faire-Führungsstil

Dieser „Führungsstil" zeichnet sich dadurch aus, dass zwischen Praxisanleiter*in und werdender Hebamme kein wirkliches Beziehungsgefüge besteht [90]. Lernende werden sich selbst überlassen, es erfolgen keine Absprachen.

Einerseits wird so die werdende Hebamme im selbstständigen Arbeiten gefördert, andererseits bleibt ihr auch nichts Anderes übrig. Gerade im Lernprozess erscheint dieses selbstständige Arbeiten und Entscheidungen treffen aber nicht immer sinnig, da werdende Hebammen sich überfordert fühlen können und es außerdem durch die fehlende Anleitung zu schwerwiegenden Fehlern kommen kann.

> **Reflexion**
> Welche(n) Führungsstil(e) haben Sie in Ihrer eigenen praktischen Ausbildung erlebt? Welche Auswirkungen hatte dies auf Ihren eigenen Lernprozess?

Die Reflexion zu den selbst erlebten Führungsstilen in der Ausbildung kann dazu beitragen, herauszuarbeiten, mit welchem Stil gute oder auch schlechte Erfahrungen gemacht wurden. Das unterstützt in der Auswahl des eigenen favorisierten Stils. Sicherlich macht es auch die Mischung aus und teilweise bieten es sich an, den Führungsstil während des Lernprozesses anzupassen. Der Laissez-faire-Führungsstil jedoch sollte vernachlässigt werden. Dieser steht dem Lernerfolg und einer Zusammenarbeit von Praxisanleiter*in und werdender Hebamme im Weg. Achten Sie darauf, dass Sie den Stil angepasst an die Situation, den Ausbildungsstand und die Gefühle der werdenden Hebamme wählen und lassen Sie sich regelmäßig Feedback von dieser geben [90].

4.2 Kommunikation mit der werdenden Hebamme

Kommunikation stellt einen wichtigen Grundstein jeder Beziehungsgestaltung dar, unterstützt im Beziehungsgeschehen und macht gerade diese Zwischenmenschlichkeit sichtbar. Demnach sollten Praxisanleiter*innen die Grundlagen der Kommunikation gut beherrschen, um Herausforderungen präventiv zu vermeiden und Zufriedenheit in der Beziehungsgestaltung zu fördern. Kommunikation findet überall und ständig statt und umfasst weitaus mehr Aspekte als die rein gesprochene Sprache.

Egal, auf welcher Ebene miteinander kommuniziert wird – wie kommuniziert wird hat Einfluss auf die Beziehung zwischen beiden Personen.

Insgesamt stellt Kommunikation das Mittel der Verständigung zwischen Personen dar. Dabei wird von Sender*in und Empfänger*in einer Nachricht ausgegangen.

4.2.1 Kommunikationsebenen

Menschen kommunizieren auf verschiedenen Ebenen. So kann zum Beispiel zwischen der verbalen, paraverbalen und nonverbalen Kommunikation unterschieden werden.

Dabei bezieht sich verbale Kommunikation auf alles, was sprachlich oder schriftlich produziert werden kann. Also das, was wirklich gesprochen oder niedergeschrieben wird.

Unter paraverbaler Kommunikation versteht man die Lautstärke und Stimmhöhe der gesprochenen Elemente, wie auch die Stimmbeschaffenheit und Betonung der Wörter. Sie beinhaltet demnach alle Aspekte, die zwar nicht wörtlich, aber dennoch durch die Sprache transportiert werden.

Vervollständigt werden die Kommunikationsebenen durch die nonverbale Kommunikation, also jene Anteile, die nicht durch gesprochene Sprache zum Ausdruck gebracht werden. Hier ist also nicht die Betonung der Wörter gemeint, sondern Aspekte der Körpersprache wie Mimik, Gestik und Körperhaltung.

Bei der paraverbalen und der nonverbalen Kommunikation geht es also vornehmlich darum, wie eine Äußerung überbracht wird und welche Gefühle dabei transportiert werden.

Merke

Kommunikation findet auf unterschiedlichen Ebenen statt. Es wird zwischen verbaler, paraverbaler und nonverbaler Kommunikation unterschieden.

Kongruente und inkongruente Botschaften

Nachrichten werden weiterführend in kongruente und inkongruente Botschaften eingeteilt [107].

Bei einer kongruenten Botschaft passen verbale und nonverbale Signale zueinander.

Beispiel kongruente Botschaft

Nach einem langen Arbeitstag mit vielen Vor- und Nachsorgeterminen verabschieden sich Praxisanleiter*in und werdende Hebamme. Die werdende Hebamme lächelt beseelt und sagt: „Das war ein wirklich schöner Tag!“.

In diesem Beispiel passt das nonverbale Lächeln zu der verbalen Botschaft und auf beiden Ebenen wird dieselbe Botschaft ausgedrückt, nämlich: der werdenden Hebamme hat der Tag gut gefallen. Kongruent zu sein stellt das Idealbild der Botschaftsüberbringung dar.

Entgegengesetz dazu besteht bei einer sogenannten inkongruenten Botschaft ein Widerspruch zwischen den Signalen der auf den unterschiedlichen Kommunikationsebenen. Das ermöglicht Sender*innen einer Nachricht, sich nicht auf eine konkrete Aussage festlegen zu müssen.

Beispiel inkongruente Botschaft

Eine werdende Hebamme sitzt nach dem Dienst in der Umkleide, die Praxisanleitung betritt den Raum und sieht, dass die Studierende weint. Daraufhin fragt die Anleitung: „Ist alles ok? Geht es dir gut?“. Die werdende Hebamme antwortet: „Ja, alles in Ordnung, mir geht es gut.“.

Hier äußert sich die werdende Hebamme mit einer inkongruenten Nachricht – verbal gibt sie Wohlbefinden an, nonverbal drückt sie durch ihre Tränen Trauer, Unwohlsein und/oder Verzweiflung aus.

In der Praxisanleitung finden sich gehäuft Situationen, aus denen man mit einem Gefühl herausgeht wie „Hier stimmt irgendwas nicht, es fühlt sich komisch an.“ Grund dafür sind häufig inkongruente Nachrichten, die nicht immer deutlich erkennbar sind. Inkongruente Botschaften werden zum Beispiel verwendet, wenn (fachliche) Unsicherheit bei Sender*innen besteht oder hieratische Strukturen vorhanden sind, die eine Kommunikation auf Augenhöhe erschweren.

Stellen Sie sich folgende Situation vor:

Eine werdende Hebamme kommt sehr verspätet zu einer geplanten Anleitungssituation und entschuldigt sich mit einer Ausrede, die Sie als recht fadenscheinig empfinden. Sie ärgern sich nun, da sie extra für die Praxisanleitung Ihren Dienst getauscht haben, bringen Ihren Ärger aber nicht verbal zum Ausdruck. Die Stimmung zwischen Ihnen und der werdenden Hebamme ist nun gedrückt, und beide fühlen sich merklich unwohl. Somit findet die Anleitungssituation auch mehr schlecht als recht statt, und weder Praxisanleitung noch werdende Hebamme profitierten wirklich davon. Beide haben hier inkongruente Botschaften verwendet.

Es zeigt sich, dass kongruente Nachrichten die Beziehungsgestaltung und das berufliche Miteinander positiv beeinflussen können. Hätte die Praxisanleiterin hier Ihrem Unmut Luft gemacht, wären die Gefühlslagen geklärt, sodass die Anleitungssituation positiver hätte verlaufen können.

Das Kommunikationsquadrat nach Schulz von Thun

Friedemann Schulz von Thun beschreibt in seinem Kommunikationsmodell, dem Kommunikationsquadrat, wie Sender*in und Empfänger*in Äußerungen weitergeben und wie sie diese aufnehmen beziehungsweise interpretieren. Es steht demnach im Fokus, was Kern der zu überbringenden Äußerung ist und wie diese bei den Empfänger*innen ankommt [108].

Nach diesem Modell enthält eine Äußerung viele Botschaften gleichzeitig, die auf vier Seiten verteilt werden können. Nicht immer werden alle Seiten verbal ausgesprochen, sondern können auch nur mitschwingen [108].

Folgende vier Seiten einer Äußerung werden unterschieden:

- Sachinhalt
  - Dabei steht die Information der Botschaft im Vordergrund – es werden also Daten und Fakten weitergegeben.
- Selbstkundgabe
  - Hierdurch offenbaren Sender*innen der Nachricht etwas über sich selbst, etwa ihre Persönlichkeit oder auch die eigenen Gefühle.
- Beziehungshinweis
  - Auf dieser Ebene zeigt sich, wie Sender*in und Empfänger*in zueinander stehen und wie Sender*innen die Beziehung zwischen den beiden definieren.
- Appell
  - Hier steht im Vordergrund, was durch die Botschaft erreicht werden soll. Es kann eine Aufforderung sein, beispielsweise wie die andere Person handeln soll.

Entsprechend zu den vier Seiten einer Äußerung, verfügen Empfänger*innen über sogenannte vier Ohren, durch welche die Äußerung verarbeitet wird. Dies ist entscheidend dafür, welche Aspekte der Äußerung tatsächlich bei den Empfänger*innen ankommen. Die vier Ohren stellen also das Pendant zu den vier Seiten der Äußerung dar.

- Sach-Ohr
  - Hiermit versuchten Empfänger*innen, den Sachinhalt – die Information – aus der Äußerung aufzunehmen.
- Selbstkundgabe-Ohr
  - Mit diesem Ohr interpretieren Empfänger*innen die Sender*innen. Welche persönlichen Empfindungen sind mit der Nachricht verbunden?
- Beziehungs-Ohr
  - Das Beziehungs-Ohr nimmt auf, was das Gegenüber von den Empfänger*innen zu halten scheint. Dies ist sowohl abhängig von dem bestehenden Beziehungsgefüge als auch vom Selbstverständnis der Empfänger*innen.
- Appell-Ohr
  - Mit diesem Ohr hören Empfänger*innen reale und vermeintliche Aufforderungen aus der Nachricht heraus. Hier können sich Personen schnell unter Druck gesetzt fühlen.

Ob geplant oder nicht: Sender*innen integrieren immer alle vier Seiten der Nachricht und Empfänger*innen hören immer mit allen vier Ohren. Der Sachinhalt ist in der Regel die unproblematischste Seite, hier kommt es nur selten zu Missverständnissen.

Auf welchem Ohr bevorzugt gehört wird, hängt unter anderem auch von der Persönlichkeitsstruktur der Empfänger*innen ab [109]. Durch die unterschiedlichen Perspektiven auf die Nachrichten können sowohl Missverständnisse als auch Probleme im Beziehungsgefüge auftreten.

▸ **Tab. 4.1** stellt ein Beispiel für die Anwendung des Kommunikationsmodells nach Schulz von Thun dar. Die Äußerung der Praxisanleitung an die werdende Hebamme lautet hier: „Frau M. in Zimmer 32 hat noch keine Stillhilfe erhalten."

Dieses Beispiel in ▸ **Tab. 4.1** zeigt, wie schnell Missverständnisse in der Kommunikation auftreten können, wenn Äußerungen auf der Beziehungsseite unterschiedlich interpretiert werden. Für das Gebiet der Praxisanleitung ist besonders die Vermischung von von Sachinhalt und Beziehungshinweis relevant [90].

Um dies zu umgehen, muss Klarheit über die Aussage vorliegen, also die Äußerung sollte immer auch für die Sender*innen klar sein. Denzel appelliert, dass Empfänger*innen sich darin üben sollten, zunächst eine Nachricht nur „anzuhören" und sachlich aufzufassen, bevor sie diese möglicherweise interpretieren. Die Verwendung von Ich-Botschaften erweist sich zusätzlich als sinnvoll,

► **Tab. 4.1** Beispiel vier Seiten einer Nachricht.

Ebene	Praxisanleiter*in sagt	Werdende Hebamme versteht
Sachinhalt	Frau M. benötigt noch Stillhilfe.	Frau M. braucht noch Stillhilfe.
Selbstkundgabe	Ich möchte, dass alle Frauen Unterstützung beim Stillen erhalten.	Der Praxisanleitung ist es wichtig, dass Frau M. Stillhilfe erhält.
Beziehungshinweis	Ich habe vor dir gemerkt, dass Frau M. noch keine Stillhilfe erhalten hat.	Die Praxisanleitung denkt, ich bin nicht fleißig genug, da ich nicht selber gesehen habe, dass Frau M. noch Stillhilfe braucht.
Appell	Jemand (du oder ich) sollte Frau M. beim Stillen helfen.	Die Praxisanleitung will, dass ich Frau M. Stillhilfe gebe.

vor allem wenn Gefühle wiedergegeben werden [ebd.]. Du-Botschaften übertragen Schuld und Verantwortung nur auf die Empfänger*innen, wodurch es zu Rechtfertigungen kommen kann [104].

Als Sender*in der Äußerung sollte man darauf achten, nicht relevante Betonungen, Anspielungen oder unklare Formulierungen zu vermeiden, damit Empfänger*innen nicht versehentlich mit dem falschen „Ohr" hören.

Merke

Eine Nachricht hat vier Seiten – Sachinhalt, Selbstkundgabe, Beziehungs- und Appellseite. Diese können für Missverständnisse sorgen. Es ist zusätzlich wichtig, zu reflektieren, ob man selbst ein favorisiertes „Ohr" hat.

4.2.2 Fragetechniken

Wie heißt es im Titellied der Sesamstraße? „Wer nicht fragt, bleibt dumm." Diese Aussage kann durchaus wörtlich genommen werden. Fragen als Kommunikationsform verfolgen häufig das Ziel, Wissenslücken zu schließen. In der Regel wird durch eine Frage eine Person dazu aufgefordert, einer anderen Person zu antworten. Allerdings können Fragen auch Gespräche lenken, moderierend Diskussionen leiten oder Beziehungsgefüge abbilden.

Fragen gehören zum Lernprozess dazu. Sie können Fachwissen auffrischen, aber auch organisatorische Abläufe klären. Sie werden in Reflexions- und Zielsetzungsgesprächen verwendet und sind Bestandteil alltäglicher Kommunikation.

„Es gibt keine dummen Fragen" ist ein Satz, der wahrscheinlich jedem schon einmal begegnet ist. Werdende Hebammen, die auf Grund von fehlendem fachlichen Wissen eine Frage an die Praxisanleitung richten, sollten darin vorwiegend bestärkt werden. Fehlendes Fachwissen und/oder methodische Kompetenz kann im Umgang mit Schwangeren, Gebärenden und Wöchnerinnen leicht die Sicherheit dieser Personengruppen gefährden.

Es lassen sich verschiedene Fragetechniken unterschieden, die wir in unserer alltäglichen Kommunikation verwenden. Hier werden folgend einige Beispiele für Frageformen aufgelistet.

Geschlossene Fragen

„Hat das Kind von Frau N. bereits Mekonium ausgeschieden?"

Geschlossene Fragen zielen auf eine klare, eindeutige Antwort ab, häufig ein simples „Ja" oder „Nein" [119].

Offene Fragen

„Was hilft Frau P. bei der Verarbeitung ihrer regelmäßigen Wehentätigkeit?"

Offene Fragen beginnen klassischerweise immer mit einem Fragewort (Wer, Wie, Was, ...) und bieten der antwortenden Person die Möglichkeit, die Antwort selbst zu leiten und zu nach eigenem Ermessen zu beantworten.

Suggestivfragen

„Denken Sie nicht auch, dass der Medikamentenschrank mal wieder aufgeräumt werden müsste?"

Suggestivfragen werden meist verwendet, um das Gegenüber zu beeinflussen [119]. Das zeigt sich auch in diesem Beispiel.

Suggestivfragen wirken häufig einschüchternd oder bewertend und sollten im Idealfall vermieden werden.

Alternativfragen

„Möchtest du heute lieber das Neugeborene baden oder Fundusstand und Blutung bei der Wöchnerin einschätzen?"

Alternativfragen lassen dem Gegenüber die Wahl zwischen zwei Antwortmöglichkeiten. Diese Frageform wird unter anderem eingesetzt, um effizient die Präferenz des Gegenüber herauszuarbeiten. Jedoch kann dahinter auch eine Strategie stecken, da man hier ausschweifende Abwägungen umgehen kann [119].

Diese unterschiedlichen Frageformen können sicherlich je nach Situation passend sein. So benötigt man beispielsweise in Notfallsituationen schnell und konkret Antworten, weswegen sich dabei geschlossene Fragen anbieten (Beispiel: „Sind Plazenta und Eihäute vollständig geboren?"). Offene Fragen können zum Nachteil haben, dass nicht immer effizient darauf geantwortet wird. Des Weiteren können sie auch unbeantwortet bleiben, weil Praxisanleiter*innen auch darauf verzichten sollten, die Antwort auf die gestellte Frage selbst zu geben.

4.2.3 Aktives Zuhören

Es hat den Anschein, als sei das Zuhören der Schlüssel zu einer gelungenen Kommunikation. Und gerade das Zuhören fällt uns häufig schwer. Eigene Gedanken, Geräusche oder Gespräche in der Umgebung können das aufmerksame Zuhören in einem Gespräch erschweren. Das führt dazu, dass Missverständnisse, Unzufriedenheit und Fehlkommunikation entstehen.

Durch das Modell des Aktiven Zuhörens kann gegenseitiges Vertrauen aufgebaut werden [99], das wiederum in der Beziehungsgestaltung zwischen Praxisanleiter*in und werdender Hebamme unterstützt. Vor allem in unserer schnelllebigen Zeit, in der auch in alltäglichen oder beruflichen Situationen oft wenig Zeit für ausführliche Gespräche bleibt, sollte das Aktive Zuhören durchaus auch generell praktiziert werden. Es kann Empfänger*innen auch darin unterstützen, die Kernebene der Äußerung zu ermitteln.

Carl Rogers hat im Rahmen seiner Gesprächsführungstheorie das Aktive Zuhören geprägt, das als Königsdisziplin des Zuhörens gilt. Damit einher gehen einige Ansprüche an die zuhörende Person.

Hier spielt das Selbstkundgabe-Ohr eine große Rolle [107]. Aktives Zuhören unterstützt dabei, andere besser zu verstehen. Es ist wichtig, sich dabei ausschließlich auf die Gesprächspartner*innen zu konzentrieren und dies auch durch eine zugewandte Körperhaltung und Körpersprache zum Ausdruck zu bringen. Dazu zählt auch, Blickkontakt zu halten und Gesprächspartner*innen ausreden zu lassen. Außerdem sollten Sie kleinere verbalen Äußerungen (zum Beispiel: „ach", „mhm", „ja") nutzen, um Ihrem Gegenüber zu verstehen zu geben, dass Sie zuhören. Bei unklaren Botschaften sollten Empfänger*innen auf jeden Fall nachfragen. Des Weiteren hilft es, die Aussagen der Gesprächspartner*innen mit eigenen Worten zu wiederholen oder zusammenzufassen [100]. Dazu können Formulierungen genutzt werden wie:

- „Wenn ich dich richtig verstehe, dann …"
- „Ich höre heraus, dass …"
- „Ich habe den Eindruck, dass …"

Weiterführend ist besonders wichtig, dass Gefühle widergespiegelt werden (zum Beispiel: „Es scheint, als wärst du traurig über die Aussage von Frau R.") und außerdem vertiefende Fragen zu stellen [100].

In der Praxisanleitung hat das Aktive Zuhören eine besondere Bedeutung. Die praktische Ausbildung stellt werdende Hebammen immer wieder vor Herausforderungen – nicht selten entsteht beispielsweise Überforderung oder Unsicherheit. Werden diese Gefühle nicht bearbeitet, kann der Lernprozess beeinträchtigt werden. Demnach sollte die werdende Hebamme in ihren Gefühlen ernst genommen werden und die Möglichkeit haben, darüber zu sprechen. Praxisanleiter*innen zeigen durch Aktives Zuhören, dass sie die Gefühle der werdenden Hebamme erstnehmen und sie in der Verarbeitung unterstützen. Gemeinsam können Lösungsstrategien für mögliche Probleme entwickelt werden, sodass der Lernprozess möglichst wenig beeinträchtigt wird.

Also: Auch, wenn wir in im beruflichen Alltag häufig unter Zeitdruck stehen und es uns nicht leisten können, stundenlange Gespräche zu führen, ist Aktives Zuhören nicht nur für die Beziehungsgestaltung zwischen Praxisanleiter*in und werdender Hebammen besonders relevant. Wenn wir aktiv zuhören, nehmen wir alle relevanten Faktoren auf und können daraus weiteres Handeln oder die Konsequenzen bestmöglich ableiten.

Wichtig ist auch, nicht die eigenen Ansichten auf die werdende Hebamme zu projizieren und damit manipulativ auf diese einzuwirken.

Aufgabe

Üben Sie das Aktive Zuhören! Dazu können Sie schon einfache Alltagsituationen nutzen. Folgenden Sie den Regeln und achten Sie darauf, von welchen Störfaktoren Sie sich schnell ablenken lassen bzw. welche Aspekte des Aktiven Zuhörens Ihnen schwerfallen.

Merke

Das Aktive Zuhören ist der Goldstandard des Zuhörens. Es unterstützt bei der Kommunikation und der Beziehungsgestaltung und sollte in der Praxisanleitung stetig eingesetzt werden.

4.2.4 Feedback

Feedback ist eine Gesprächsform, die auch als Rückmeldung bezeichnet wird. Es findet meist zwischen zwei Personen statt (Praxisanleiter*in und werdende Hebamme) und soll im Rahmen der Lernbeurteilung den Lernprozess beider Personen unterstützen. Möglich sind aber auch Gruppenfeedbacksituationen.

In der Praxisanleitung finden solche Gespräche häufig „zwischen Tür und Angel" statt. Um effektiv Verhaltensänderungen hervorzurufen, sollte darauf geachtet werden, ein geeignetes Umfeld für ein solches Gespräch zu wählen, ungestört zu sein und das Gespräch zu planen.

Diese Rückmeldung kann sich auf unterschiedliche Bereiche beziehen. In der Praxisanleitung wird sie häufig eingesetzt um Beurteilungen zum Lernprozess der werdenden Hebamme zu geben. Allerdings steht hier ganz klar die wechselseitige Wirkung im Fokus, da auch die werdenden Hebammen den Praxisanleiter*innen Rückmeldung zur Anleitung geben können und sollen. Hier wird schon deutlich, dass Feedback immer zwei Seiten beinhaltet – Feedback-Geber*in und -Nehmer*in.

Beide Personen sollten Interesse daran haben, dass das Feedback gegeben und angenommen wird.

Feedback-Gespräche sollten kontinuierlich während der gesamten praktischen Studienphasen durchgeführt werden. Nur so kann sichergestellt werden, dass die werdende Hebamme auch die Möglichkeit hat, Fehlverhalten zu ändern. Ein Gespräch am Ende eines praktischen Einsatzes ist natürlich sehr wichtig, gibt der Studierenden aber nicht direkt die Chance, das gegeben Feedback umzusetzen. Daher sollte dies nie alleine stehen.

Wie wichtig Feedback für den Lernprozess und die Zusammenarbeit zwischen werdender Hebamme und Praxisanleiter*in ist, zeigt das sogenannte Johari-Fenster.

Das Johari-Fenster nach Luft und Ingham [118] kann beim Feedback geben und nehmen Unterstützung bieten. Es stellt konkret den Abgleich zwischen der Fremd- und der Selbstwahrnehmung einer Person dar.

Damit Personen gut zusammenarbeiten und/oder interagieren können, sollte es einen möglichst großen Öffentlichen Bereich zwischen ihnen geben [98]. Mit diesem Öffentlichen Bereich sind die Aspekte gemeint, die die Personen voneinander wissen.

Das Modell geht davon aus, dass jeder Mensch einen sogenannten Blinden Fleck hat, der ihm selbst unbekannt ist, aber von anderen wahrgenommen wird. Dazu zählen beispielsweise Wesenszüge oder (unbewusste) Haltungen. Feedback soll dabei unterstützen, die Blinden Flecke aufzudecken und zu verändern. Das unterstützt den eigenen Lernprozess und die Beziehungsgestaltung zwischen den betroffenen Personen, da sich der Öffentliche Bereich vergrößert [115]. Wird Feedback regelmäßig in der Praxisanleitung verwendet – sowohl ausgehend von der Praxisanleitung als auch der werdenden Hebamme - verkleinert sich der Blinde Fleck.

Weiterführend kann der Öffentliche Bereich durch die Selbstmitteilung von Informationen aus dem geheimen Bereich vergrößert werden. Wenn jemand über sich selbst berichtet, stammen diese Informationen häufig aus dem Geheimen Bereich. Die Aspekte, die dort angesiedelt sind, sind der Person selbst bekannt, der Person gegenüber jedoch nicht. Der Unbekannte Bereich beinhaltet Aspekte, die keiner der beteiligten Personen bewusst sind.

Fallbeispiel Johari-Fenster in der Praxisanleitung

Dieses Beispiel bezieht sich auf das Johari-Fenster der werdenden Hebamme.

Der Praxisanleitung fällt auf, dass die werdende Hebamme bei vaginalen Untersuchungen oder bei der Durchführung der Leopold'schen Handgriffe sehr häufig die Augen verdreht. Darauf reagieren die Schwangeren meist mit einem erschrockenen Blick. In einem Feedback-Gespräch macht die Praxisanleitung die werdende Hebamme darauf aufmerksam, welche selbst erschrocken reagiert und erläutert, dass ihr dies selbst nicht bekannt war. Somit hat die werdende Hebamme einen Teil ihres Blinden Flecks einsehen können.

Im weiteren Verlauf des Gesprächs stellt die werdende Hebamme außerdem heraus, dass sie sich immer sehr konzentrieren muss und dabei gar nicht auf ihre Gesichtszüge achten würde. Durch die Selbstoffenbarung hat die werdende Hebamme der Praxisanleitung Einblick in ihren Geheimen Bereich gegeben, wodurch sich wiederum der Öffentliche Bereich zwischen den beiden erweitert hat. So kann sich die werdende Hebamme weiterentwickeln.

Insgesamt werden durch Feedback und Selbstoffenbarung die Zusammenarbeit und die persönliche Weiterentwicklung positiv gestärkt.

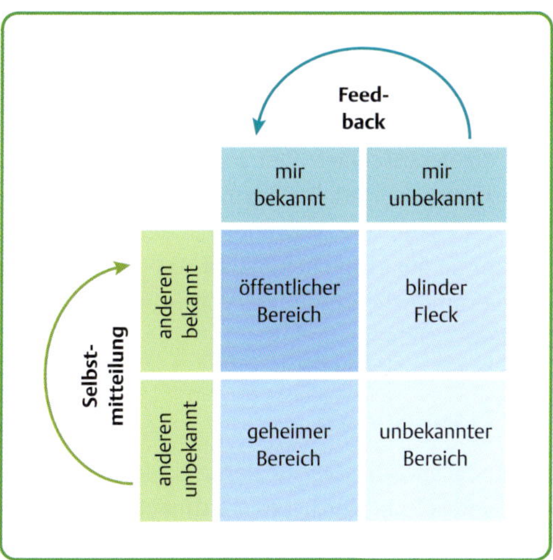

▶ **Abb. 4.1** Johari-Fenster [91].

Feedback kann je nach Persönlichkeitsstruktur unterschiedliche Reaktionen hervorrufen [107]. Um eine angenehme Gesprächsatmosphäre zu schaffen, empfiehlt es sich, bestimmte Strategien einzuhalten. Damit ist jedoch nicht nur die objektive Gesprächsführung gemeint, sondern auch die innere Haltung von Feedback-Geber*in und Feedback-Nehmer*in. So sollte Feedback stets als Chance betrachtet werden, das eigene Verhalten zu optimieren. Das stellt erfahrungsgemäß viele Menschen vor Herausforderungen, daher muss auch immer die Person, die das Feedback erhält, Regeln einhalten.

Reflexion

Denken Sie an eine Situation zurück, in welcher Sie Feedback erhalten haben. Was hat die Person, die Ihnen das Feedback gegeben hat, gut gemacht und was nicht so gut? Wie haben Sie sich dabei gefühlt? Was haben Sie davon mitgenommen?

Möglich wäre, eine offene Feedback-Kultur in die eigene Praxisanleitung zu integrieren. Feedback-Regeln können visualisiert werden und gut sichtbar im Besprechungszimmer hängen und/oder zu Beginn jedes praktischen Einsatzes konkret mit den werdenden Hebammen besprochen werden.

▶ **Tab. 4.2** fasst Regeln für das Feedback-Geben und -Nehmen zusammen.

Besonders wichtig sind hier die Ich-Botschaften. Diese sollten generell genutzt werden. Bei der Nutzung von Du-Botschaften (zum Beispiel: „Du kannst doch so kein Neugeborenes anziehen!") können Konflikte entstehen. Allein beim Lesen wird es deutlich – hier kann das Gesagte schnell auf dem Beziehungsohr gehört werden. Du-Botschaften können leicht Schuldgefühle oder Zurückweisung auslösen und möglicherweise wird mit Gegenwehr geantwortet [88]. Ich-Botschaften erhöhen die Effektivität des Feedbacks und unterstützen die Beziehung auf Augenhöhe.

Auch für Feedback-Nehmer*innen können Regeln aufgestellt werden. Es ist nicht immer einfach, sich für Feedback zu öffnen und empfänglich zu sein. Um sich kontinuierlich zu verbessern und die Beziehung zur werdenden Hebamme zu fördern, sollten Praxisanleiter*innen jedoch auch dem Gegenüber Raum zur Rückmeldung lassen.

► **Tab. 4.2** Feedback-Regeln [98].

Feedback geben	Feedback nehmen
Feedback rechtzeitig geben	Interesse am Feedback haben
Nur Wahrgenommenes, nicht Interpretiertes	Kritik nicht als Angriff auffassen
Ich-Botschaften nutzen	Sich nicht verteidigen, Gefühle aber offen ansprechen
Auf Tatsachen beschränken	Wertschätzung zeigen
Interesse am Feedback muss vorhanden sein	Offenheit gegenüber Komplimenten
Ausschließlich veränderbare Aspekte ansprechen	Aus dem Feedback lernen, nicht direkt von Emotionen leiten lassen
Klären, ob das Feedback verstanden wurde	Einordnen des Feedbacks
	Wenn etwas nicht verstanden wurde, nachfragen

Seien Sie offen für Verbesserungsvorschläge und auch positive Rückmeldungen. Nehmen Sie das Feedback als Chance, Ihre Praxisanleitung weiter zu verbessern. Natürlich muss auch die werdende Hebamme bei einem Feedback Ihrerseits die Feedback-Geber*innen-Regeln beachten.

Aufgabe

Geben Sie zu Übungszwecken Nachbar*innen, Freund*innen, Partner*innen, etc. Feedback zu einem selbst gewählten Thema. Halten Sie sich dabei an die Feedback-Regeln.

Merke

Feedback nimmt eine wichtige Funktion in der Lernbeziehung zwischen Praxisanleiter*in und werdender Hebamme ein. Nutzen Sie so häufig wie möglich diese Gesprächstechnik, um Rückmeldung zu geben und zu erhalten.

4.2.5 Gesprächsführung im Rahmen der Lernbeziehung

Die hier erläuterten Informationen zur Kommunikationen unterstützen in der täglichen Beziehungsgestaltung und können dazu beitragen, Gespräche gut leiten zu können.

Praktische Einsätze sind in der Regel mit einer bestimmen Struktur verbunden. Um den Lernstand und den Lernprozess der werdenden Hebammen konkret einschätzen zu können und gemeinsame Zielsetzungen zu formulieren, bieten sich fest geplante Gespräche an. Klassischerweise sind Erst-, Zwischen- und Abschlussgespräche Teil eines praktischen Einsatzes [104]. Diese haben unterschiedliche Ziele und können maßgeblich zum Lernprozess der werdenden Hebamme beitragen. Häufig beinhalten das Zwischen- und das Abschlussgespräch Feedback zum bisherigen Arbeiten in der Praxis.

Fest geplante Gespräche haben den Vorteil, dass sie einen etwas stärker bindenden Charakter haben und somit nicht „zwischen Tür und Angel" stattfinden. Dazu wird Vorbereitung auf die Situation benötigt. Wichtig ist, eine Räumlichkeit zu finden, die einen ungestörten Gesprächsablauf möglich macht. Das ist im Kreißsaal oder auf Station häufig schwieriger, als in der Hebammenpraxis. Möglicherweise lässt sich ein Besprechungszimmer finden, dass für die Zeit des Gesprächs geblockt werden kann. Auch der zeitliche Faktor sollte Beachtung finden. Dieser muss sowohl bei der Planung als auch bei der Durchführung beachtet werden. Planen Sie ausreichend Zeit für ein Gespräch ein und klären Sie die werdende Hebamme über die veranschlagte Zeit auf.

Es bietet sich an, zu Beginn eines praktischen Einsatzes konkrete Termine mit der werdenden Hebamme abzusprechen, damit die Gespräche einen verbindlichen Charakter haben und nicht unter den Tisch fallen.

Das Erstgespräch

Im Erstgespräch, das idealerweise in der ersten Woche des Praxiseinsatzes stattfindet, werden gemeinsame Lernziele für genau diesen Einsatz entwickelt. Dazu zählt auch der eigentliche Austausch über den aktuellen Wissensstand der Studierenden. Aspekte können sein:

- Welche Kompetenzen sollen in diesem Praxiseinsatz erreicht werden und wie kann das in der Praxis umgesetzt werden?
- Was erwartet die Praxisanleitung von der werdenden Hebamme und umgekehrt?
- Wie gestaltet sich die Zusammenarbeit im Team?
- Welches (Vor-)wissen und welche Stärken bringt die werdende Hebamme mit? Wo sieht sie für sich Herausforderungen?

Erfahrungsgemäß sind – vor allem bei Erstgesprächen in neuen Praxisstätten – auch organisatorische Aspekte relevant, wie die Dienstplangestaltung, Arbeitskleidung, Besonderheiten im Team, etc.

Das Zwischengespräch

In einem praktischen Einsatz, der einigen Wochen dauert, sollte je nach Länge mindestens ein Zwischengespräch geführt werden. Das Zwischengespräch ähnelt im Aufbau dem Erstgespräch mit der Besonderheit, dass hier auch die aktuelle Leistung reflektiert und beurteilt werden sollte.

Erfahrungsgemäß sind es gerade die Zwischengespräche, die verschoben oder gar nicht durchgeführt werden, wenn viel zu tun ist. Allerdings bietet gerade dieses Gespräch die Chance, dass die werdende Hebamme ihr Verhalten ändern oder beibehalten kann. Rückmeldung ist extrem wichtig, um sich keine falschen Handlungen anzugewöhnen und Verbesserungsvorschläge direkt in der Praxis umzusetzen. Wenn die werdende Hebamme erst am Ende der praktischen Studienphase Rückmeldung erhält, ist die Gefahr groß, dass sie diese bis zum nächsten Einsatz wieder vergisst und nicht umsetzen wird.

Auch für Praxisanleiter*innen bietet das Zwischengespräch die Möglichkeit, Feedback zum Anleitungsstil zu erhalten. Dies findet oft nur wenig Beachtung, sollte aber konkret von den Praxisanleiter*innen eingefordert werden. Es ermöglicht unter anderem eine Kommunikation auf Augenhöhe und die werdende Hebamme fühlt sich und ihre Bedürfnisse ernstgenommen. Außerdem kann hier ein Teilresümee gezogen werden, wie der bisherige Lernerfolg der werdenden Hebamme war und worauf in den kommenden Wochen der Fokus gelegt werden sollte. Des Weiteren sollten hier Aspekte angesprochen werden, die die werdende Hebamme schon gut beherrscht – sowohl Lob als auch Kritik können hier eingesetzt werden.

Das Abschlussgespräch

Das Abschlussgespräch dient am Ende einer praktischen Studienphase dazu, Resümee über den Einsatz zu ziehen. Wurden die aufgestellten Lernziele aus dem Erst- oder Zwischengespräch erreicht? Gab es Probleme im Einsatz oder mit der Praxisanleitung? Wie beurteilt die Praxisanleitung den praktischen und theoretischen Wissenstand der werdenden Hebamme und wie beurteilt diese sich selbst? All dies sind Fragen, die im Abschlussgespräch besprochen werden sollten.

In der Regel bieten Bildungseinrichtungen Vorlagen für die Gesprächsprotokolle. Ein solches Protokoll muss angefertigt werden. Es dient zur Absicherung beider Parteien über die Zielsetzungen und Aspekte, die besprochen wurden.

Rahmenbedingungen für Gespräche

Sowohl in der Praxisanleitung als auch in der Arbeit als Hebamme gehören Gespräche zur täglichen Arbeit dazu. Für Praxisanleiter*innen haben Gespräche nochmal eine besondere Bedeutung, da dadurch maßgeblich der Lernprozess der werdenden Hebammen beeinflusst werden kann. Wie soll man Lernen und Verhalten ändern, wenn man unstrukturiert und ohne Zielsetzung lernt bzw. praktisch tätig ist und nie auf fehlerhaftes Verhalten aufmerksam gemacht wird?

Ein geplantes Gespräch hat den Vorteil, dass sich Praxisanleiter*in und werdende Hebamme konkret darauf vorbereiten können. Beispiele hierfür sind die genannten Erst-, Zwischen- und Abschlussgespräche. Diese haben in der Regel einen festen Termin. Dies ist schon der erste Aspekt, der bei einem geplanten Gespräch – unabhängig vom Inhalt – bedacht werden muss. Zunächst sollten die Rahmenbedingungen besprochen werden. Dazu gehören neben dem Termin auch der Ort und die Festlegung des Gesprächsinhalts. Beide Gesprächspartner*innen sollten darüber informiert sein.

Neben den klassischen geplanten Erst-, Zwischen- und Abschlussgesprächen im Rahmen der Praxisanleitung können Praxisanleiter*in und werdende Hebamme auch zu einem Feedback- und Reflexionsgespräch, der Nachbesprechung einer Anleitungssituation oder einem Konfliktgespräch zusammenfinden. Überlegen Sie sich, was genau auf der Sachebene des Gesprächs besprochen werden soll und welche Möglichkeiten es gibt, die Botschaften auf den anderen Ohren zu hören.

Einen geeigneten Ort zu finden, ist im klinischen Setting nicht immer leicht. Wichtig ist, dass möglichst wenig äußere Störungen den Gesprächsablauf beeinflussen. Vielleicht verfügt Ihr Haus über ein extra Besprechungszimmer oder Büroräumlichkeiten, in die man sich für ein Gespräch zurückziehen kann. Möglicherweise haben Sie die Option, etwas Wasser oder Ähnliches bereitzustellen.

Weiterführend sollten sich die Gesprächspartner*innen auf das Gespräch auch inhaltlich vorbereiten. Bei Abschlussgesprächen werden häufig Reflexionsbögen gestellt, die sowohl Praxisanleiter*in als auch werdende Hebamme vorab in Ruhe ausfüllen sollten. Aber auch bei anderen Gesprächsthemen gilt es, sich im Vorfeld bewusst zu machen, was angesprochen werden soll und welche Gefühle dies möglicherweise beim Gegenüber auslösen kann.

Während des Gesprächs bietet es sich an, zwischendurch zu hinterfragen, ob man wirklich noch über das eigentliche Thema spricht und wenn nicht, dahin zurückzufinden.

Im Anschluss an das Gespräch empfiehlt es sich, den Ablauf und Ausgang zu reflektieren. Das ist natürlich vor allem nach atmosphärisch und inhaltlich problematischen Gesprächen wichtig (zum Beispiel negative Rückmeldung an die werdende Hebamme).

Gesprächsverhalten nach Rogers

Für Gespräche im Rahmen der Praxisanleitung können die Anforderungen an das Gesprächsverhalten nach Carl Rogers hilfreich sein [104]. Rogers entwickelte diese ursprünglich für therapeutische Gespräche [121]. Vor allem sein Mitarbeiter Thomas Gordon verbreitete die Theorie auch bezogen auf außertherapeutische Gespräche, zum Beispiel in familiären oder pädagogischen Beziehungen [116].

Rogers stellt unter anderem drei Forderungen: Kongruenz, Akzeptanz und Empathie [ebd.]. Diese werden hier in Bezug zu Gesprächen in der Praxisanleitung gesetzt:

Akzeptanz

Wird auch als bedingungslose positive Zuwendung bezeichnet [106].

Bezogen auf die Praxisanleitung bedeutet dies, dass Praxisanleiter*innen der werdenden Hebamme im Gespräch wohlwollend gegenübertreten und die werdende Hebamme sowie ihre Ziele und Einstellungen akzeptiert. Das ist nicht immer leicht, denn die Einstellungen sollten grundsätzlich auch dann akzeptiert werden, wenn diesen den eigenen Auffassungen widersprechen [120]. Das heißt nicht, dass Praxisanleitende jeder Meinung der werdenden Hebamme zustimmen müssen. Sie sollten sie akzeptieren, um den werdenden Hebammen überhaupt zu ermöglichen, ihre Gefühle mitzuteilen.

Des Weiteren sollten Praxisanleitende den werdenden Hebammen Wertschätzung entgegenbringen.

Kongruenz

Dieser Aspekt wird auch Echtheit genannt [106]. Damit ist gemeint, dass Praxisanleiter*innen der werdenden Hebamme mitteilen, was sie fühlen und was in ihnen vorgeht. Erinnern Sie sich an die kongruente und inkongruente Botschaft. Auch hier steht die Ehrlichkeit im Vordergrund – Gefühltes und Gesagtes sollten übereinstimmen. Das bedeutet jedoch nicht, dass man die Gefühle des Gegenübers außeracht lassen darf. Ähnlich wie beim Feedback-Geben sollten Ich-Botschaften verwendet werden, um persönliche Empfindungen auszudrücken.

Empathie

Hiermit ist einfühlsames Verstehen [106] der Praxisanleitung gegenüber der werdenden Hebamme gemeint. Wichtig ist, sich in Gesprächspartner*innen hineinzuversetzen und ihre Gefühle wahrzunehmen. Der Sachinhalt des Gesprächs steht hierbei weniger im Vordergrund, sondern primär die Emotionen, die den Gesprächspartner*innen widergespiegelt werden. Praxisanleiter*innen sollten in Gesprächen auf die Äußerungen des Gegenübers eingehen.

Gespräche gehören zum Praxisanleitungsalltag dazu und lassen sich nicht umgehen. Jedoch kann man nicht immer seine Bestleistung geben. Manchmal steht man zum Beispiel so unter Druck oder hat mit negativen Gefühlen zu kämpfen, dass man nur schwer Empathie gegenüber anderen aufbringen kann. In solchen Situationen kann es hilfreich sein, die aktuelle Situation im Kopf durchzugehen und zu hinterfragen, welche Rolle (n) man gerade einnimmt oder ob man beispielsweise von seinem Umfeld geleitet, weil zum Beispiel die Wochenbettstation voll ist und Kolleg*innen auf Unterstützung warten.

Eine Möglichkeit wäre auch, diese Ambivalenz im Sinne der Kongruenz der werdenden Hebamme mitzuteilen und, wenn möglich, das Gespräch auf einen der nächsten Tage zu verlegen.

Reflexion

Machen Sie sich diese wichtigen Aspekte der Gesprächsführung bewusst und reflektieren Sie Ihr eigenes Verhalten während geplanten Gesprächen.

Reflektieren Sie auch Gespräche, die mit Ihnen geführt wurden. Wie haben Sie dabei die Gesprächsführung erlebt? Haben Ihre Gesprächspartner*innen die genannten Grundsätze eingehalten? Was hat gutgetan? Was ist Ihnen negativ aufgefallen?

Kommunikationsblockaden

Nicht nur die Gesprächstechnik nach Rogers ist wichtig für ein gelungenes Gespräch. Auch einzelne Formulierungen können ausschlaggebend für dessen Verlauf sein.

Thomas Gordon formulierte zwölf sogenannte Kommunikationsblockaden, die einen Gesprächsverlauf negativ beeinflussen können [92]. Sie verhindern wirkliche Nähe zwischen den Gesprächspartner*innen und beeinflussen das Gegenüber. Des Weiteren wird Gesprächspartner*innen mit diesen Sperren signalisiert, dass sie nicht so akzeptiert werden, wie sie sind, sondern dass man sie verändern will.

Gordon [ebd.] ermittelte folgende Kommunikationsblockaden:

- befehlen, anordnen, bestimmen
  - Beispiel: „Du musst dir das Neugeborene auch von oben nach unten anschauen!"
- warnen, drohen
  - Beispiel: „Das solltest du nicht tun!"
- moralisieren, predigen
  - Beispiel: „Sie sind verpflichtet dazu, das Medikament zu geben, wenn ich das sage!"
- Lösungen vorgeben, Ratschläge erteilen
  - Beispiel: „Versuchen Sie doch mal, die Dinge positiv zu sehen."
- Vorhaltungen machen, belehren, logische Argumente anführen
  - Beispiel: „Das hattet ihr aber schon im theoretischen Unterricht, das müsstest du wissen."
- urteilen, kritisieren, Vorwürfe machen
  - Beispiel: „Das ist doch Unsinn."
- loben, schmeicheln
  - Beispiel: „Das kriegst du schon hin! Hast du doch schon einmal gemacht"
- beschimpfen, lächerlich machen,
  - Beispiel: „Tu doch nicht so als wäre dies dein erster Dammschutz!"
- interpretieren, analysieren, diagnostizieren
  - Beispiel: „Das behaupten Sie doch nur, weil die Ärztin das gesagt hat."
- bemitleiden, trösten, unterstützen
  - Beispiel: „Nimm dir die Bemerkung nicht so zu Herzen."
- forschen, fragen, verhören
  - Beispiel: „Was hast du denn schon alles in die Wege geleitet, um das Problem zu lösen?"
- zurückziehen, ablenken, ausweichen
  - Beispiel: „So ist einfach der Beruf. Los, geh jetzt zu Frau S. und leg das CTG an."

Viele dieser Kommunikationsblockaden wirken im ersten Moment überhaupt nicht negativ und erscheinen zunächst sinnvoll und zugewandt während eines Gesprächs. Jedoch können beispielsweise gute Ratschläge oder Zustimmungen in einer problematischen Situation auch missverstanden werden. Die Sperren vermitteln kein Verständnis, es ist hier eher wichtig, was der/die Empfänger*in versteht, statt was gesagt wird [92].

Allerdings sind nicht alle Sperren generell negativ auszulegen. Teilweise können Sie auch unterstützend wirken, wenn Sie richtig (kongruent, empathisch und akzeptierend) eingesetzt werden. Demnach sollte kein „Lob-Verbot" ausgesprochen werden. Wichtig ist hierbei nur, dass gleichzeitig auch die Vorgaben des Gesprächsverhaltens eingehalten werden. So sollte nur gelobt werden, wenn dieses Lob auch Kongruenz ausstrahlt [116].

Andere Sperren wie „beschimpfen" oder „drohen" sollten selbstverständlich jederzeit vermieden werden, da sie weder konstruktiv sind, noch Empathie ausdrücken [116].

4.2.6 Konflikte und schwierige Gespräche

Auch, wenn man sich stetig bemüht, eine positive Lehr-Lernbeziehung aufrechtzuerhalten und präventiv Kommunikationsregeln zu beachten, bleiben Konflikte, Probleme und Herausforderungen nicht aus.

Es kann auch mal „krachen" – Konflikte gehören zum Leben dazu und müssen Beachtung haben. Auslöser dafür können unter anderem unterschiedliche Meinungen und Werte oder Über- beziehungsweise Unterforderung sein.

Konflikte entstehen in der Praxisanleitung häufig durch Unzuverlässigkeit der Studierenden/Auszubildenden, Probleme mit der Dienstplanung, fachliche Differenzen oder auch schwierige Kommunikation. Sehr oft resultieren die Probleme aus Unsicherheit oder Schwierigkeiten in der Beziehungsgestaltung. Auch hierarchische Strukturen können Auslöser sein [114].

Wichtig ist, diese Konflikte nicht unausgesprochen zu lassen oder gar zu ignorieren. Konflikte, auch wenn sie nur zwischen zwei Teammitgliedern bestehen, können weiterreichende Auswirkungen haben. So kann die gesamte Teamstruktur und die Arbeitsqualität beeinflusst werden und die Einzelpersonen können sich körperlich und psychisch schlecht fühlen. Konflikte bieten aber auch die Chance für Weiterentwicklung [114]. Dafür müssen sie aber in jedem Fall bearbeitet werden.

Hier wird das schwierige Gespräch anhand des folgenden Konfliktes vorgestellt:

Die werdende Hebamme A. ist im fünften Semester ihres Hebammenstudiums und ist derzeit auf der Wochenbettstation eingesetzt. Seit einigen Tagen gibt es Unmut im Team, da die Studierende sich stetig während des Verteilens der Mahlzeitentabletts zurückzieht. Auf die Aufforderung der Hebamme Frau T., doch beim Verteilen zu helfen, erwidert A.: „Das gehört nun wirklich nicht zu meinen Aufgaben. Ich will Hebamme werden und kein Essen austragen."

Die Praxisanleitung wird in den Konflikt einbezogen, da die Kollegin sich bei ihr beschwert und um Lösung des Konfliktes bittet.

Um Konflikte lösen zu können, ist es vor allem wichtig, darüber zu reden. Es kann nämlich auch möglich sein, dass die herausfordernde Situation nur von einer Partei als Problem wahrgenommen wird. In diesem Beispiel scheint sowohl für die Hebammen-Kollegin als auch die werdende Hebamme ein Problem vorzuliegen, das sich allerdings inhaltlich etwas unterscheidet. Die Kollegin möchte, dass A. auch bei den routinemäßigen Stationsaufgaben das Team unterstützt und die werdende Hebamme fühlt sich wahrscheinlich unterfordert mit dieser Aufgabe. Die Praxisanleitung aus dem Fallbeispiel bittet die Studierende A. nun um ein Gespräch.

Grundlegend für solche (geplanten) Gespräche sind alle Aspekte, die bereits genannt wurden. Wichtig ist es, ein schwieriges Gespräch ernst zu nehmen und gut vorzubereiten. Nicht immer besteht die Herausforderung/der Gesprächsanlass für beide Parteien, deswegen müssen diese Gespräche immer gut vorbereitet werden. Die vorgestellten Rahmenbedingungen sollten generell eingehalten werden. Jedoch sollte hier noch eine genauere Vorbereitung erfolgen, als für alltägliche Gespräche.

Die ZAKK-Methode zur Gesprächsvorbereitung

Lummer [102] empfiehlt für die Vorbereitung auf schwierige Gespräch die ZAKK-Methode.

Z – Ziele

Im Vorfeld des Gesprächs sollten die Ziele, die man mit diesem Gespräch verfolgt und das erwünschte Ergebnis notiert werden.

A – Adressat*in

Zusätzlich wird empfohlen, zu hinterfragen, wer genau einem gegenübersitzt. Das erscheint erstmal eindeutig, aber Lummer [102] meint damit, sich noch konkretere Gedanken zu machen. Wie genau denke ich bislang über meine/n Gesprächspartner*in und wie steht er/sie zu mir? Muss die Praxisanleitung in diesem Fall etwas Besonderes beachten?

K – Kontext

Der Kontext bezieht sich auf die Vorbereitung der Rahmenbedingungen des Gesprächs, zum Beispiel die Terminfindung, der Ort des Geschehens und benötigte Materialien.

K – Konzept

Mit Konzept sind recht detaillierte Überlegungen gemeint, wie das Gespräch eröffnet, welche Strategien angewendet und wie der Verlauf gestaltet werden soll.

Die ZAKK-Methode unterstützt Sie bei der Vorbereitung auf das schwierige Gespräch. Lummer [102] empfiehlt, die Gesprächsvorbereitung schriftlich durchzuführen, um noch mehr Sicherheit zu erlangen. Zeitlich ist dies sicherlich nicht immer möglich. Dennoch sollten Sie sich kurz Zeit für eine Vorbereitung nehmen, wenn Sie zu einem Gespräch rufen.

Geplante Konflikt- bzw. schwierige Gespräche folgen nach Beckmann und Beckmann (2016) dem in Abbildung ▸ **Abb. 4.2** dargestelltem Aufbau.

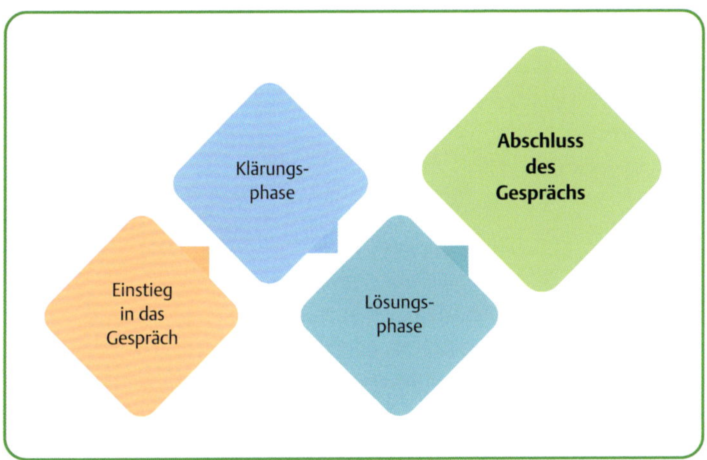

▸ **Abb. 4.2** Konfliktgespräch [88].

Beispielverlauf Konfliktgespräch nach dem Aufbau von Beckmann und Beckmann

(vgl. [88])

Der Einstieg in das Gespräch wurde geplant und die Räumlichkeit gewählt. Im Folgenden der Gesprächsverlauf:

Praxisanleitung:

Danke, dass wir uns kurz zusammensetzen können. Ich denke, wir brauchen nicht länger als 20 Minuten. Worüber ich mit dir sprechen möchte, ist folgendes: Mir wurde berichtet, dass du die Kolleginnen nur selten bei der Verteilung des Essens unterstützt. Das konnte ich auch schon beobachten. Gerne möchte ich deine Seite hören und gemeinsam mit dir zu einer Lösung kommen.

In der Klärungsphase sollte nun das Problem/der Konflikt offen angesprochen werden. Achten Sie dabei unbedingt auf die gültigen Kommunikationsregeln wie Ich-Botschaften, Aktives Zuhören und Gesprächsführung nach Rogers.

Die Praxisanleitung erläutert hier die Beobachtungen, die sie selbst und die Kolleg*innen gemacht haben und bittet auch die werdende Hebamme um Einschätzung. Weiterführend:

Praxisanleitung:

Im Team ist die Stimmung gerade etwas schlechter, ich habe das Gefühl, dass du dich vor dem Essenverteilen drückst. Du hattest auch mit Frau T. eine kurze Auseinandersetzung, hatte sie mir erzählt. Welche Gründe gibt es dafür, dass du nicht hilfst?

A.:

Teilweise ist das so, das stimmt. Aber so extrem finde ich es nicht, ich helfe ja auch sonst immer und mache Wischdesinfektion und räume Materialien aus und sowas. Die Aussage gegenüber Frau T. tut mir auch leid, ich war an diesem Tag nicht gut drauf, weil ich vor dem Dienst einen Streit mit meinem Freund hatte.

Praxisanleitung:

Aus meiner Sicht gehört das Verteilen des Essens zur Hebammenarbeit dazu? Was meinst du dazu?

A.:

Ich verstehe, dass du das sagst, aber ich finde, das ist eher eine Aufgabe für Stationshilfen. Ich finde es unfair, dass immer die Studierenden das machen müssen. Ich würde lieber Stillhilfe und die Inspektion von Dammnähten lernen. Beim Essenverteilen lerne ich nichts.

Praxisanleitung:

Ich höre daraus, dass du dich etwas unterfordert fühlst. Ist das richtig?

A.:

Nicht richtig unterfordert, teilweise ja, zum Beispiel beim Essen verteilen. Aber manche Tätigkeiten kann ich auch noch gar nicht oder bin mir unsicher, zum Beispiel bei der Stillhilfe.

Praxisanleitung:

Sicherlich können wir dafür eine Lösung finden. Allerdings würde ich dich bitten, auch die routinemäßigen Stationsaufgaben zu erledigen. Das gehört zum beruflichen Alltag dazu.

Im Anschluss an die Klärungsphase folgt die Lösungsphase des Gesprächs. Möglicherweise hat die Praxisanleitung schon eine Lösung parat. Allerdings sollte hier darauf geachtet werden, diese Lösung nicht vorzugeben, sondern ein gemeinsames Ergebnis zu erarbeiten [88]. Im Anschluss werden die Lösungen klar festgehalten – möglicherweise sogar visualisiert, das kann die Verbindlichkeit erhöhen.

Praxisanleitung:

Wie könnten wir aus deiner Sicht deinen Unmut lösen?

A.:

Ich würde gerne noch etwas mehr angeleitet werden. Viele gehen davon aus, dass ich schon alles kann und lassen mich alles alleine machen. Das ist ja auch nett, aber zum Beispiel beim Stillen fühle ich mich noch unsicher. Können wir vielleicht nochmal eine Anleitungssituation machen?

Praxisanleitung:

Ja, das wird kein Problem sein. Nächste Wochen haben wir drei gemeinsame Frühdienste. Wir besprechen uns am Montag über die Lernziele und suchen uns eine geeignete Wöchnerin. Bitte geh aber zukünftig auch den anfallenden Aufgaben auf Station nach und sprich vielleicht auch nochmal mit Frau T.

A.:

Ok. Danke. Ich werde auch wirklich darauf achten, immer zu helfen. Es tut mir leid, dass ich damit für Ärger gesorgt habe.

Praxisanleitung:

Ich würde mich freuen, wenn du bei solchen Situationen immer zu mir kommst, damit wir eine Lösung finden können.

Zum Abschluss des Gespräches muss geklärt werden, ob alles wirklich alles besprochen wurde und ob beide Parteien mit den ausgearbeiteten Zielen einverstanden sind.

Praxisanleitung:

Dann halten wir das so fest, ja? Oder liegt dir noch mehr auf dem Herzen?

A.:

Nein, danke dir.

Wie bei allen anderen Gesprächen auch, sollte auch im Anschluss an ein konfliktbehaftetes Gespräch eine Selbstreflexion stattfinden. Wurden alle wichtigen Kommunikationsregeln eingehalten? Haben sich beide Parteien verstanden gefühlt? Sind Sie mit Ihrer eigenen Rolle zufrieden?

Aufgabe
Analysieren Sie die vorgestellte Gesprächssituation (Beispielverlauf Konfliktgespräch (S. 76)) anhand der Kommunikations- und Gesprächsregeln. Was ist gut gelaufen? Wo gibt es noch Verbesserungsbedarf?

Herausforderungen bei Gesprächen

Es gibt Situationen und Verhaltensweisen während eines Gespräches, die den Kommunikationsfluss beeinträchtigen können. Das ist jedem von uns schon einmal passiert und häufig haben Menschen eine bestimmte Tendenz, welches Verhalten oder welche Haltung sie in (schwierigen) Gesprächen einnehmen. Hierbei handelt es sich um kommunikative und nicht um inhaltliche Herausforderungen.

Viel-Redner*in

Gespräche, in denen eine Person durch Vielreden die Oberhand gewinnt, bergen das Risiko, dass nur eine Meinung zur Sprache kommt. Dazu kommt, dass leicht der Überblick über das Gesagte verloren geht. Selten können wirklich gemeinsame Lösungsansätze oder Ziele erarbeitet werden.

Hier können Praxisanleitende immer wieder auf die angesetzte Zeit hinweisen und auf das eigentliche Thema des Gesprächs zurücksteuern [93].

Des Weiteren kann es hilfreich sein, in einer solchen Situation eher weniger Signale des Aktiven Zuhörens zu verwenden [88]. Sinnvoll sind außerdem sogenannte Skalierungsfragen zu verwenden (Beispiel: „Auf einer Skala von 1–10; wie schwerwiegend ist das Problem für Sie?"). Auch die Bitte, die Aspekte auf einen Satz oder drei wichtige Punkte zu beschränken, kann den Redefluss einschränken.

Letztlich können Sie das Problem auch offen ansprechen (Beispiel: „Ist es dir bewusst, dass du sehr viel sprichst?").

Nichts-Sager*in

Das Gegenteil von Viel-Redner*innen sind die Nichts-Sager*innen, also Personen, die nur sehr wenig zu einem Gespräch beisteuern.

Wenn das Gegenüber nur sehr wenig spricht, kann das natürlich ebenfalls den Gesprächsfluss behindern – es kommt nicht zu einem Austausch und zu einer gemeinsamen Entscheidungsfindung. Gründe dafür können unterschiedlich sein – Unsicherheit oder auch Angst, etwas Falsches zu sagen, sind in Lehr-Lernsituationsgesprächen oft ursächlich für Schweigen.

Dieses Schweigen kann wiederum Unsicherheiten bei der Person gegenüber auslösen und im schlimmsten Fall muss das Gespräch beendet werden.

Ein Lösungsansatz ist, Schweiger*innen auch Schweigen entgegenzubringen [93]. Dafür benötigt es immer etwas Überwindung und nicht alle können das Schweigen lange aushalten. Eine Gefahr dieses Ansatzes liegt außerdem darin, dass die angeschwiegene Person vermehrt das Wort übernimmt und somit den weiteren Inhalt des Gesprächs bestimmt.

Weiterführend können offene Fragen einsetzt werden, um die schweigende Person aus der Reserve zu locken (Beispiel: „Welche Anforderungen stellst du an die Situation?"). Eine weitere Möglichkeit ist auch hier, das Schweigen direkt anzusprechen und nach Gründen dafür zu fragen. Hat die werdende Hebamme möglicherweise wirklich Sorgen, etwas Falsches zu sagen, oder fühlt sich unsicher, muss dieser Konflikt zusätzlich gelöst werden.

Stures Verhalten

Das sture Verhalten in einem Gespräch zeichnet sich dadurch aus, dass Gesprächspartner*innen auf ihrem eigenen Standpunkt beharren und beratungsresistent sind. Auch diese Herausforderung kann einem positiven Gesprächsverlauf entgegenwirken, da auch hier eine gemeinsame Entscheidungsfindung ausbleibt. Im Endeffekt kann das Gespräch sogar stagnieren [88].

Auch hier sollten Praxisanleitende ruhig bleiben. Die Fragetechnik der Alternativfrage kann hier gut Anwendung finden [ebd.] (Beispiel: „Ich merke, du teilst meine Einschätzung zu dem Zustand des Neugeborenen nicht, meinst du, wir sollen nochmal in ein Lehrbuch schauen oder recherchierst du nach dem Dienst selbstständig?"). Außerdem kann letztendlich wieder direkt nach den Gründen für dieses Verhalten gefragt werden.

Besserwisser*in

Es gibt zwei Arten von Besserwisser*innen – diejenigen, die wirklich Expert*innen für die Aspekte sind und andere, die nur so tun, als wüssten sie alles besser. Ein Gespräch mit Besserwisser*innen kann dazu führen, dass deren Gesprächspartner*innen stetig herabgesetzt fühlen und dadurch den Mut verlieren, die eigene Meinung zu äußern.

Den Wind aus den Segeln nehmen kann man solchen Personen in der Regel damit, dass man sie hinterfragt (Beispiel: „Können Sie mir das genauer erläutern, gibt es dafür einen Beweis?") [88].

Merke

Nicht nur werdende Hebammen können herausforderndes Verhalten an den Tag legen. Auch von Ihnen als Praxisanleiter*in können die hier vorgestellten Herausforderungen ausgehen. Daher steht hier immer die (Selbst)reflexion im Anschluss an ein Gespräch an erster Stelle!

4.2.7 Reflexion

Reflexionsfähigkeit gehört zu den grundlegenden Kompetenzen einer Hebamme. Reflexion ermöglicht, zu lernen und sich weiterzuentwickeln. Damit sind nicht nur die werdenden Hebammen gemeint. Selbstreflexion sollte von jeder Hebamme regelmäßig durchgeführt werden und ist in allen Bildungseinrichtungen im Lehrplan integriert.

Praxistipp

Fragen Sie die werdende Hebamme oder die Praxisbegleitung nach dem Reflexionsbogen der jeweiligen Bildungseinrichtung, damit Sie ein Gefühl dafür erhalten, wie die (Selbst-)Reflexion aufgebaut werden sollte.

Bei einem Reflexionsgespräch zählt sowohl die Selbstreflexion (durch die werdende Hebamme) als auch die Fremdreflexion (durch die Praxisanleitung).

In einem Reflexionsgespräch werden Handlungen nachbesprochen [104].

4.2.8 Literatur

[88] Beckmann U, Beckmann I. Mit Mitarbeitern konstruktiv umgehen: Strategien für Führungskräfte in der Pflege. Hannover: Vincentz Network; 2016

[89] Dahl C. Warum es sich lohnt, gut für sich zu sorgen. Prävention und Gesundheitsförderung 2019; (14): 69–78

[90] Denzel S. Praxisanleiter: pflegen, ausbilden, begleiten. 4 Aufl. Stuttgart: Thieme; 2019

[91] Fengler J. Feedback geben: Strategien und Übungen. 5. Aufl. Weinheim: Beltz; 2017

[92] Gordon T. Gute Beziehungen: Wie sie entstehen und stärker werden. Stuttgart: Klett-Cotta; 2013

[93] Greuel N. Kommunikation für Lehrkräfte: Beratung – Konflikte – Teamarbeit – Moderation. Stuttgart: Kohlhammer; 2016

[94] Harris TA. Ich bin o.k. Du bist o.k.: Wie wir uns selbst besser verstehen und unsere Einstellung zu andern verändern können – Eine Einführung in die Transaktionsanalyse. 48. Aufl. Reinbek bei Hamburg: Rowohlt; 2014

[95] Hattie J. Lernen sichtbar machen. 2. Aufl. Baltmannsweiler: Schneider Hohengehren; 2014

[96] Hentzschel D. Wie beurteilen werdende Hebammen die Praxisanleitung im Kreißsaal?. Die Hebamme 2013; 26 (4): 278–282

[97] Katsch, M. Personalführungskonzepte. In: Fegert J, Kölch M, König E, Harsch D, Witte S, Hoffmann U, Hrsg. Schutz vor sexueller Gewalt und Übergriffen in Institutionen. Berlin: Springer; 2018

[98] Koopmans M. Feedback: Kritik äußern-Kritik annehmen. Paderborn: Junfermann; 2007

[99] Kraft H. Rhetorik und Gesprächsführung. Stuttgart: Kohlhammer; 2016

[100] Lehner C., Weihe S. Zwischen Achtsamkeit und Pragmatismus. Berlin: Springer; 2019

[101] Lewin, K., Lippitt, R., & White, R. K. (1939). Patterns of aggressive behavior in experimentally created social climates. Journal of Social Psychology, 10, 271–301.

[102] Lummer C. 100 Tipps für Führungsverantwortliche in Pflege und Begleitung: Der kompakte Ratgeber. Ideal für den Berufsalltag. Leicht lesbar – gut umzusetzen. Hannover: Schlütersche; 2013

[103] Mahlmann R. Führungsstile und –methoden gezielt einsetzen. 2. Aufl. Weinheim: Beltz; 2019

[104] Mamerow R. Praxisanleitung in der Pflege. 7. Aufl. Berlin, Heidelberg: Springer; 2021

[105] Marmet O. Ich und du und so weiter: kleine Einführung in die Sozialpsychologie. 16. Aufl. Weinheim: Beltz; 2020

[106] Rogers, C. R. (2015) Der neue Mensch (Konzepte der Humanwissenschaften) Klett-Cotta Verlag, Stuttgart

[107] Schulz von Thun F. Miteinander Reden 1: Störungen und Klärungen. Reinbek bei Hamburg: Rowohlt; 2019

[108] Schulz von Thun F. Miteinander reden: 2 Stile, Werte und Persönlichkeitsentwicklung. Reinbek bei Hamburg: Rowohlt; 2019

[109] Schulz von Thun, F., Zach, K. & Zoller, K. (2017). Miteinander reden von A bis Z. Lexikon der Kommunikationspsychologie (3. Aufl.). Hamburg: Rowohlt Taschenbuch Verlag

[110] Schulze H, Sejkora K. Positive Führung: Resilienz statt Burnout. Freiburg: Haufe-Lexware; 2015

[111] Sheehan A, Elmir R, Hammond A, et al. The midwife-student mentor relationship: Creating the virtuous circle. Women and Birth 2021. DOI: 10.1016/j.wombi.2021.10.007

[112] Studien- und Prüfungsverordnung für Hebammen (HebStPrV) vom 8. Januar 2020. BGBl. I S. 39 (2020). Im Internet: https://www.gesetze-im-internet.de/hebstprv/HebStPrV.pdf.

[113] Kron T, Laut C. (2022). Soziologie verstehen – Eine problemorientierte Einführung. Stuttgart: Kohlhammer; 2022

[114] Wehner L. Dicke Luft – Konfliktmanagement in Gesundheitsberufen. Heidelberg, Berlin: Springer; 2012

[115] Werther S. Feedback in Zeiten der Agilität – Digitale Instrumente und analoge Methoden. Freiburg: Haufe-Lexware; 2020

[116] Wingchen J. Kommunikation und Gesprächsführung für Pflegeberufe: Ein Lehr- und Arbeitsbuch. 3. Aufl. Hannover: Schlütersche; 2014

[117] Zasche S. Zeit für mich: Selbstfürsorge Ideen für den Alltag (2019). Im Internet: https://raum-fuer-bewusstsein.de/selbstfuersorge-ideen/; Stand 02.12.2021

[118] Luft J, Ingham H. The Johari window, a graphic model of interpersonal awareness. Proceedings of the Western Training Laboratory in Group Development. Los Angeles: UCLA; 1955

[119] Kiesele K. Überraschend anders fragen – Praxisbuch für professionelle Kommunikation. Paderborn: Junfermann; 2022

[120] Bernard H. Die personenzentrierte Gesprächsführung nach Carl Rogers in der Wochenbettbetreuung. Die Hebamme 2010; 23(1): 51–56

[121] Rogers CR. Entwicklung der Persönlichkeit – Psychotherapie aus der Sicht eines Therapeuten. 19. Aufl. Stuttgart: Klett-Cotta; 2014

5 Der Anleitungsprozess

Lena Agel

Die Praxisanleitung ist für werdende Hebammen ein wichtiger Aspekt während der praktischen Lehr- und Lernphasen und rundet die fachtheoretischen Lernphasen ab. Sie kann nicht nebenbei erfolgen. Die Anleiter*innen benötigen für ihre Anleitung Freiräume, in denen sie nicht in die übliche Tätigkeit eingebunden sind, da sie fortlaufend in den Lernprozess integriert sind [134]. Bewährt haben sich sogenannte „Anleitungstage", die ausschließlich der pädagogischen Arbeit zur Verfügung stehen.

Des Weiteren ist für eine erfolgreiche Anleitung die Gestaltung und Planung durch die Praxisanleiter*innen immer wieder eine Herausforderung. Eine gute Vorbereitung und das Einschätzen der Betreuungssituation von Frauen und deren Familien, sowie die einzelnen Handlungsabläufe sind entscheidende Punkte, die die Anleiter*innen kennen sollten, um die Studierenden geplant an die beruflichen Handlungskompetenzen heranzuführen. Somit fordert die Anleitung von praktischen Lernsituationen neben didaktischen Kenntnissen eine strukturierte Herangehensweise durch die Anleiter*innen. Mamerow [130] erläutert, dass personelle, räumliche und zeitliche Ressourcen in der Planung berücksichtigt werden sollten.

5.1 Teilschritte des Anleitungsprozesses

„Organisation ist zwar nicht alles in der Didaktik, aber ohne Organisation ist alles nichts" ([124] S.29)

Als Strukturierungs- und Orientierungshilfe eignet sich der Anleitungsprozess, welcher nach Lunk [129] von der ersten Begegnung zwischen Studierenden und Praxisanleiter*innen an geprägt ist (▶ **Abb. 5.1**). Nach Kuckeland [127] kann dieser Anleitungsprozess in fünf Teilschritten dargestellt bzw. modifiziert werden. Die Phasen der einzelnen Teilschritte werden klar definiert und ermöglichen, dass der Lehr-Lern-Prozess für alle Akteur*innen transparent gestaltet wird. Somit findet der Prozess sowohl Anwendung in der Rahmenplanung der gesamten Praxisphase als auch für die einzelnen Anleitungssequenzen (▶ **Abb. 5.2**).

Dieses Kapitel soll Sie bei der Gestaltung und Planung der Anleitung unterstützen. Nachfolgend werden die einzelnen Teilschritte sowie mögliche Störfaktoren des Anleitungsprozesses erläutert. Sie sollten beachten, dass die Teilschritte nicht als festes Muster gesehen werden sollten, und dass nicht alle Handlungen in jeder Praxisphase Anwendung finden. Der Anleitungsprozess dient viel mehr als eine Orientierungs- und Planungshilfe für die Anleitung [123].

5.1.1 Teilschritt 1: Sammeln und Analyse von Informationen

Der Anleitungsprozess beginnt mit der Analyse von Rahmenbedingungen. Nach Quernheim [137] werden hierzu fünf Kriterien unterschieden:

- Bedingung durch die Praxisanleiter*innen
  - Werden Sie sich ihrer Rolle als Anleiter*in bewusst. Reflektieren sie ihr Fachwissen, sowie pädagogisches Wissen und die Haltung gegenüber den Studierenden.

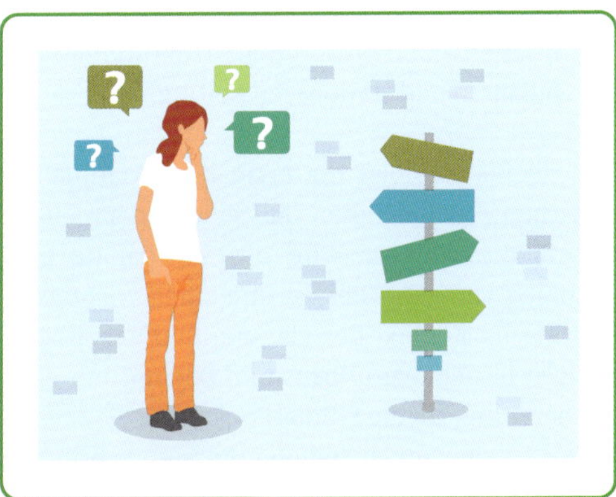

▶ **Abb. 5.1** Die Lernenden benötigen Orientierung.

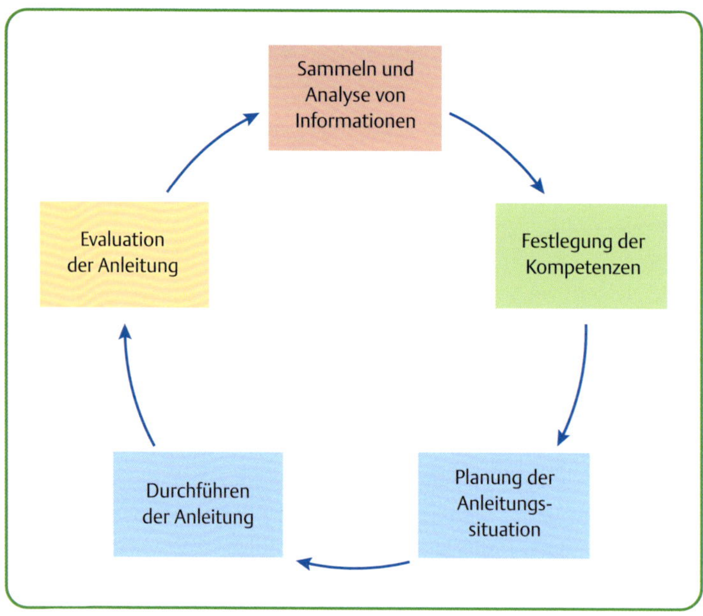

► **Abb. 5.2** Der Anleitungsprozess. (Quelle: Der Anleitungsprozess. Die Hebamme 2020; 33(06): 18-23)

- Bedingung durch die Frauen bzw. Familien
  - Hier sollen sie genau betrachten, welche Frau bzw. Familie sich für eine Anleitungssequenz eignet. Eine Publikation [126] zeigte, dass beteiligte Patient*innen eine Anleitung während der Betreuung nicht als Belastung empfunden haben.
- Bedingung durch das Anleitungsthema
  - Der Inhalt und das Kompetenzniveau sind maßgeblich für die detaillierte Planung.
- Bedingungen durch die Studierenden
  - Die verschiedenen Lernbiografien, die Generation bzw. das Alter, sowie Vorerfahrungen haben einen Einfluss auf die Anleitung.
- Bedingungen durch das Umfeld
  - Auswirkungen auf die Anleitung haben Organisations- und Versorgungsstrukturen im ambulanten und stationären Setting.

Anschließend erfolgt die erste Kontaktaufnahme zwischen Anleiter*innen und werdender Hebamme. In dieser Phase wird das sogenannte Erstgespräch verortet. Dies ist einer der wichtigsten Schritte im Kontext der Planung und des arbeitsfähigen Beziehungsaufbaus und beginnt mit einer Vorbereitung auf die Studierenden.

Die Anleiter*innen stellen im ersten Schritt den Studierenden ihren Lernort vor. Informationen über mögliche Lernangebote erhalten Sie in Kap. 6 „Lernorte der praktischen Ausbildung". Somit erhalten die Studierenden Einblicke in die Lernmöglichkeiten. Des Weiteren bekommen die Studierenden strukturelle Informationen wie Dienstzeiten, Ansprechpartner*innen etc., welche für die Praxisphase von Relevanz sind. Meist sind die Studierenden zu Beginn mit der Fülle an Informationen überfordert. Als Anleiter*in können sie zur Unterstützung ein Informationspapier über ihre Abteilung bzw. Einrichtung erstellen.

Um die Studierenden in diesen Prozess einzubinden, können sie als Methode eine sogenannte „Einrichtungsrallye" oder „Abteilungsrallye" verwenden. Hier erhalten die Studierenden einen Erkundungsplan mit gezielten Fragen. Die Studierenden erarbeiten die Fragestellungen eigenständig und werden so aktiv in den Lernprozess einbezogen. Diese Art des Lernens hat den Ansatz in der kritisch-konstruktiven Didaktik nach Klafki [131]. „In der Lehr-Lernsituation bedeutet das, dass konstruktivistische Ansätze nicht das Lösen didaktisch aufbereiteter Probleme, sondern das eigenständige Auffinden und Konstruieren von Problemen sowie den Umgang mit authentischen Situationen in den Vordergrund rücken" [132]. Somit ist die Zielsetzung der handlungsorientierten Didaktik keine reine Wissensvermittlung, sondern sie ermöglicht ein autonomes Lernen [133]. Sie können somit den Lernprozess begleiten oder Anregungen geben, aber nicht steuern. Als Abschluss evaluieren und reflektieren sie die Fragen gemeinsam mit den Studierenden.

Infobox

Mögliche Aufgaben und Fragen für die Durchführungen einer Einrichtungs- oder Abteilungsrallye:

- Stellen Sie sich im Sekretariat der Abteilung vor
- Stellen Sie das Organigramm der Einrichtung/Abteilung dar
- Lassen sie sich die Telefonliste zeigen
- Wie lautet die Notrufnummer?
- Wo finde ich den Hygieneplan?
- Wo befindet sich der Notfallkoffer?
- Wer ist ihr Ansprechpartner bei unsicheren Fragen?
- Über welche Aufgaben/Tätigkeiten möchten sie noch mehr erfahren?

Durch die eigenständige Bearbeitung von Fragestellungen können Kompetenzen erreicht werdenden, wie:

Fachkompetenz

- Die Lernenden erfassen die Strukturen der Einrichtung/Abteilung und können diese wiedergeben.
- Die Lernenden beschreiben den Hygieneplan.

Methodenkompetenz

- Die Lernenden orientieren sich systematisch in der Einrichtung/Abteilung.
- Die Lernenden erfassen Informationen systematisch.
- Die Lernenden erstellen ein Organigramm.

Soziale Kompetenz

- Die Lernenden nehmen Kontakt mit anderen Mitarbeiter*innen auf.
- Die Lernenden initiieren Gespräche.

Personale Kompetenz

- Die Lernenden agieren respektvoll.
- Die Lernenden reflektieren ihr Auftreten.

Sie erhalten in dieser Phase des Anleitungsprozesses bereits erste Einblicke in den Lern- und Entwicklungsstand der Studierenden. Dieser dient als Fundament für die gemeinsame Einschätzung des individuellen Lernbedarfs im Kontext des Lernangebots. Um die Einschätzung der vorhandenen Kompetenz zu erleichtern, eignet sich die Verwendung von folgenden Dokumenten:

- Praxisbegleitbuch
- Logbuch
- Theorietagebuch
- Modulhandbuch des Studiengangs
- Lernziel bzw. Lernaufgaben
- Informationen zu Modulprüfungen.

In diesen Dokumenten können die bereits erworbenen Kompetenzen erfasst und analysiert werden. Kompetenzziele der Studien- und Prüfungsverordnung für Hebammen (HebStPrV, [136]) auf Makroebene oder Kompetenzformulierungen der Hochschule auf Mesoebene dienen ebenfalls als Unterstützung (► **Abb. 5.3**, ► **Abb. 5.4**).

Informationen für den Aufbau des Erstgesprächs, um eine positive Lern-Atmosphäre herstellen zu können, erhalten Sie in Kap. 4 „Lernbeziehungen gestalten“. In dem Gespräch sollten emotionale Erfahrungen der Studierenden Beachtung finden, da diese eine Vielzahl von kognitiven Prozessen beeinflussen, welche für die Leistung und das Lernen von zentraler Bedeutung sind. Werden diese Vorerfahrungen positiv verarbeitet, spricht man von emotionalem Lernen[122].

Kommt es im Beziehungsaufbau zwischen Anleiter*in und werdender Hebamme zu einem Störverhalten, kann dies prägend für die gesamte Praxisphase sein. Achten Sie somit auf die Ziele und Ihr Rollenbild. Das Kap. 3.2 zur Rolle der Praxisanleitung kann sie hierbei unterstützen. Informieren Sie die Studierenden konstruktiv über ihr mögliches fehlerhaftes Verhalten als werdende Hebamme, wie etwa mangelnde Aktivität oder ein Überschreiten von Grenzen.

Hinweise zur geeigneten Dokumentation des Gesprächs finden Sie in Kap. 3.3.1 „Dokumente für die berufspraktischen Studienphasen“.

Zum Gesprächsende sollten die Lernmöglichkeiten, Lernbedürfnisse und der Lernbedarf in Einklang gebracht werden.

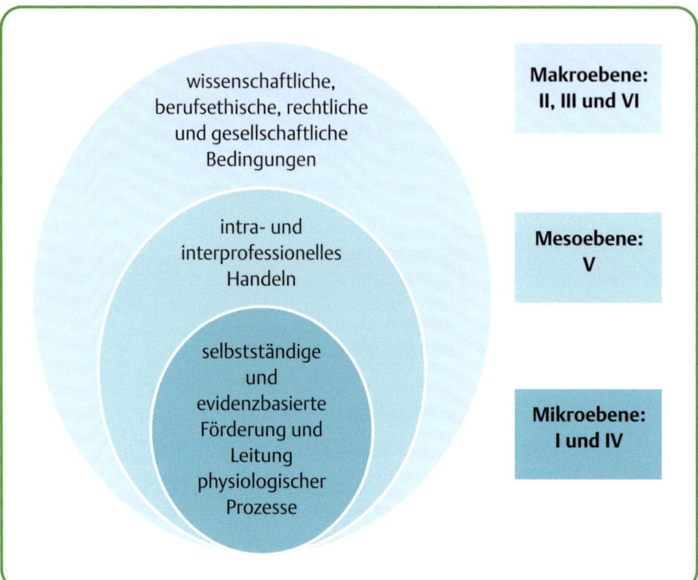

▶ **Abb. 5.3** Zuordnung der sechs Kompetenzbereiche auf sozialstruktureller Ebene, Makro-, Meso- und Mikroebene.

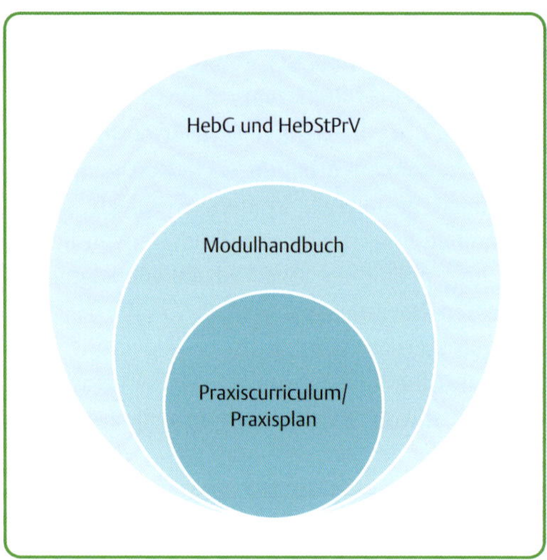

▶ **Abb. 5.4** Dimensionen der Kompetenzzuordnung.

Infobox

Rollen der Praxisanleitung:

- Manager*in
- Pädagog*in
- Lernprozessbegleiter*in
- Expert*in

Infobox

Ziele des Erstgesprächs:

- Orientierung der Praxisphase
- Erfassen von Lernbedürfnissen

5.1.2 Teilschritt 2: Festlegung von Zielen und Kompetenzen

In diesem Teilschritt haben Sie die Aufgabe, auf Grundlage der gewonnenen Informationen einen Konsens für die Praxisphase mit den Studierenden zu erstellen. Es steht die gemeinsame Zielerarbeitung und Lernzielformulierung im Vordergrund. Die übergeordneten Ziele aus der HebStPrV [136] und die konkreten Ziele, welche sich an den Kompetenzen und Erwartungen sowie Wünsche der Studierenden orientieren, müssen in einen realisierbaren Einklang gebracht werden. Dies sollte unmittelbar in der ersten Praxiswoche erfolgen und ebenfalls im Erstgespräch dokumentiert werden.

Für die Formulierung des Kompetenzzieles ist es sinnvoll, dass die Kompetenzen kurz und präzise beschrieben werden. Zusätzlich sollten Verben verwendet werden, die eine Handlung beobachtbar und messbar machen. Um diese Vorgaben zu erfüllen, haben sich die Taxonomiestufen nach Bloom (1986) (▶ **Abb. 5.5**) als hilfreich erwiesen

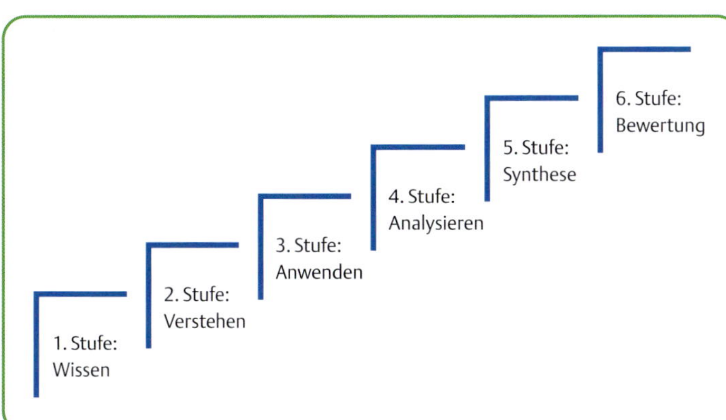

▶ **Abb. 5.5** Die Taxonomiestufen.

[135]. Sie unterstützen die Vielfältigkeit von Kompetenzen und bringen diese in eine logische, hierarchische Struktur von sechs Niveaustufen.

Infobox

Kompetenzen

Praxisanleiter*innen haben die Aufgabe, die berufliche Handlungskompetenz der Studierenden zu fördern. Die Handlungskompetenz wird verstanden als: „Die Bereitschaft und Befähigung des Einzelnen, sich in beruflichen, gesellschaftlichen und privaten Situationen sachgerecht, durchdacht sowie individuell und sozial verantwortlich zu verhalten“ [128]. Dies bedeutet, dass sich die berufliche Handlungskompetenz in verschiedene Dimensionen entfalten kann (▶ Abb. 5.6).

Die formulierten Ziele sollten in einer zeitlich längeren Praxisphase am selben Lernort in einem Zwischengespräch zwischen Anleiter*in und Studierenden evaluiert und reflektiert werden. Einen Leitfaden für die Dokumentation des Gesprächs erhalten Sie in Kap. 8.2.5 „Instrumente der Reflexion und Evaluation von Lernenden“. Um die Einschätzung der vorhandenen Kompetenz zu erleichtern, eignet sich ein Praxisbegleitbuch. In diesem können die bereits erworbenen Kompetenzen dokumentiert werden. Alternativ kann die Selbsteinschätzung mittels Kompetenzrad erfolgen.

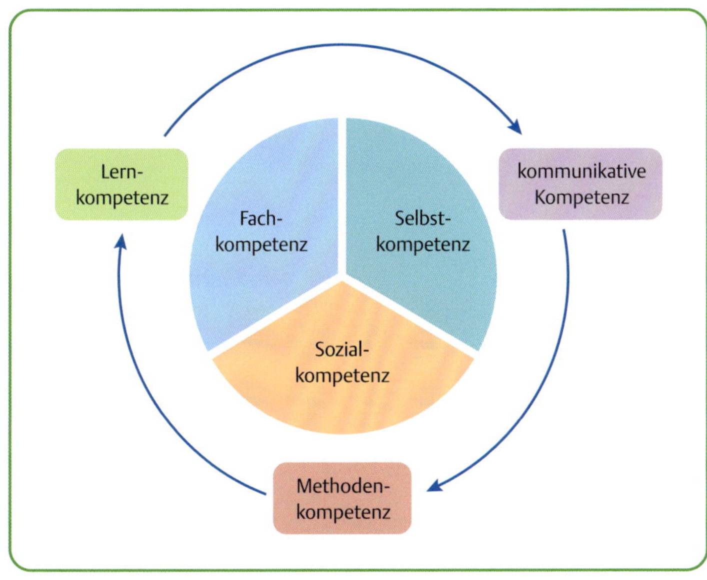

▶ **Abb. 5.6** Dimensionen der Handlungskompetenz gemäß KMK 2011 [128].

5.1.3 Teilschritt 3: Planung der Anleitungssituation

Die Praxisanleiter*innen erstellen im Anschluss einen individuellen Anleitungsplan. Bei dem geforderten Umfang von 25 % Anleitungszeit sollten Sie einen angemessenen und realistischen Plan von direkter und indirekter Anleitung erstellen. Bei der direkten Anleitung sind Sie als Anleiter*in präsent, während Sie bei der indirekten Anleitung nicht bei allen Phasen beteiligt sind. Die Auswahl von verschiedenen Sozialformen wirkt sich positiv auf das Lernergebnis aus. Außerdem können Sie so in Ihrem Anleitungsplan durch die Verwendung der verschiedenen Anleitungs- und Sozialformen das Zeitmanagement und die Ressourcen für das Gelingen der Umsetzung positiv beeinflussen. Dies bedeutet für die zeitliche Planung, dass für eine direkte Anleitung ein zeitlich hoher Anleitungsaufwand und für indirekte Anleitung ein zeitlich geringer Anleitungsaufwand für Praxisanleiter*innen eingeplant werden muss.

Infobox

Sozialformen ausgewählter Lernsituationen:

- Gruppenanleitung
- Partneranleitung
- Einzelanleitung

Infobox

Direkte und indirekte Praxisanleitung:

- Lernen durch Grundsätze der Didaktik
- Lernen durch Handeln
- Lernen durch Beobachtung
- Lernen durch Informationsaufnahme
- Lernen durch Reflexion

Die Praxisbegleitung durch die Hochschule, Prüfungen sowie Erst-, Zwischen- und Abschlussgespräche müssen Sie in Ihrer Planung stets berücksichtigen, damit die Ziele erreicht werden können. Es wird deutlich, dass die Planung eine hochkomplexe Aufgabe für Praxisanleiter*innen ist, welche stets ernst genommen werden sollte.

Die Dokumentation erfolgt in dem sogenannten Praxisplan. Als Struktur kann eine wöchentliche Planung hilfreich sein. Sie zeigt die Kompetenzziele und den Umfang der Anleitungsstunden auf. Kommt es zu keiner Erhebung und keinem Erfassen des Lernstandes und werden keine Dokumente während der Planung berücksichtigt, ist dies ein fehlerhaftes Verhalten und kann das Erreichen der Kompetenzziele stören. Das Dokument in ▶ **Abb. 5.7** kann Ihnen als Unterstützung dienen.

Dieses Dokument sollte den Anleiter*innen und den Studierenden zur Verfügung stehen. Die Planung der Anleitung kann wie Teilschritt 2 auf unterschiedlichen Ebenen erfolgen. Auf übergeordneter Ebene erfolgt die Planung für die gesamte Praxisphase, auf untergeordneter Ebene erfolgt die Planung für die konkreten Anleitungssequenzen (▶ **Abb. 5.8**).

Die gezielte Planung der einzelnen Anleitungssequenzen ist individuell im Kontext der angewendeten Methode zu sehen. Ziel sollte sein, dass die Anleitungssequenzen konkret für alle beteiligten Personen dargestellt werden. Der zeitliche Umfang der Anleitung ist sehr individuell und richtet sich danach, welche Methoden, Erfahrungen und Ziele zugrunde liegen. Mit der Anwendung von unterschiedlichen didaktischen Methoden können Sie den selbständigen Lernprozess und die Handlungskompetenz bewusst beeinflussen. Praxisanleiter*innen wählen diese individuell nach dem Kompetenzstand der Studierenden und des Lehrgegenstands aus.

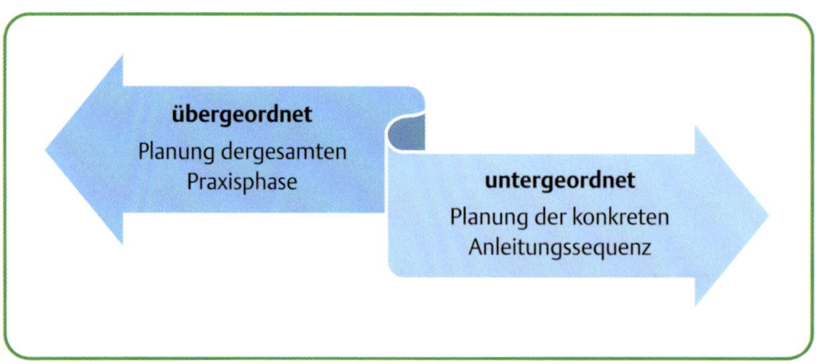

▶ **Abb. 5.7** Planungs- und Dokumentationshilfe der Praxisanleitung.

Planung Praxisanleitung		
Datum	Stunden	Lerngegenstand/Lernsituation

▶ **Abb. 5.8** Planung der Praxisanleitung. Tabelle ist als Download verfügbar.

Eine detaillierte Übersicht von verschiedenen didaktischen Methoden erhalten Sie in Kap. 7 „Methoden der Praxisanleitung“. Es ist wichtig, dass Sie die Methoden selbst verstehen und anwenden können, damit eine authentische Lehr-Lernsituation entstehen kann. Auch können Studierende in die Auswahl mit einbezogen werden, was ihre Lernmotivation fördern kann. Sollten Sie wenig zeitliche Ressourcen für die Praxisanleitung haben, eignen sich indirekte Anleitungsmethoden, in denen Sie primär als Lernbegleiter*in bzw. Lerncoach fungieren. Hier eignen sich folgende Methoden:

- Wochenthema
- Impulsfragen
- Leittext
- Projekthemen
- Arbeits- und Lernaufgaben

Grundsätzlich können Sie Ihrer Kreativität freien Lauf lassen und Ihren gepackten Methodenkoffer als Instrument verwenden. Unmotivierte Studierende und Praxisanleiter*innen sind in diesem Teilschritt als Störung im Anleitungsprozess zu sehen.

5.1.4 Teilschritt 4: Durchführen der Anleitung

Grundsätzlich haben Praxisanleiter*innen auf Makroebene die Rolle von Lernbegleiter*innen und beantworten Studierenden fachliche und methodische Fragen. Dies bedeutet, dass sie die Studierenden professionell an die beruflichen Handlungen von Hebammen heranführen. Auf Mikroebene gestalten sie die einzelnen Anleitungssequenzen und reflektierten gemeinsamen mit den Studierenden das Erreichen der Kompetenzziele. Hierzu gehen sie unter anderem gelegentlich in einen reflektierten Rollentausch. Beachtet werden sollte, dass sie neben der direkten und indirekten Anleitung Handlungssituationen aus dem beruflichen Alltag der Hebamme reflektieren. Um den komplexer werdenden Betreuungssituationen von Frauen und Familien gerecht zu werden, benötigen Hebammen die Fähigkeit des komplexen Denkens und die Selbstverantwortlichkeit im Sinne der Entscheidungsfindung. Dies gelingt jedoch nur, wenn Praxisanleiter*innen mit den Studierenden stets einen kritisch-reflektierten Dialog führen.

5.1.5 Teilschritt 5: Evaluation der Anleitung

Nach der Anleitung bzw. im Abschlussgespräch der Praxisphase sollte immer eine systematische Reflexion und Evaluation erfolgen. Sollten diese nicht erfolgen, kann man nicht von einer Anleitungssituation sprechen, da Reflexion und Evaluation Grundlagen für die Weiterentwicklung der Kompetenzen sind.

Reflexion und Evaluation ermöglichen, dass die Anleitungssequenzen aus verschieden Perspektiven betrachtet werden und Konsequenzen für zukünftige Anleitungen abgeleitet werden können. Ein Lerntagebuch, welches von den Studierenden geführt wird, unterstützt ebenfalls den reflektierten Lernprozess. Nähere Erläuterungen dazu finden Sie in Kap. 8 „Feedback, Reflexion und Evaluation in der Praxisanleitung".

Die Methode nach Richter hat sich für die Reflexion der Anleitung als hilfreich erwiesen. Eine detaillierte Erläuterung dieses Modells finden Sie in Kap. 4.2.7.

Mögliche Fragestellungen:

- Welche Fragen konnten Sie heute noch nicht stellen?
- Welche Situationen waren heute neu für Sie?
- Wie erging es Ihnen heute bei der Betreuung von Frau B.?

5.1.6 Literatur

[122] Arnold R, Erpenbeck J. Wissen ist keine Kompetenz. Baltmannsweiler: Schneider; 2016

[123] Bohrer A. Lernort Praxis. Kompetent begleiten und anleiten. 4. Aufl. Brake: Prodos; 2018

[124] Döring K, Ritter-Mamczek B. Lehren und Trainieren in der Weiterbildung – ein praxisorientierter Leitfaden. Weinheim: Deutscher Studien; 2001

[125] Gesetz über das Studium und den Beruf von Hebammen (Hebammengesetz - HebG). Hebammengesetz vom 22. November 2019 (BGBl. I S. 1759). Im Internet: https://www.gesetze-im-internet.de/hebg_2020/HebG.pdf; Stand: 26.06.2020

[126] Hatzer E, Hauenstein F. Praxisanleitung. Pflege aktuell 2000; 54 (4): 224–226

[127] Kuckeland H. Anleitungsprozesse gestalten. Basiselemente der Praxisanleitung. Forum Ausbildung 2009; 3 (1): 6–9

[128] Kultusministerkonferenz, Hrsg. Handreichung für die Erarbeitung von Rahmenlehrplänen der Kultusministerkonferenz für den berufsbezogenen Unterricht in der Berufsschule und ihre Abstimmung mit Ausbildungsordnungen des Bundes für anerkannte Ausbildungsberufe (2011). Im Internet: https://www.kmk.org/fileadmin/Dateien/veroeffentlichungen_beschluesse/2011/2011_09_23-GEP-Handreichung.pdf; Stand:26.06.2020

[129] Lunk S. Praxisanleitung. In Altenpflegeeinrichtungen kompetent ausbilden. 4. Aufl. München: Elsevier Urban & Fischer; 2019

[130] Mamerow R. Praxisanleitung in der Pflege. 6. Aufl. Berlin, Heidelberg: Springer; 2018

[131] Oelke U, Meyer H, Scheller I. Teach the teacher: Didaktik und Methodik für Lehrende in Pflege und Gesundheitsberufen. Berlin: Cornelsen; 2013

[132] Reinmann-Rothmeier G. Didaktische Innovation durch Blended Learning. Bern: Huber; 2003

[133] Sahmel KH. Lehrbuch kritische Pflegepädagogik. Bern: Hogrefe; 2015

[134] Sahmel KH. Die praktische Pflegeausbildung auf dem Prüfstand. Herausforderungen und Perspektiven. Stuttgart: Kohlhammer; 2020

[135] Schewior-Popp S. Lernsituationen planen und gestalten. Handlungsorientierter Unterricht im Lernfeldkontext. 2. Aufl. Stuttgart, New York: Thieme; 2014

[136] Studien- und Prüfungsverordnung für Hebammen (HebStPrV). Studien- und Prüfungsverordnung für Hebammen vom 8. Januar 2020 (BGBl. I S. 39). Im Internet: https://www.gesetze-im-internet.de/hebstprv/HebStPrV.pdf; Stand: 26.06.2020

[137] Quernheim G. Spielend anleiten und beraten. Praktische Pflegeausbildung kompetent gestalten. 6. Aufl. München: Urban & Fischer; 2021

6 Lernorte und Inhalte der praktischen Ausbildung

Elsbe Peters, Renate Nielsen

Während des gesamten Studiums soll das theoretisch erworbene Wissen einen Transfer in die Praxis erfahren. Die Studierenden sollen Fertigkeiten und Fähigkeiten erlernen, anwenden und ausbauen.

Die Lernorte der Praxis sind in ihren Lehr- und Lernangeboten sehr individuell. Daher sollten die Themen, die der Praxisort anbieten kann, genau identifiziert werden, mit dem Ziel, einen Lehrangebots-Katalog zu erstellen. Dieser macht dann allen an der Ausbildung beteiligten Personen transparent, welche allgemeinen und speziellen Lehr- und Lernangebote möglich sind.

Beispiele für Lernorte

Im klinischen Bereich

- Geburtshilfliche Ambulanz
- Pränataldiagnostik
- Schwangerenanmeldung
- Kreißsaal
- Wochenbettstation
- Präpartalstation
- Neonatologie
- ...

Im außerklinischen Bereich

- Schwangerenvorsorge
- Hausgeburtshilfe
- Geburtshaus
- Kurse in der Schwangerschaft und im Wochenbett
- Wochenbettbetreuung
- Pro Familia
- ...

Sinnvoll ist es, die zu erwerbenden Kompetenzen in den Lehrangebots-Katalog mit einzuarbeiten, um kompetenzorientiert anzuleiten. Die Kompetenzen können der aktuelle geltenden Anlage 1 der Hebammen-Studien- und Prüfungsverordnung [136] entnommen werden.

In der praktischen Anwendung ist es wichtig, sich im Voraus darüber Klarheit zu verschaffen, in welchem Studiensemester oder auf welchem Lernstandpunkt sich die werdende Hebamme befindet, und welche Themen in der Theorie bereits in welcher Tiefe vermittelt wurden.

Praxisanleitende sollten über das Wissen und Bewusstsein verfügen, welche Kompetenzen von der werdenden Hebamme in der Berufsausübung erwartet werden.

In diesem Kapitel werden Ihnen verschiedene Möglichkeiten aufgezeigt, wie Sie ihr spezifisches Lernangebot ermitteln können.

6.1 Lehrangebotsanalyse

Dieses Unterkapitel leitet anhand vier aufeinander aufbauender Reflexionsübungen zu einer umfassenden Analyse des eigenen Lehrangebots. Die in eine gründliche Analyse investierte Energie wird in mehr Souveränität und Klarheit in der Durchführung von strukturierten Praxisanleitungen resultieren. In Anlehnung an die 9 W-Fragen der Didaktik [131] gilt es, die in ▸ **Abb. 6.1** dargestellten Aspekte zu analysieren:

6.1.1 Lehrpersonenanalyse

Der erste Schritt besteht darin, sich als Lehrperson zu reflektieren. Hierzu kann eine Lehrpersönlichkeits-Entwicklungs-Landkarte („didaktische Landkarte") hilfreich sein [138]. Dies ist eine Möglichkeit zur Visualisierung der persönlichen und be-

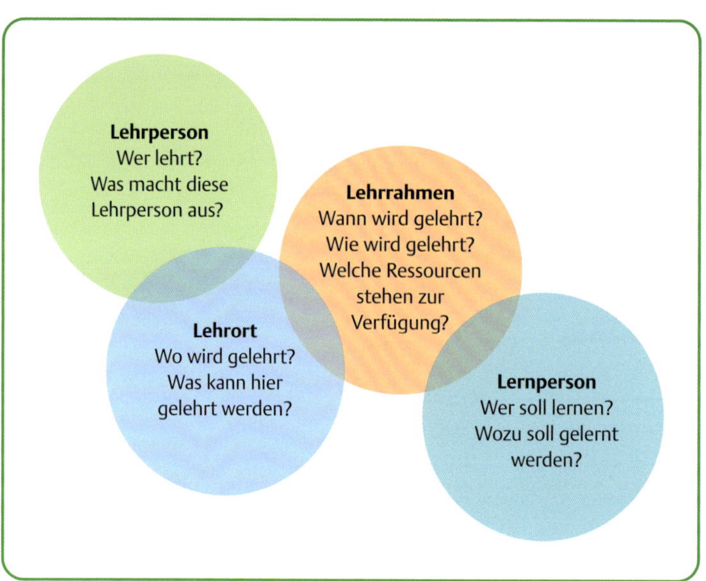

▶ **Abb. 6.1** Aspekte der Lehrangebotsanalyse [139].

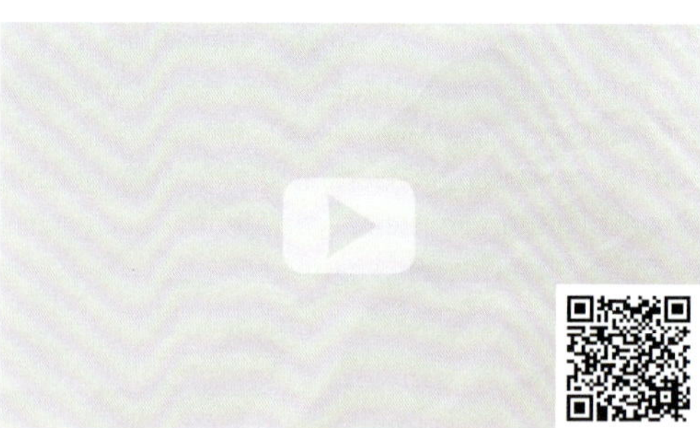

▶ **Video 6.1** Eine didaktische Landkarte erstellen. (http://integrale-kunstpaedagogik.de/assets/wib_landkarten_gesamt__alexandra-ritter__christoph-jantzen__2019.pdf)

ruflichen Entwicklung: Erfahrungen, Vorbilder, Motivation und Antreiber, Expertise, Ideen, Leitbilder, Stärken und Entwicklungsbedarf werden gestalterisch dargestellt und dadurch offengelegt (▶ **Video 6.1**).

6.1.2 Lehrortanalyse

Im zweiten Schritt wird der Lernort beschrieben. Beschreiben Sie anhand einer Mindmap (▶ **Abb. 6.2**) folgende Leitfragen:

- Was macht meinen Arbeitsplatz aus?
- Was kann hier gelernt werden? (Grundlagen und Besonderes)
- Wo liegen die Schwerpunkte?
- Was zeichnet diesen Lehrort aus?
- Welchen Stellenwert hat Ausbildung an dem Lehrort?

6.1.3 Lehrrahmen- und Ressourcen

Im dritten Schritt werden die Ressourcen betrachtet, die für Ausbildung und Praxisanleitungen zur Verfügung stehen.

Auf diese Analyse sollte viel Energie verwendet werden: Ohne Ressourcen kann Ausbildung nicht gestaltet werden. Die Ressourcenanalyse kann anhand des Modells in ▶ **Abb. 6.3** erfolgen (ähnlich der Fishbone- oder Ishikawa-Methode).

6.1.4 Lernperson: Kompetenz-Zielanalyse

Den letzten Schritt der Lehrangebotsanalyse stellt die Kompetenz-Zielanalyse für die Lernperson dar. Dabei sind folgende Aspekte zu beachten (s. auch ▶ **Abb. 6.4**):

- Lehrende
  - Die lehrende Person sollte das Studienziel kennen.
  - Alle Ausbildenden sollten die Anlage 1 HebStPrV und das Lehrcurriculum kennen und mit dem persönlichen Lehrangebot abgleichen.

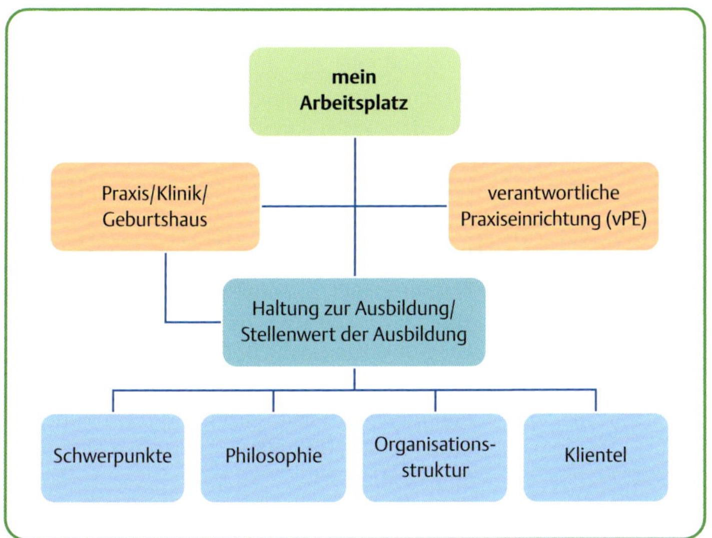

▶ **Abb. 6.2** Lehrortanalyse.

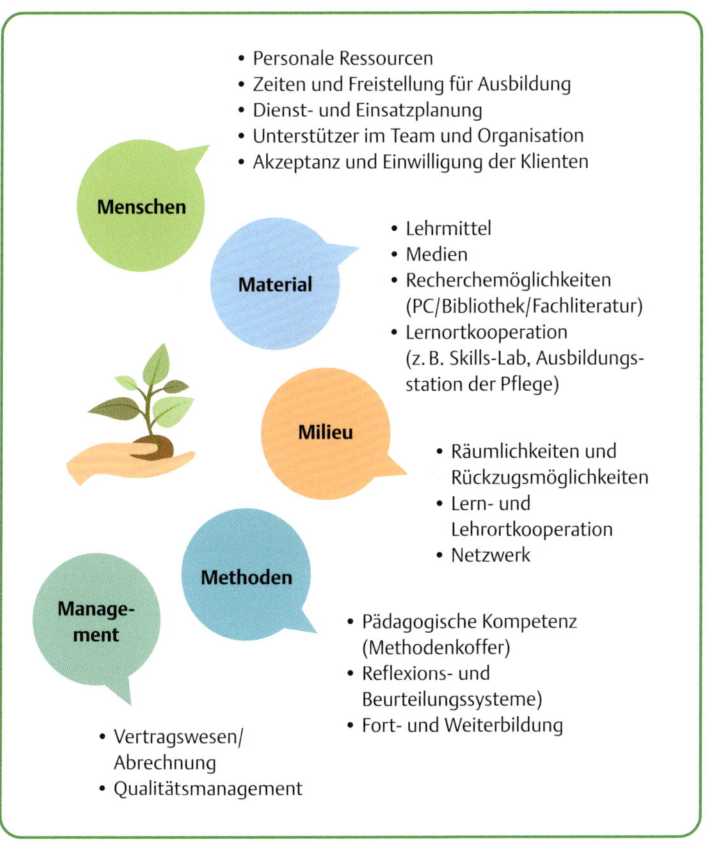

▶ **Abb. 6.3** Aspekte der Lehrrahmen- und Ressourcenanalyse.

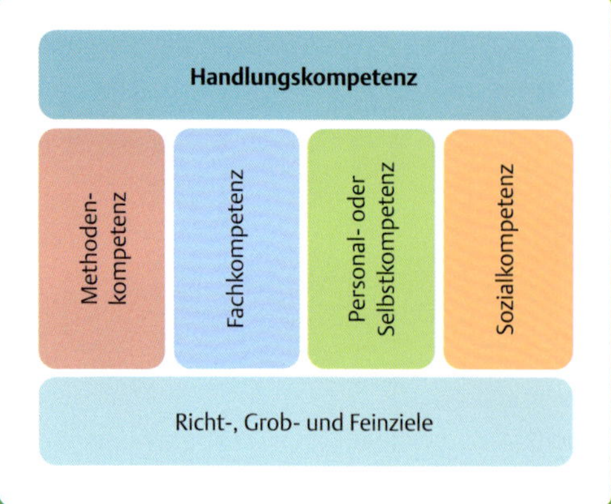

▶ **Abb. 6.4** Aspekte der Kompetenz-Zielanalyse.

   - Zum Erreichen von beruflicher Handlungskompetenz werden die Ziele in Methoden-, Fach-, Personal- und Sozialkompetenz gegliedert.
- Lernende
   - Die lernende Person sollte ihre eigenen Lernziele kennen, formulieren können und verstehen, warum Inhalte gelernt werden sollen.
   - Hierfür muss das Lehrangebot transparent und sowohl am Lehrkatalog als auch am individuellen Lernstand der lernenden Person orientiert sein.
   - Hilfreich ist eine Katalogisierung in Richtziel, Grobziel und Feinziel. Anhand derer können Einsatz-, Wochen-, und Tagesziele festgelegt werden.

6.2 Inhalte der Praxisanleitung

Beispiele für Kompetenzorientierte Lehr-Richtziele in Anlehnung an die Anlage 1 der HebStPrV [136]:

6.2.1 Kompetenz 1.1 Schwangerschaft

- Feststellung einer Schwangerschaft und Anlegen eines Mutterpasses
- Erstaufnahme/Erstkontakt
- Pulsanalyse (Frequenz, Rhythmus, Qualität)
- Lesen eines Mutterpasses inklusive Kurzübergabe und/oder ausführlicher Vorstellung
- Lernende erstellt einen kompletten Mutterpass von der Feststellung der Schwangerschaft bis zur Geburt und Überleitung ins Wochenbett (MSchRL, Wochenthema)
- Beratung einer Schwangeren, z. B. zum Themenkomplex Wahl des Geburtsortes
- Beratung einer Schwangeren zu physiologischen Veränderungsprozessen und Beschwerden in der Schwangerschaft (z. B. Sodbrennen, Ödeme, niedriger Hb)
- Informationseinheit Geburtsvorbereitung zu Einzelthemen (Klinikkoffer, Analgesie Verfahren, Still-Positionen)
- Vitalzeichen: Pulsveränderungen und Blutdruck
- Urin-Kontrollen
- Äußere Untersuchung und Überprüfung der fetalen Vitalität unter Zuhilfenahme verschiedener Materialien
- Einschätzung des mütterlichen Beckens unter Berücksichtigung der Anpassungsprozesse und Einschätzung des fetalen Wachstums
- Medikamente und Arzneimittel im Hebammenkoffer
- Frühe Hilfen: Lokales Angebot sichten
- Kolostrumgewinnung

6.2.2 Kompetenz 1.2 Geburt

- Äußere Untersuchung und Überprüfung der fetalen Vitalität unter Zuhilfenahme verschiedener Materialien
- Beobachten des Gebärverhaltens und Erkennen des Geburtsfortschrittes
- Palpieren von Wehen („Wehenpartogramm")
- Auskultieren von fetaler Herzfrequenz in verschiedenen Stadien und Positionen
- Verschiedene Geburtspositionen
- Begleitung einer Wassergeburt (Indikationen/Kontraindikationen)
- Arzneimittelgruppen und Medikamente im Kreißsaal
- Kennenlernen und Wartung der Neugeborenen-Reanimationseinheit
- Neugeborenen-Erstversorgung: Wiegen, Messen, Prophylaxen, U1, APGAR
- Abnabeln
- Passive Leitung der Plazentageburt

- Notrufsystem und Alarmierungskette kennenlernen
- Richten von Infusionen und Medikamenten unter hygienischen Aspekten
- Anlegen einer Episiotomie
- Nähen von Geburtsverletzungen
- Begleitung und Aufgaben einer Hebamme bei (vaginal-)operativen Geburten
- Spontanmiktion fördern
- Durchführen eines Katheterismus

6.2.3 Kompetenz 1.3 Wochenbett und Stillzeit

- Konservatives Abstillen
- Einschätzung des Neugeborenen-Ikterus
- Gewichtsentwicklung überwachen
- Nabelpflege
- Rektusdiastase- und Beckenboden beurteilen, überwachen und Rückbildung fördern.
- Uterus- und Lochienüberwachung
- Mobilisation nach Sectio
- Konservative Maßnahmen zur Obstipationsprophylaxe
- Nahtinspektion und Beratung zur Pflege von Geburtsverletzungen
- Familiäres Schlaf-Wach-Verhalten
- Abschluss- oder Entlassungsgespräch

6.2.4 Kompetenzbereich 2

- Begleitung Schwangerer bei pränataldiagnostischen Verfahren
- Hospitation bei Kinderwunsch- oder Fertilitätskliniken
- Hospitation bei Frühen Hilfen o. ä. (z. B. Pro-Familia, Familienhebammen)
- Hospitation bei Stillberater*in

6.2.5 Kompetenzbereich 3

- Üben von traumasensiblem Vorgehen bei Untersuchungen, insbesondere bei vaginaler Untersuchung
- Wahrnehmung nonverbaler Kommunikation
- Wahrnehmung von Spannung/Anspannung
- Reflexion und üben sachbezogener und wertfreier Übergabe

6.2.6 Kompetenzbereich 4

- Besprechen und üben wertfreier Klärung der Ansprache
- Reflexion gewaltfreie Kommunikation in Familien
- Neutrale Formulierungen in der Dokumentation üben
- Umformulierung von Erläuterungen in einfacher Sprache
- Nonverbale Hilfsmittel und Gesten entwickeln

6.2.7 Kompetenzbereich 5

- Auffinden und lesen von QM-Dokumenten im Arbeitsbereich
- Entwicklung von Alternativdokumenten

6.2.8 Kompetenzbereich 6

- Lernentwicklungsplanung
- Formulierung von Lernzielen
- Teilnahme an Ethik-Komitee-Sitzungen
- Teilnahme an Teamsitzungen und Mentor*innen-Treffen

6.2.9 Literatur

[138] Jantzen C, Ritter A. Didaktische Landkarten. Komplexe Inhalte visualisieren (2019). Im Internet: http://integrale-kunstpaedagogik.de/assets/wib_landkarten_gesamt__alexandra-ritter__christoph-jantzen__2019.pdf; Stand 04.04.2023

[139] Oelke U, Meyer H. Didaktik und Methodik für Lehrende in Pflege- und Gesundheitsberufen. Berlin: Cornelsen; 2020

7 Methoden der Praxisanleitung

Hemma Pfeifenberger

Lernen ist ein lebenslanger Prozess. Dementsprechend beziehen sich die genannten Methoden der Praxisanleitung nicht nur auf die Praxisanleitung von Hebammenstudierenden, sondern auch auf die Anleitung von Hebammen zur Einarbeitung in einem neuen Bereich, nach einer längeren Berufspause oder zur Anerkennung (Nostrifizierung) einer ausländischen Berufsausbildung. Aufgrund der leichteren Verständlichkeit wird im Text immer der Begriff Lernende für Studierende verwendet.

Der Begriff „Methode" wurde über das spätlateinische methodus aus dem griechischen méthodos übernommen und bedeutet „Weg oder Gang einer Untersuchung" beziehungsweise „Weg zu etwas hin". Es handelt sich um die Art und Weise eines Vorgehens sowie um das auf einem Regelsystem aufbauenden Verfahren zur Erlangung von [wissenschaftlichen] Erkenntnissen oder praktischen Ergebnissen [148]. Diese genannten Regelsysteme zur Erlangung von Erkenntnissen und praktischen Ergebnissen werden im Folgenden als unterschiedliche Methoden der Praxisanleitung vorgestellt. Praxisanleitung von angehenden Hebammen ist insofern besonders, da der Hebammenberuf sehr viel Anleitung umfasst: Anleitung zu bestimmten Atemübungen, zur Säuglingspflege, zum Wickeln, Tragen, Stillen, etc. Es werden also werdende Hebammen (in der Praxisanleitung) zum Anleiten angeleitet.

Zur Begriffsklärung: In Bezug auf die Praxisanleitung gibt die Methode darüber Auskunft, wie eine Person einen Inhalt erlernen soll. Davon abzugrenzen ist der Begriff Methodik. Diese ist ein Teil der (Pflege-)Didaktik und befasst sich als Wissenschaft der Methoden und Verfahren mit der direkten Gestaltung von Unterricht, (Praxis-)Anleitungen und Beratungen in der Ausbildung. Didaktik ist die Wissenschaft des Lernens und Lehrens. Diese beschäftigt sich im Zusammenhang mit der Methodik mit den Fragen „Wie soll etwas gelernt werden?" (Lehrform) und „Womit soll etwas gelehrt werden?" (Lehrmittel). Die Fachdidaktik untersucht die Lehre eines bestimmtes Faches – in diesem Fall der Hebammenarbeit und Hebammenwissenschaft – und stellt daher die grundlegenden Fragen „Was soll erreicht werden?" (Lernziele) und „Was soll gelernt werden?" (Lerninhalte) [140, S. 136].

Die Methoden der Praxisanleitung werden in drei Ebenen unterteilt:

Makromethoden

sind die Großformen der Lehre wie Lehrgänge, Praktika, Workshops, Projekte, Trainings oder Coachings. Makromethoden sind methodische Großformen, mit denen Richtziele erreicht werden. Dies sind berufspolitische oder gesellschaftliche Zielstellungen.

Mesomethoden

sind Methoden einzelner Anleitungssequenzen und werden in Sozialformen, Handlungsschritte und Aktionsformen unterteilt:

- Sozialformen oder die Beziehungsstruktur können beispielsweise Einzelarbeit, Partner*innenarbeit, Gruppenarbeit oder Plenumsarbeit sein.
- Aktionsformen oder Handlungsstrukturen umfassen unter anderem die Methoden Vortrag, Fallbeispiel, Rollenspiel, 4-Stufen-Methode, Cognitive Apprenticeship oder Experiment.
- Handlungsschritte oder Prozessstrukturen sind beispielsweise Einstieg, Erarbeitungsphase, Auswertungsphase, Wiederholung und Ergebnissicherung.

Mit Mesomethoden werden Grob- und Feinziele erreicht. Grobziele sind allgemein formulierte Ziele, die die Basis von Lernfeldern oder Unterrichts- bzw. Praxiseinheiten bilden. Feinziele beziehen sich als konkrete Lernziele auf einzelne Lernende.

Mikromethoden

sind situationsspezifische Anleitungstechniken wie eine Tätigkeit vormachen, erklären, demonstrieren, darstellen oder eine Frage stellen, einen Arbeitsauftrag formulieren, Lob aussprechen bzw. einen Impuls geben.

(vgl.[152], [147], ▸ **Abb. 7.1**)

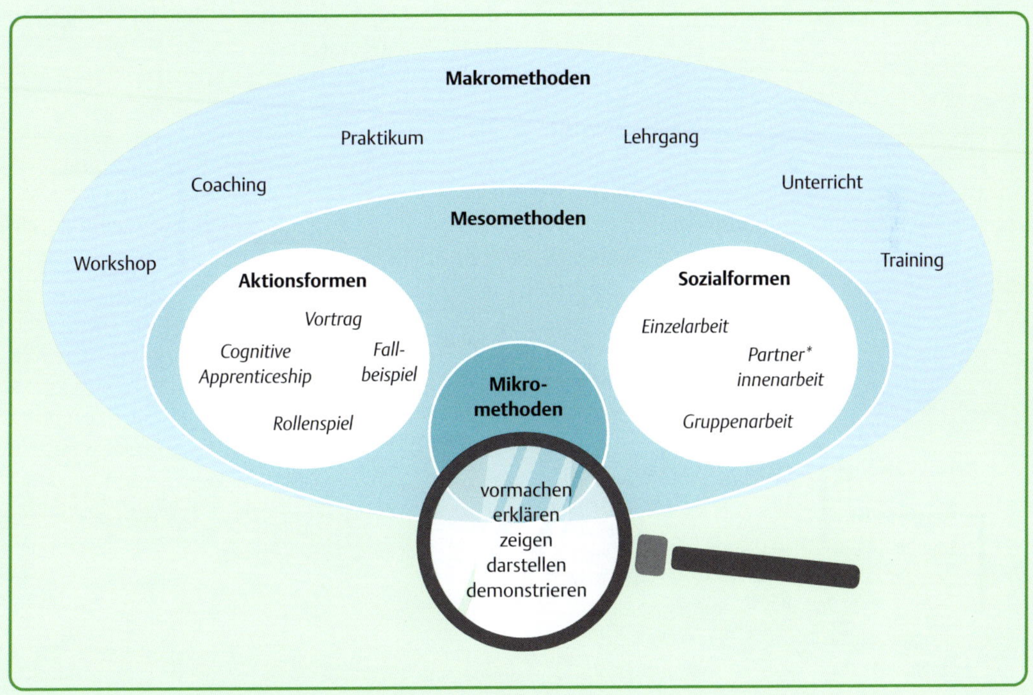

▸ **Abb. 7.1** Unterrichts- und Anleitungsmethoden in den drei Ebenen.

Wichtig ist es, sich über die Sozialform der Praxisanleitung Gedanken zu machen. Manche Sozialformen, wie Gruppen- oder Partner*innenarbeit, eigenen sich für patientenferne Anleitungen wie die Vorbereitung eines Geburtsraumes oder einer Neugeborenen-Versorgungseinheit (Reanimations-Einheit). Dahingegen sind speziell im sensiblen Arbeitsumfeld von Hebammen Anleitungen, die Patientinnen miteinbeziehen, als Einzelanleitungen durchzuführen. Sozial- und Aktionsformen werden im alltäglichen Gebrauch als Methoden der Praxisanleitung bezeichnet. Diese sollen von Praxisanleiter*innen didaktisch sinnvoll kombiniert werden. Es wird also nicht nur die Methode ausgewählt, mit der ein Inhalt transportiert wird, sondern auch die Sozial- und Organisationsform. Sozialform, Methoden und die Handlungsschritte werden auch als drei Dimensionen des methodischen Handelns bezeichnet. (vgl. [154], [152], [147])

Merke
Sozialform, Methoden und Handlungsschritte werden auch als drei Dimensionen des methodischen Handels bezeichnet.

7.1 Lernziele

Wichtig ist es, die gesetzten Lernziele bei der Planung der Praxisanleitung miteinzubeziehen. Die gewählte Praxisanleitungsmethode muss an die Lern- bzw. Anleitungsziele angepasst sein. Es gibt drei Gruppen von Lernzielen: kognitive (in sechs Stufen), affektive und psychomotorische Lernziele. Diese werden im Folgenden kurz mit Beispielen zum Thema Wehenbegleitung erläutert.

7.1.1 Kognitive Lernziele

Kognitive Lernziele beziehen sich auf Wissen, Denkvorgänge und Kenntnisse [152].

Diese können in sechs Stufen nach Anderson unterteilt werden (▸ **Abb. 7.2**):

Wissen

Lernende kennen verschiedene Arten von Wehen in der Schwangerschaft, unter der Geburt, in der Nachgeburtsperiode und im Wochenbett sowie die Physiologie hinter der Wehenentstehung und dem Wehenschmerz.

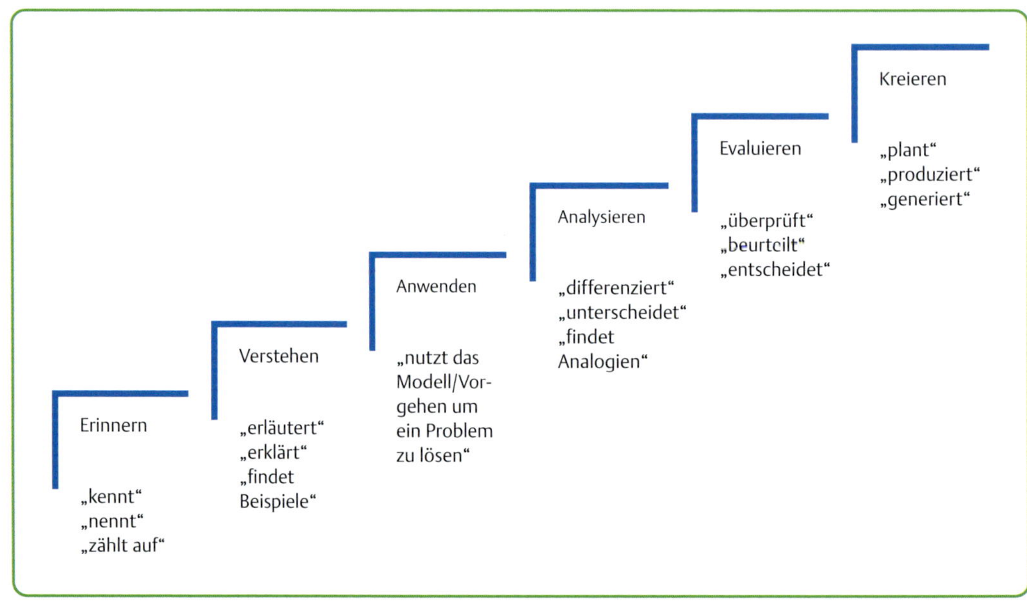

▸ **Abb. 7.2** Taxonomie kognitiver Lernziele.

Verstehen

Lernende können erklären, wieso die Beurteilung der Wehentätigkeit im Verlauf der Geburt wichtig ist und können Komplikationen bei hyperfrequenten Wehen (verstärkte Schmerzen, fetaler Stress, Uterusruptur) und hypofrequenten Wehen (prolongierte Geburt, daher erhöhtes Risiko für eine postpartale Blutung, etc.) erklären.

Anwenden

Lernende fragen die Mutter unter der Geburt regelmäßig, wie sich die Wehen verändern und wie sie damit zurechtkommt.

Analysieren

Lernende erkennen im Laufe der Geburt die Veränderung der Wehenintensität und -frequenz anhand äußerer Merkmale wie Palpation des Bauches, Körpersprache und dem Tönen der Mutter.

Evaluieren/Zusammenhänge erkennen

Lernende erkennen hypo- und hyperfrequente Wehen sowie verstärkt wahrgenommene Wehen und können angemessen darauf reagieren, da sie die Grenzen der Physiologie kennen.

Kreieren/beurteilen

Lernende erkennen den regelrechten Verlauf der Geburt und erstellen einen Plan für die weitere Betreuung der Gebärenden.

7.1.2 Affektive Lernziele

Affektive Lernziele beziehen sich auf die Bereitschaft, etwas zu tun oder zu denken, auf die Veränderung von Interessenlagen und auf die Entwicklung von Verhaltensweisen [152]. Die Lernenden können sich empathisch und respektvoll in die wehende Mutter einfühlen. Die Lernenden spüren, wie viel Nähe oder Distanz der Mutter guttut und wie sie die Mutter durch Worte ermutigen.

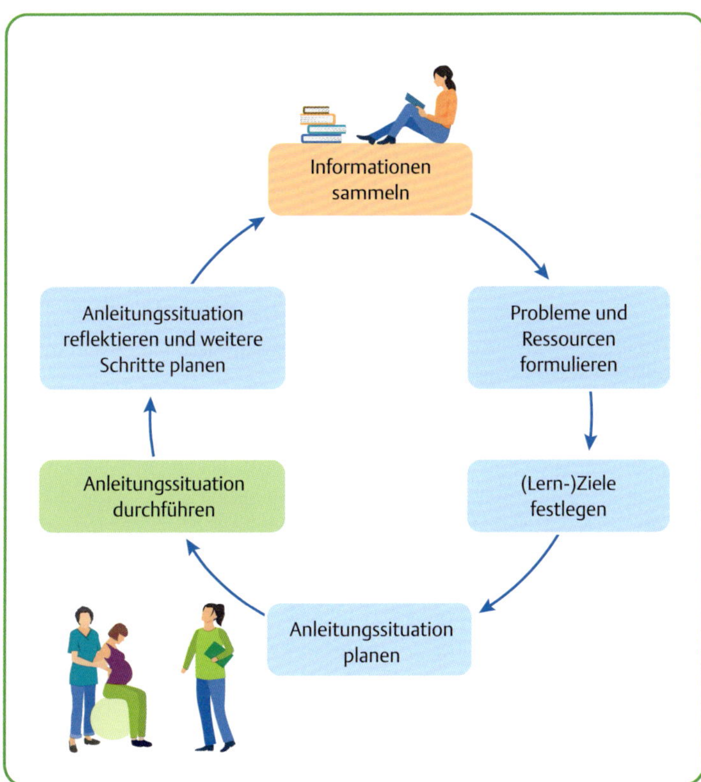

▸ **Abb. 7.3** Der Anleitungsprozess weist Ähnlichkeiten zum Pflegeprozess auf.

7.1.3 Psychomotorische Lernziele

Psychomotorische Lernziele beziehen sich darauf, Techniken und Geschicklichkeit zu entwickeln, den Umgang mit Geräten, Instrumenten und Hilfsmitteln zu erlernen. Sie bezeichnen das konkrete Handeln und Verhalten [152]. Lernende können die Gebärende in verschiedenen Lagerungen anleiten. Wenn es für die Mutter angenehm ist, können Lernende wehenanregende Bauchmassagen durchführen, Kreuzbeinmassagen, Äpfelschütteln, Rebozo-Technik, etc. durchführen.

Im Rahmen der Praxisanleitung werden diese Lernziele verknüpft: Es geschieht eine Aktivierung und Nutzung von kognitiven Erkenntnissen und Wissen. Es findet eine Förderung von Einsichten, Verhaltensweisen, Gefühlen und damit affektiven Fähigkeiten statt. Außerdem zeigt sich eine Anwendung und Entwicklung von psychomotorischen Fähigkeiten [152].

Anleitungssituationen sind geplante strukturierte pädagogische Prozesse zur Vermittlung und Entwicklung von Handlungskonzepten aus der Hebammenarbeit [157]. Praxisanleitungen und Lernsituationen müssen gut geplant werden. Spontane kurzfristige Anleitungen im Arbeitsalltag können pädagogisch und didaktisch schlecht begründet, nicht standardisiert und manchmal sogar fachlich falsch sein. Anleitungen laufen prozesshaft ab. ([147], [157], [152])

7.2 Motivation

Motivation ist eine Voraussetzung für eine gute Praxisanleitung. Außerdem wird durch Praxisanleitungen die Motivation der Lernenden sich mit den Inhalten in der Theorie weiter zu beschäftigen. Je nach Methode der Praxisanleitung werden unterschiedliche Arten von Motivation angesprochen. Diese wird folgend unterteilt:

Beispiel für die verschiedenen Möglichkeiten von Motivation: Motivation, die Namen von Bakterien und den dazugehörigen Infektionen zu lernen.

7.2.1 Extrinsische Motivation

External: durch Belohnung oder Bestrafung

„Ich möchte eine gute Note bei der Prüfung haben."

Introjiziert: durch Angst oder um Schuldgefühle zu vermeiden

„Ich habe ein schlechtes Gewissen, weil die Hebamme Streptokokken erwähnt hat und ich nicht weiß, was das ist." Oder „Ich habe Angst, etwas nicht zu wissen oder nicht zu können."

Identifiziert: durch Einsicht der Notwendigkeit

„Ich lerne komplizierte Namen von Bakterien auswendig, damit ich mich später als Hebamme mit Infektionen besser auskenne."

Integriert: die Handlung ist Teil des eigenen Lebens, Teil der Identität

„Ich möchte eine gute Hebamme werden."

7.2.2 Intrinsische Motivation

Intrinsische Motivation entsteht durch Interesse, Neugier, Spaß oder eigene Werte. Dabei ist der Grad der Selbstbestimmung höher, als bei der extrinsischen Motivation ([159], ► **Abb. 7.4**).

„Ich habe Spaß daran, Namen von Bakterien den dazugehörigen Erkrankungen in einem Legespiel zuzuordnen." oder „Ich möchte herausfinden, was Krankheiten auslöst, darum lese ich dies in einem Fachbuch nach."

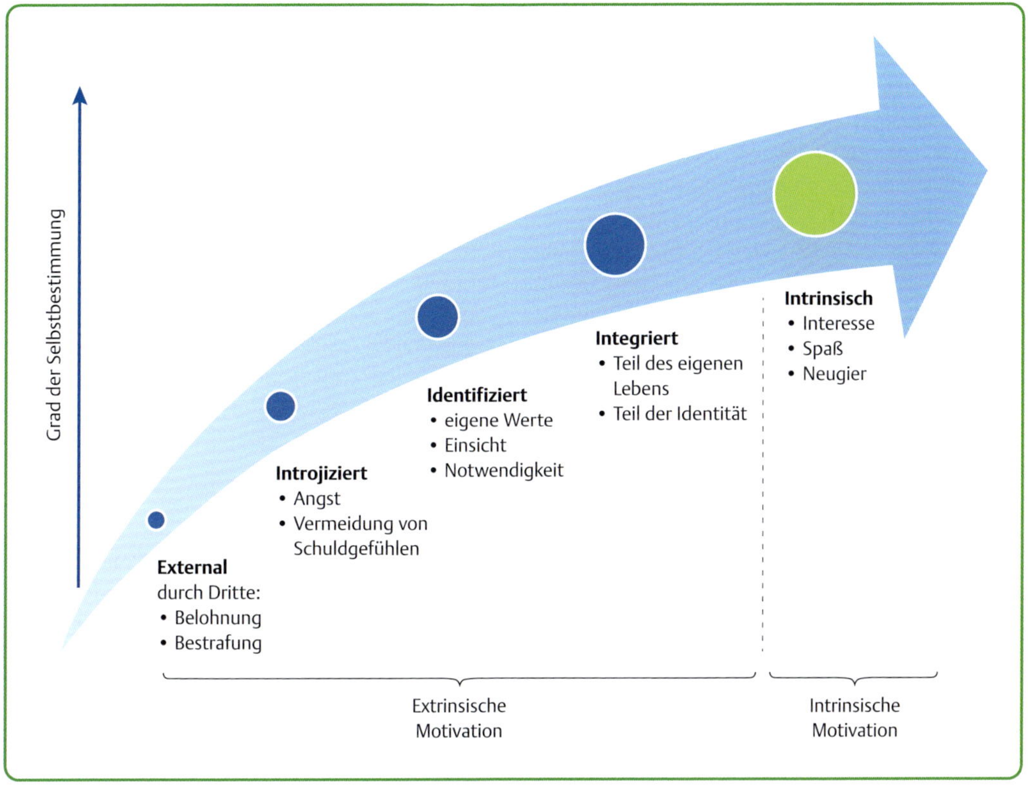

▶ **Abb. 7.4** Typen der Motivation und der Grad der Selbstbestimmung.

7.3 Cognitive Apprenticeship

Cognitive Apprenticeship

Cognitive Apprenticeship bedeutet kognitive (Berufs-) Lehre. Dazu wurde ein Modell aus der Handwerkslehre im Sinne eines Meister-Lehrlings-Verhältnisses auf ein phasenbezogenes Instruktionsmodell für die berufspraktische Ausbildung übertragen. Ähnlich wie bei Banduras Lernen am Modell fungiert hier die Anleitung als Vorbild, doch das Modell wird zusätzlich durch einen Leitfaden zur Gestaltung berufsbezogener Situationen ergänzt.

Das Lernen nach der kognitiven Berufslehre erfolgt in sechs Phasen:

Modeling
Coaching
Scaffolding und Fading
Articulation
Reflection
Exploration
(vgl. [149], [157])

Beim Cognitive-Apprenticeship-Modell werden Elemente der traditionellen Lehre (Traditional Apprenticeship), wie sie heute noch in handwerklichen Berufen üblich ist, auf kognitive Lernbereiche übertragen [156]. Weiteren Informationen zum Traditional Apprenticeship finden Sie im Kap. 7.5 zur 4-Stufen-Methode.

Beim Cognitive Apprenticeship wird ein Meister-Lehrlings-Rollenverhältnis im Rahmen von Lernen am Modell genutzt [149]. Dabei führt die Praxisanleitung zunächst den Lernenden die einzelnen Arbeitsschritte an einem Modell vor (Modeling). Danach sollen die Lernenden die einzelnen Arbeitsschritte selbstständig mit Hilfestellung der Lehrperson durchführen (Scaffolding). Mit zunehmender Kompetenz der Lernenden nimmt die Unterstützung durch die Lehrperson immer mehr ab (Fading). Die Lehrperson muss dabei den Lernprozess der Lernenden genau beobachten, um adäquate Hilfestellungen geben zu können (Coaching) [156].

Articulation, Reflection und Exploration finden meist im Rahmen eines Nachgespräches statt, weswegen manchmal statt sechs nur vier Phasen genannt werden: Modeling, Scaffolding, Fading, und Coaching. In manchen Quellen wird das Coaching vor dem Scaffolding und Fading genannt ([149], [157], [156]).

Obwohl die Methode Cognitive Apprenticeship heißt, also kognitive Berufslehre, werden damit nicht nur kognitive, sondern auch psychomotorische Lernziele erreicht. Es werden die Vorteile der praktischen Lehre und der theoretischen Ausbildung genutzt.

Bei dieser Methode haben die Lernenden die Möglichkeit von den Praxisanleiter*innen, also von Expert*innen, Lösungswege und Tätigkeiten zu erlernen. Cognitive Apprenticeship lässt sich im Sinne der Methodenvielfalt gut mit anderen Methoden der Praxisanleitung mischen [156].

7.3.1 Durchführung Cognitive Apprenticeship

Nach der Vorbereitung können die Phasen des Cognitive Apprenticeship beginnen:

Modeling

- Lernen am Modell, während die Praxisanleitung die Tätigkeit durchführt
- Die Praxisanleitung führt die einzelnen Schritte der Tätigkeit durch.
- Die Lernenden hören aktiv zu.

Coaching

- Die Praxisanleitung beobachtet die Lernenden beim Ausführen der Tätigkeit und bietet Feedback an.
- Die Lernenden führen die Tätigkeit mithilfe ihres Vorwissens durch und werden von der Praxisanleitung dabei unterstützt.

Scaffolding und Fading

- Praxisanleiterinnen „rüsten" Lernende mit systematischen Regeln für die Ausführung der Tätigkeit aus
- Scaffolding (engl. für einrüsten, mit einem Gerüst versehen): Lernende führen die Arbeitsschritte selbständig mit Hilfestellung der Praxisanleitung durch. Mit diesen Hilfestellungen werden die Lernenden zunehmend selbständiger. Die Praxisanleiter*innen schützen die Lernenden wie ein Baugerüst, während diese ihr metaphorisches Gebäude Stein für Stein erbauen.
- Fading (engl. für verblassen, schwinden, ausblenden): Die Praxisanleitung zieht sich bei zunehmender Selbständigkeit und Kompetenz der Lernenden zurück. In der Literatur findet sich manchmal das Coaching nach dem Fading ([156], [157]).

Articulation

- Die Lernenden können den Arbeitsprozess der Tätigkeit beschreiben und begründen. Die Tätigkeit wird in Form einer Beschreibung, Erläuterung und Begründung näher beleuchtet.
- Die Lernenden können Lösungsalternativen und -varianten benennen.
- Die Praxisanleitung kommentiert und bewertet dies.

Reflection

- Die Lernenden reflektieren den Lösungsweg.
- Die Lernenden sind in der Lage, alternative Vorschläge und Kritik zu bedenken. Sie sind sich der Konsequenzen des Handelns bewusst und formulieren diese auch.
- Die Praxisanleitung stellt Informationen und Materialien für den Reflexionsprozess zur Verfügung.
- Die Praxisanleitung zeigt Unterstützungsmöglichkeiten wie Lernangebote und gibt Hinweise zur weiteren Optimierung der Tätigkeit.
- Die Praxisanleitung unterstützt Lernende, damit diese den Prozess der Reflexion strukturieren können.
- Die Praxisanleitung unterstützt den Reflexionsprozess durch Strukturierung.

Exploration

- Lernende erweitern das eigene Handlungsrepertoire und übernehmen für das eigene Lernen Verantwortung.
- Lernende können eigenen Methoden finden, um das Handlungsrepertoire zu erweitern.
- Die Praxisanleitung gibt Zielsetzungen für das weitere selbständige Lernen vor und unterstützt die Lernenden dabei.

(vgl. [157])

Mit Cognitive Apprenticeship können Lernenden problemlösende Strategien deutlich gemacht und sie können in deren Nutzung gestärkt werden. Lernende haben die Möglichkeit, am Beispiel von Expert*innen (Praxisanleiter*innen wirken als Role Model) sinnvolle und effektive Strategien zur Bewältigung einer Aufgabe kennenzulernen. Im Nachgespräch finden eine Reflexion der Lernenden und ein Feedback durch die Praxisanleitung statt. Beobachtungen werden geteilt und die nächsten Lernziele werden vereinbart ([156], [144]).

7.4 Modeling im Metalog

Beim Modeling im Metalog stehen Handeln (durch die Praxisanleitung), Analyse (der Handlung durch die Erklärungen der Praxisanleitung und Beobachtungen der Lernenden) und Reflexion (durch die Lernenden) im Fokus.

Es handelt sich um eine Weiterentwicklung des Cognitive Apprenticeship, aus dem das Modeling sowie das – verkürzte – Nachgespräch übernommen werden [149]. Im Rahmen des Lernen am Modells kann durch das Modeling im Metalog Handlungswissen – vor allem kognitive und affektive Lernziele – kompakt vermittelt werden. Verglichen zum Cognitive Apprenticeship ist beim Modeling im Metalog die Anleitungszeit stark verkürzt [ebd.]. Damit sich die Patientin nicht beobachtet fühlt, empfiehlt es sich, diese Anleitung in der Sozialform Einzelanleitung durchzuführen.

7.4.1 Durchführung Modeling im Metalog

Bei dieser Methode zeigt die Praxisanleitung die durchzuführende Tätigkeit situativ an einer Patientin. Die Lernenden steht schräg hinter der Praxisanleitung und können die Handlung gut mitverfolgen. Die Durchführung wird jedoch nicht den Lernenden, sondern der Patientin gegenüber sehr ausführlich erklärt und kommentiert, wodurch ein sogenannter Metalog entsteht. Der Metalog ähnelt einem lauten Denken während der Durchführung, wodurch das Verständnis der Lernenden für die Situation erweitert und vertieft wird [149]. Um zu verhindern, dass Lernende sich dabei wie „ein fünftes Rad am Wagen“ oder übersehen fühlen, müssen sie vor der Anleitung darüber aufgeklärt werden, dass die Praxisanleitung sie nicht ansprechen und keinen Kontakt mit ihnen haben wird. Im Anschluss werden Fragen beantwortet.

Lernende sehen die Tätigkeit der Praxisanleitung und hören gleichzeitig, wie diese mit der Patientin spricht und die Tätigkeiten fachlich korrekt kommentiert. Dadurch, dass die Lernenden die empathische Kommunikation zwischen Praxisanleitung und Patientin mitbekommen, fällt es ihnen in Zukunft leichter, diesbezüglich affektive Lernziele zu erreichen. Durch die Erklärungen verknüpfen die Lernenden das Gesehene mit dem Gehörten und können dadurch leichter kognitive Lernziele erreichen.

Da es sich bei dieser Methode um Lernen am Modell handelt, bei dem die Lernenden nur beobachten und nicht selbst „Hand anlegen“, ist es wichtig, dass die in der Anleitung gezeigten Tätigkeiten zu einem späteren Zeitpunkt mit einer anderen Methode der Praxisanleitung – wie beispielsweise einem Rollenspiel – wiederholt werden, damit auch psychomotorische Lernziele erreicht werden können.

Im Rahmen der Praxisanleitungsmethode Rollentausch (Kap. 7.8) ist es auch möglich, dass Lernende die Tätigkeit ausführen, diese der Patientin erklären und kommentieren und damit der Praxisanleitung zeigen, welches komplexe Verständnis sie für die Situation haben [149].

Fallbeispiel Modeling im Metalog

Beispiel für die Praxisanleitung: Durchführung der Leopold'schen Handgriffe.

Die Schwangere ist damit einverstanden, dass die Leopold'schen Handgriffe im Rahmen einer Praxisanleitung durchgeführt werden. Die lernende Person stellt sich der Schwangeren vor, holt sich erneut deren Einverständnis ein, anwesend sein zu dürfen, und positioniert sich ca. 1,5 Meter schräg hinter der Praxisanleitung.

Die Praxisanleitung beginnt mit dem ersten Leopold'schen Handgriffen und erklärt, zur Schwangeren gewandt: „Heute schaut mir eine angehende Hebamme über die Schulter. Daher erkläre ich Ihnen nun etwas genauer, was genau ich mache, damit die werdende Hebamme dies lernt. Ich taste nun, wie Ihr Baby in Ihrer Gebärmutter liegt." Weiter zur Schwangeren gewandt, jedoch im Rahmen der Anleitung im Metalog: „Dafür taste ich beim sogenannten ersten Leopold'schen Handgriff zuerst den höchsten Punkt der Gebärmutter, den sogenannten Grund der Gebärmutter, lateinisch Fundus uteri. Dabei kontrolliere ich, wie hoch dieser steht und taste, ob ich den Kopf oder den Popo Ihres Babys darin tasten kann. Der Fundus ist zwei Querfinger unter dem Xiphoid, also dem sogenannten Schwertfortsatzes Ihres Brustbeines. Das ist für Ihre Schwangerschaftswoche völlig normal."

Weiter mit dem zweiten, dritten und vierten Leopold'schen Handgriff und dem anschließenden Nachgespräch.

Die lernende Person steht durchgehend hinter der Praxisanleitung und kann die Tätigkeit gut sehen. Um den Metalog nicht zu stören, stellen die Lernenden Fragen erst im anschließenden Nachgespräch, in dem sie dann von der Praxisanleitung beantwortet werden.

7.5 Vier-Stufen-Methode

Die Vier-Stufen-Methode aus dem Traditional Apprenticeship, also der traditionellen Berufslehre, ist eine Urform der Praxisanleitungsmethoden und wird in der Hebammenausbildung sehr häufig verwendet. Sie wird vor allem für das Üben von Fertigkeiten und damit das Erreichen von psychomotorischen Lernzielen eingesetzt. In der Literatur wird sie manchmal als wenig handlungsorientiert und überholt bezeichnet da sie sich auf das Nachmachen handwerklicher Fähigkeiten beschränkt und den Hintergrund dieser nur im Vor- und Nachgespräch beleuchten kann ([149], [152]).

Die Vier-Stufen-Methode hat sich aus der differenzierten Anleitungssituation entwickelt. Diese wird mit den drei Schritten Vorbereitung, Durchführung und Auswertung der Vollständigkeit halber erwähnt und in ▶ **Abb. 7.6** dargestellt [149].

Bei der Vier-Stufen-Methode haben sich im deutschsprachigen Raum folgende Bezeichnungen für die vier Stufen entwickelt:

- Vorbereiten
- Erklären und Vorführen
- Nachmachen bzw. Ausführen
- Auswerten und Abschließen

In anderen Ländern werden die Stufen unterschiedlich bezeichnet oder die Reihenfolge verändert, woraus sich beispielsweise der Four-Step-Approach (Kap. 7.5.1) entwickelt hat.

Die Vier-Stufen-Methode eignet sich für das Erreichen psychomotorischer Lernziele bei einfachen Tätigkeiten durch das Lernen am Modell. Kognitive Lernziele werden damit überhaupt nicht erreicht, weil Zusammenhänge und Hintergründe von Tätigkeiten nicht genügend erklärt werden können.

Alternative Unterteilungen und Bezeichnungen der Vier-Stufen-Methode

Beispiel für eine alternative Unterteilung

- Vorbereiten der Tätigkeit
  - Die Praxisanleitung sucht eine geeignete Patientin aus und gibt eine inhaltliche Einführung in die Thematik. Alle Materialien werden vorbereitet.
- Vorführen und Erklären
  - Die Praxisanleitung zeigt die einzelnen Schritte der Tätigkeit und erklärt diese gleichzeitig entsprechend dem Ausbildungsstand der Lernenden.
- Ausführen lassen
  - Unter Kontrolle und Anleitung führt die Lernenden die Tätigkeit durch. Je nach Ausbildungsstand führen sie diese entweder direkt nach dem Vorführen und Erklären durch oder werden bei der Ausführung noch mündlich zu den Handlungsschritten angeleitet.
- Auswerten und Abschließen
  - Im Nachgespräch finden eine Reflexion der Lernenden und ein Feedback der Praxisanleitung statt. Beobachtungen werden geteilt und die nächsten Lernziele werden vereinbart.

V-E-N-Ü-K

Die vier Stufen können auch folgend bezeichnet werden, wodurch diese Methode auch als V-E-N-Ü-K bekannt ist:

- Vormachen
- Erklären
- Nachmachen
- Üben
- Kontrollieren

V-E-N-Ü-K betrachtet die Punkte „Vormachen“ und „Erklären“ aus der Stufe „Vorführen und Erklären“ der Vier-Stufen-Methode getrennt. Dadurch wird betont, dass bei der ersten Durchführung der Tätigkeit diese im normalen Tempo vorgemacht wird. Erst im Zweiten Schritt – bei der Erklärung – wird die Tätigkeit langsam Schritt für Schritt durchgeführt und alle Einzelheiten werden erläutert.

Von der Vier-Stufen-Methode zu unterscheiden sind in Berufsausbildungen gängige Arbeitsunterweisungen wie ein einfaches Nebenherlaufen lassen der Lernenden, ungeplantes und unsystematisches Lernen im Arbeitsprozess oder Nachmachen ohne geplantes Vormachen. Eine geplante Praxisanleitung ist für komplexe Themen und Tätigkeiten gegenüber einer einfachen Unterweisung zu bevorzugen.

Fallbeispiel Vier-Stufen-Methode

Beispiel für die Praxisanleitung: Legen eines Blasen-Dauerkatheters.

Hierbei ist zu beachten, dass Lernende praktische Fähigkeiten, bevor sie diese an Patientinnen „ausprobieren", in einem Skills-Lab (Kap. 7.10) erlernen sollen. Erst im Anschluss ist die Durchführung dieser invasiven Tätigkeit an einer Patientin ethisch vertretbar.

- Vorbereiten der Tätigkeit
  - Die Patientin ist einverstanden, dass während der Anlage des Blasenkatheters eine Praxisanleitung durchgeführt wird. Alle Materialien sind vorbereitet und die Lernenden verstehen, wieso die Patientin einen Blasenkatheter benötigt.
- Vorführen und Erklären
  - Die Praxisanleitung zeigt die einzelnen Schritte der Desinfektion und des Legens eines Blasenkatheters.
- Ausführen lassen
  - Unter Kontrolle und Anleitung führen die Lernenden die Tätigkeit – bei einer anderen Patientin, die einen Dauer-Katheter benötigt und einverstanden ist – durch. Durch die Teilnahme an der Praxisanleitung darf der Patientin kein Schaden und kein zusätzliches Risiko entstehen.
- Auswerten und Abschließen
  - Im Nachgespräch finden eine Reflexion der Lernenden und ein Feedback der Praxisanleitung statt. Beobachtungen werden geteilt und die nächsten Lernziele werden vereinbart.

Praxistipp: Wenn es im Nachgespräch offene Fragen zur Handhabung beispielsweise bei der Desinfektion der Labien gibt, kann dies an einem Modell erneut geübt werden. Im praktischen Einsatz kann dafür einfach eine „Papier-Vulva" gefaltet werden, anhand derer die Desinfektion, das Spreizen der Labien und das Einführen des Katheters geübt werden können (▶ Abb. 7.5).

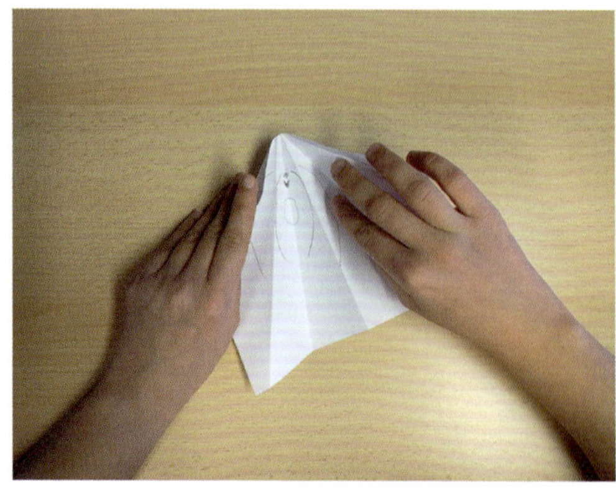

▶ **Abb. 7.5** Eine schnell aus Papier gefaltete Vulva kann helfen, die Anlage eines Blasenkatheters inkl. Desinfektion zu üben und nach zu besprechen. (Quelle: Hemma Pfeifenberger)

7.5.1 Four-Step-Approach

Eine neue Herangehensweise und Weiterentwicklung der Vier-Stufen-Methode ist der Four-Step-Approach (engl. Approach = Herangehens- oder Denkweise). Bei dieser Methode werden die vier Stufen etwas anders als in der Vier-Stufen-Methode eingeteilt, nämlich in Demonstration, Dekonstruktion (Erklären), Verständnis fördern und Durchführung ([150], [141]):

- Demonstration
  - Die Praxisanleitung zeigt die zu erlernende Handlung einmal in normaler Geschwindigkeit vor.
- Dekonstruktion
  - Die Praxisanleitung führt die einzelnen Handgriffe und Tätigkeiten der Handlung langsam durch und erklärt diese sowie die notwendigen Hintergrundinformationen.
- Verständnis fördern (Comprehension; für diese Stufe bestehen zwei verschiedene Varianten)
  - Variante 1: Die Lernenden führen die Handlung durch und die Praxisanleitung erklärt die einzelnen Handgriffe und Tätigkeiten.
  - Variante 2: Die Praxisanleitung führt die Handlung durch und die Lernenden erklären die einzelnen Tätigkeiten, während sie die korrekte Durchführung ein drittes Mal sehen.
- Durchführung (Performance)
  - Die Lernenden führen unter Aufsicht der Praxisanleitung die Handlung durch und üben diese.

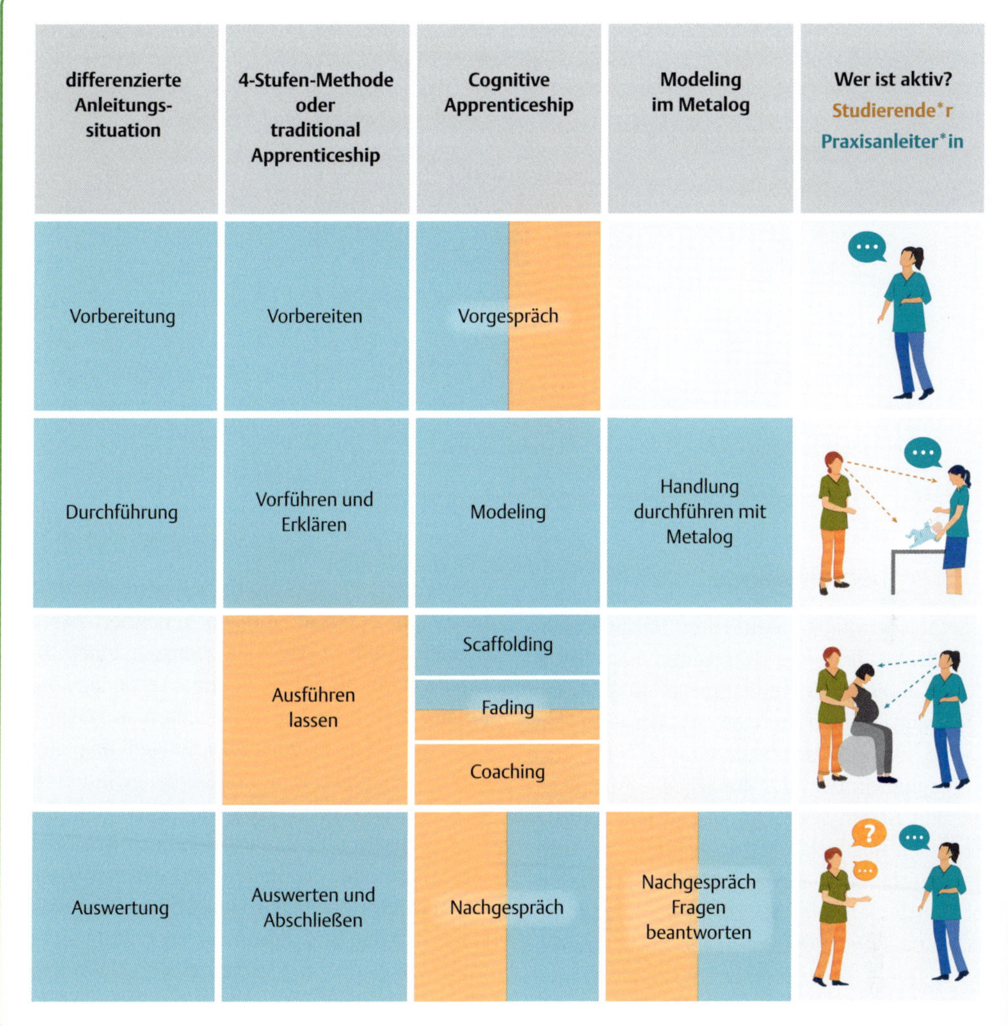

differenzierte Anleitungssituation	4-Stufen-Methode oder traditional Apprenticeship	Cognitive Apprenticeship	Modeling im Metalog	Wer ist aktiv? Studierende*r Praxisanleiter*in
Vorbereitung	Vorbereiten	Vorgespräch		
Durchführung	Vorführen und Erklären	Modeling	Handlung durchführen mit Metalog	
	Ausführen lassen	Scaffolding Fading Coaching		
Auswertung	Auswerten und Abschließen	Nachgespräch	Nachgespräch Fragen beantworten	

▶ **Abb. 7.6** Vergleich 4-Stufen-Methode, Cognitive Apprenticeship und Modeling im Metalog.

Dabei ist darauf zu achten, dass in den ersten drei Schritten die Praxisanleitung die Handlung immer gleich durchführt. Kleine Variationen können die Lernenden irritieren.

7.6 Lern- bzw. Praxisbegleitmappe und Lerntagebuch

Diese beiden Begriffe werden immer wieder vertauscht und sollen deshalb an dieser Stelle klar definiert werden, denn Lerntagebuch ist nicht gleich Lernbegleitmappe (▶ **Abb. 7.7**).

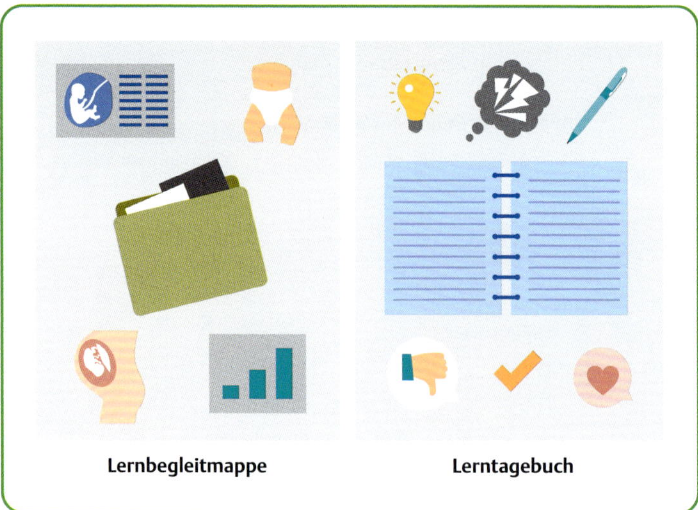

▸ **Abb. 7.7** Lernbegleitmappe und Lerntagebuch im Vergleich.

7.6.1 Lernbegleitmappe

Die Lernbegleitmappe beinhaltet beispielsweise den Nachweis über die Tätigkeiten nach EWR-Richtlinie 2005/36/EG: Teilnahme an 40 Geburten, 100 Schwangerenbetreuungen, 100 betreute Neugeborene, etc. Die Lernbegleitmappe wird auch Praxis(begleit)ordner oder Praxisbegleitmappe genannt und ist ein wichtiges Instrument, um das Praxislernen übersichtlich zu gestalten. Die Lernbegleitung soll durch die gesamte Studienzeit hindurch stattfinden. Mit der Lernbegleitmappe haben Lernende die Möglichkeit, alle für den praktischen Teil des Hebammenstudiums relevanten Dokumente eigenverantwortlich zu sammeln und zu verwalten. Diese Mappe begleitet die Lernenden während des gesamten Studiums.

Zu Beginn des Einsatzes oder des Praktikums wird ein individueller Plan mit Lernbedarfen und Lernzielen der Lernenden in der Praxisbegleitmappe dokumentiert. Praxisanleitungen werden in der Mappe protokollarisch kurz und knapp festgehalten. Mit Beurteilungsbögen werden die Kompetenzen der Lernenden eingeschätzt und dokumentiert [152].

7.6.2 Lerntagebuch

Im Gegensatz dazu ist das Lerntagebuch ein Dokument für die Lernenden. Es begleitet als individuelles Instrument Hebammenstudierende während des gesamten Studiums und unterstützt das selbstgesteuerte Lernen. Lernschritte, die im Rahmen von Praxisanleitungen reflektiert werden, können von der Lernenden ebenso in einem Lerntagebuch dokumentiert werden. Lernende können Inhalte aus ihren Lerntagebüchern in geeigneten Praxisanleitungen oder Vorlesungen im Rahmen von Reflexionen den Praxisanleiter*innen oder Dozent*innen zur Verfügung stellen. Im praktischen Einsatz hilft das Lerntagebuch den Lernenden, Situationen im Praktikum selbständig zu reflektieren, Erfahrungen subjektiv zu beschreiben sowie Fragen und Probleme zu dokumentieren. Auf diese kann im Rahmen einer Lehrveranstaltung an der Hochschule oder einer Praxisanleitung eingegangen werden [152].

Das Lerntagebuch kann von Hochschule zu Hochschule individuell gestaltet sein. Selbst eine digitale Form eines Lerntagebuches lässt sich auf einer Lernplattform (z. B. Moodle, Mahara, etc.) leicht gestalten. Dabei ist selbstverständlich auf den Datenschutz, eine ausreichende Anonymisierung von Patientinnendaten und beschränkten Zugriff (nur Lehrende und gegebenenfalls weitere Lernende) zu achten.

Merke

In der Praxisbegleitmappe werden objektive Fakten dokumentiert: absolvierte Stunden (Dienstplan), erreichte Lernziele, Anzahl an Tätigkeiten wie Schwangerschaftsbetreuungen. Im Lerntagebuch geht es um subjektive Erfahrungen der Lernenden.

Sowohl das Lerntagebuch als auch die Praxisbegleitmappe bieten die Grundlage für regelmäßigen Austausch und Gespräche zwischen Lehrenden an den Hochschulen, Lernenden und Praxisanleiter*innen. Dadurch können Lerndefizite, jedoch auch Lernerfolge und das Erreichen der Lernziele erkannt und formuliert werden. Lerntagebuch und Lernbegleitmappe sollen von Lernenden als Tool wahrgenommen werden, um das praktische Erlernte zu verfestigen [152].

7.7 Demonstration

Eine der klassischen Arbeitsformen der Praxisanleitung für Hebammen ist die Demonstration. Sie bezeichnet das reine Vormachen einer Tätigkeit durch die Praxisanleitung, ohne dass die Lernenden aus der beobachtenden Rolle fallen und aktiv werden. Diese Methode eignet sich für den Beginn der praktischen Ausbildung im Rahmen des Studiums und für komplexe oder seltene Tätigkeiten ([149], [152]).

Im Rahmen einer Demonstration haben Lernende die Möglichkeit zum Verstehen sowie Beobachten, jedoch nicht zum Probieren, Handeln, Bewerten und Vernetzen von Aktivitäten [152].

Demonstrationen können als Einzeldemonstrationen und (Klein-)Gruppendemonstrationen stattfinden. Bei einer Gruppendemonstration oder Demonstration mit Lernpaaren profitieren innerhalb desselben Zeitraums mehrere Lernende von der Praxisanleitung [149].

Die Anleitung mit Einzeldemonstrationen fördert die Fachkompetenz. Beobachtungen werden von den Lernenden mit bereits vorhandenem Wissen verknüpft ([149], [147]).

7.7.1 Durchführung Demonstration

Soll das Lernangebot durch gezielte Auswahl einzelner Hebammentätigkeiten ergänzt werden, empfehlen sich Einzeldemonstrationen. Diese können schon zu Beginn des Praxiseinsatzes geplant werden und sollen nicht „einfach nebenher" im Arbeitsalltag laufen.

Fünf Schritte einer Einzeldemonstration

- Zielorientiert planen
- Vorbereitungen treffen
- Maßnahmen durchführen (nach der Ganzmethode oder Teilmethode)
- Nachbereitung durchführen
- Nachgespräch und Beurteilung des Lernerfolgs

Die Einzeldemonstration kann als Ganzmethode oder als Teilmethode durchgeführt werden.

Bei der Ganzmethode wird ein komplexer, zusammenhängender Tätigkeitsablauf demonstriert. Am Beispiel „CTG durchführen" wären dies:

- Kontaktaufnahme mit der Gebärenden
- Durchführen der Leopold'schen Handgriffe
- Anlegen des CTG
- Erheben der Vitalwerte
- Beurteilung des CTG
- Dokumentation der Durchführung

Im Gegensatz dazu wird bei der Teilmethode nur ein Teil der Tätigkeit demonstriert, wie das Anlegen des CTG, ohne dass der Zusammenhang zu den dazugehörigen Tätigkeiten hergestellt wird [147].

7.8 Übergabeauftrag mit Rollentausch

Beim Übergabeauftrag „tauschen" die Lernenden und die Praxisanleitung während eines Dienstes oder einer anders begrenzten Zeit die „Rollen". Die Lernenden übernehmen die Betreuung und Verantwortung für eine Patientin oder eine Gruppe von Patientinnen (z. B. einen Bereich). Die Praxisanleitung hält sich zurück und befindet sich in einer beobachtenden Rolle, um Sicherheit und im Anschluss Feedback zu geben. Dadurch übernehmen die Lernenden an die bereits erworbenen Kompetenzen und den Ausbildungsstand angepasste Zuständigkeiten und Verantwortung.

Die Lernenden sind in diesem Fall auch Ansprechpersonen für Anliegen anderer Berufsgruppen die Patientin betreffend. Daher ist es unerlässlich, dass die diensthabenden Ärzt*innen über den Rollentausch im Bilde sind. Die Praxisanleitung protokolliert während der Anleitung und gibt regelmäßig Feedback zu den durchgeführten Tätigkeiten. Dadurch soll verhindert werden, dass erst nach dem Dienst Feedback gegeben wird, obwohl die beurteilten Tätigkeiten schon mehrere Stunden zurückliegen [149].

7.8.1 Durchführung Rollentausch

Vor dem geplanten Rollentausch werden das diensthabende Hebammenteam sowie die Ärzt*innen informiert. Die Lernenden werden zu Beginn des Dienstes einem Bereich auf der Station zugeteilt. Findet die Praxisanleitung im freiberuflichen Setting statt (Geburtshaus, extramurale Wochenbettbetreuung, Schwangerenvorsorge, Geburtsvorbereitungskurs, etc.), wird den Lernenden beispielsweise jeweils nur eine Schwangere, Gebärende oder Wöchnerin zugeteilt. Die Lernenden sind nun für die Dauer des Dienstes für die Patientinnen zuständig und beispielsweise den Ärzt*innen gegenüber Ansprechpartner*innen auf Augenhöhe.

Die Praxisanleitung übernimmt – wie ansonsten die Lernenden – eine beobachtende Rolle und greift nur ein, wenn eine Patientengefährdung drohen oder andere Sicherheitsrisiken auftreten. Dadurch werden die Lernenden Schritt für Schritt an die Komplexität der Hebammenarbeit herangeführt und das Verständnis für die hohe Verantwortung, die Hebammen tragen, steigt.

7.9 Rollenspiel

Im Rahmen eines Rollenspiels nehmen Lernende unterschiedliche Standpunkte und Sichtweisen verschiedener Personen ein, lernen diese kennen und können sich so besser in die Situation dieser Personen einfühlen. Statt über eine Tätigkeit nur zu reden, gelingt es Lernenden im Rollenspiel häufig spielend, fremde Gefühle oder Sichtweisen wahrzunehmen. Aus dieser neuen Perspektive können neue Argumente entwickelt werden [152].

Diese Methode eignet sich vor allem für die Sozialform der Gruppenanleitung. So können die

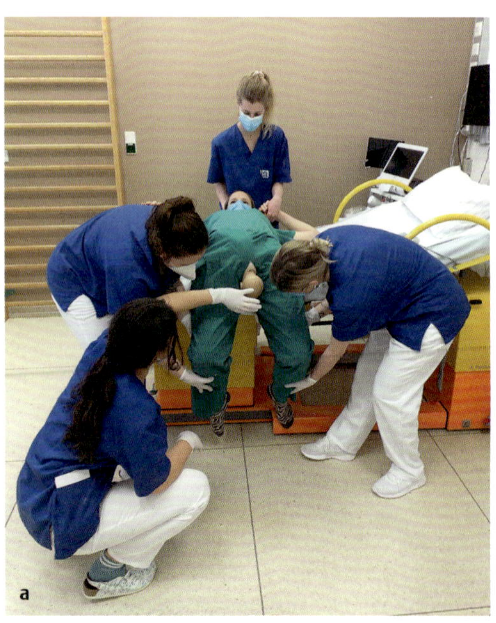

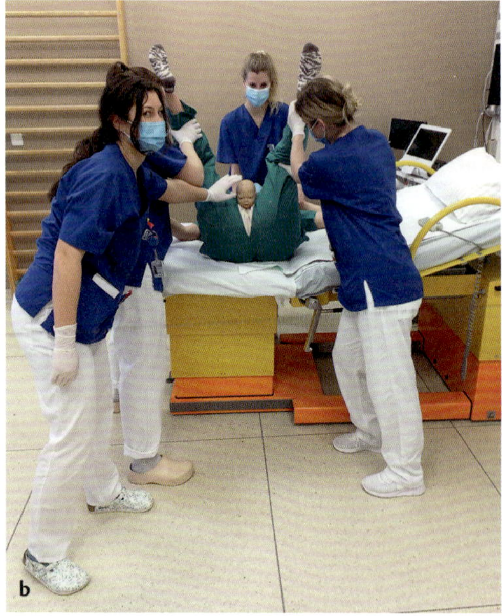

► **Abb. 7.8** Lernende erleben die Walchersche Hängelage und das McRoberts-Manöver im Rahmen des Rollenspiels in verschiedenen Rollen: Hebamme, Hebammenstudierende*r, Gebärende und Begleitperson Für dieses Rollenspiel wurde eine sogenannte PartoPantsTM verwendet. Die Fotos wurden während der Covid-Pandemie aufgenommen.
a Walchersche Hängelage (Quelle: Hemma Pfeifenberger)
b McRoberts-Manöver (Quelle: Hemma Pfeifenberger)

Lernenden jeweils unterschiedliche Rollen ausfüllen, während beispielsweise eine Pflegehandlung oder eine Untersuchung wie die Leopold'schen Handgriffe – am umgeschnallten Modell – durchgeführt werden. So erlernen Lernende spielerisch Kompetenzen zur Kommunikation und zum Nähe- und Distanzverhalten. Nach dem Rollenspiel geben sich die Lernenden gegenseitig Feedback und spiegeln sich, was sie empfunden haben.

In ▶ **Abb. 7.8** erleben Lernende den Notfall Schulterdystokie mit den Manövern Walchersche Hängelage und McRoberts-Manöver in unterschiedlichen Rollen: als Gebärende, als Begleitperson, als Hebamme und als Ärzt*in. Dadurch fällt es ihnen leichter deren Sichtweisen einzunehmen und im Ernstfall empathisch im zu reagieren. Während des Rollenspiels in dieser Abbildung wurde eine selbstgenähte PartoPantsTM verwendet. Die Nähanleitung findet sich im Literaturverzeichnis zu diesem Kapitel [146].

7.10 Simulation

In einer Simulation werden komplexe Arbeits- und Handlungsschritte in einem kontrollierten und sicheren Umfeld geübt. Dadurch ergeben sich Möglichkeiten zum offenen Austausch und Feedback auf Augenhöhe. Die Settings, die in Simulationen geübt werden, sollen immer realitätsnahe sein und mit technischen Hilfsmitteln wie Puppen, Simulationsgeräten und ähnlichem ein realistisches Gefühl für die Arbeit geben [152].

7.10.1 Durchführung der Simulation

Vor der Simulation gibt es für alle Beteiligten ein kurzes Briefing: Alle lernen die Arbeitsumgebung kennen und wissen, wie die Simulation durchgeführt, etwa Medikamentengaben simuliert werden. Die Einführung in den simulierten Fall kann durch eine mündliche oder schriftliche Übergabe oder eine eigens angelegte Akte geschehen. Wichtig ist, dass die Beteiligten genau wissen, welche Kolleg*innen Teil der Simulation sind, welche beobachten und nicht miteinbezogen werden dürfen und welche außerhalb der Simulation ihrem Arbeitsalltag im Kreißsaal oder auf der Station nachgehen.

Das in der Simulation verwendete Equipment, wie etwa Simulatoren, Modelle und (Übungs-)Medikamente, muss allen Beteiligten bekannt sein damit die Simulation anschließend durchgeführt werden kann. Nach der Simulation gibt es ein kurzes Debriefing in – je nach Quelle verschieden vielen – Phasen (▶ **Abb. 7.9**). Dabei wird nicht Feedback durch die Praxisanleitung gegeben, sondern diese leitet die Lernenden durch das Debriefing, damit sie durch Reflexion zu Selbsterkenntnis kommen.

Hausinterne Arbeitsanweisungen und SOPs können nochmals besprochen und deren Ablauf gefestigt werden. Für Simulationen gibt es eine Vielzahl an professionellen technischen Unterstützungsmöglichkeiten wie etwa High-Tech-Puppen oder Video-Anlagen für Debriefing. In begrenztem Rahmen können Simulationen jedoch auch mit kleinem Budget und Kreativität durchgeführt werden (▶ **Abb. 7.10**).

In Simulationen sollen Situationen des Hebammenalltags so realistisch wie möglich durchlebt werden, damit sich in diesem geschützten Rahmen das Wissen und die Fähigkeiten entfalten können. Meist befinden sich Labs mit Phantomen, Betten, Modellen und technischen Möglichkeiten zum (Video-)Debriefing an Hochschulen oder an medizinischen Simulationszentren in Krankenhäusern. In solchen Räumlichkeiten können die Fähigkeiten und Fertigkeiten komplexer Aufgaben der Hebammentätigkeit erlernt und vertieft werden, bevor diese in realen Situationen angewendet werden [152].

Außerdem dienen Simulationen dazu, Soft Skills und die Anwendung von Kommunikation zu verstärken, wie sie beispielsweise im Crew Ressource Management (CRM) zur Steigerung der Patient*innensicherheit vorgesehen sind.

Phase	Formulierungsvorschläge
Einstieg	• Wie geht es dir? • Wie hast du das Szenario erlebt? • War das Szenario für dich realistisch? • Konntest du die Simulation annehmen?
Beschreibung	• Was ist im Szenario geschehen? • Wie hast du gemacht? • Was ist dir leichtgefallen? • Wo gab es Schwierigkeiten?
Analyse	• Was hat dir dabei geholfen, eine gute Lösung zu finden? • Warum gab es deiner Ansicht nach Schwierigkeiten? • Welche Alternativen hätte es gegeben?
Anwendung	• Was kannst du aus diesem Szenario und dem Debriefing mitnehmen? • Was davon kannst du einfach anwenden und warum? • Was wird schwierig anzuwenden sein und warum?

▸ **Abb. 7.9** Eine Möglichkeit die Debriefing-Phasen zu unterteilen mit Formulierungsvorschlägen.

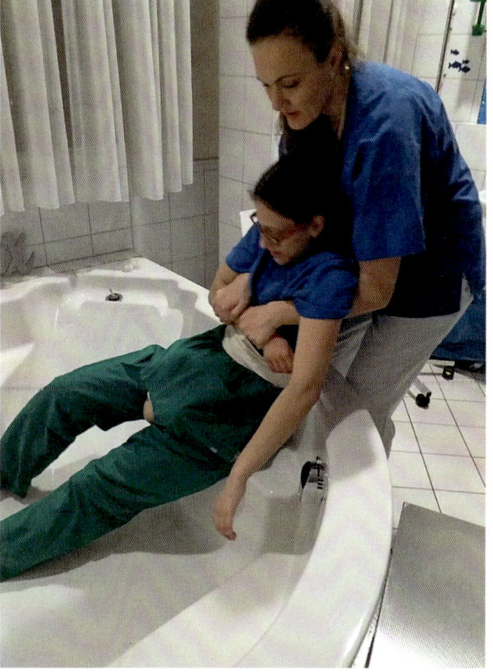

▸ **Abb. 7.10** Einfache Simulation: eine kollabierte Schwangere wird mit dem Rautek-Griff aus der Badewanne gerettet. Trockenübung. (Quelle: Anja Jost)

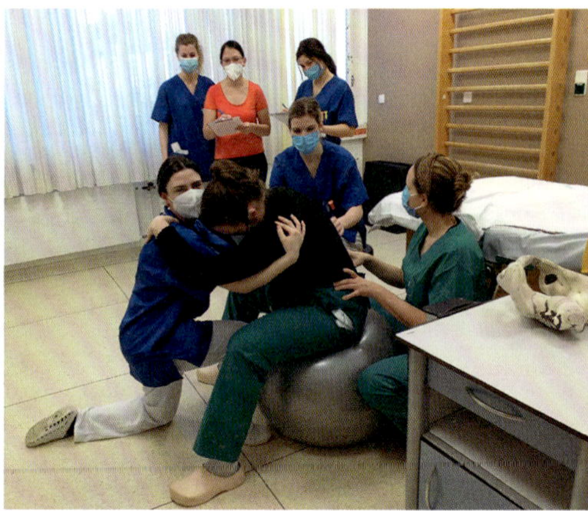

▸ **Abb. 7.11** Ein Foto einer Notfallsimulation kurz bevor ein Notfall eintritt. Hinten im Bild ist das interprofessionelle Trainerteam bestehend aus einer Hebamme und einer Ärztin sichtbar. Die „Gebärende" trägt eine selbst genähte PartoPantsTM. (Quelle: Anja Jost)

7.11 Skills-Lab

Der Begriff Skills-Lab wird häufig in Verbindung mit Simulation genannt. Die Bezeichnung setzt sich zusammen aus Skills (engl. für Fähigkeiten, Fertigkeiten) und Lab als Kurzform von Laboratory (engl. für Labor). Dabei handelt es sich weniger um eine Praxisanleitungsmethode, als vielmehr um einen physischen Ort, an dem theoretisches Wissen mit praktischen Handeln in Verbindung gebracht wird (Theorie-Praxis-Transfer). Ein Skills-Lab ist also mehr als nur ein reiner Demonstrationsraum mit beispielsweise Modellen und Betten.

Der Begriff Skills-Lab wird aber auch für die Methode verwendet, um sie von Simulationen abzugrenzen: Während in Simulationen einfache oder komplexe Szenarien dargestellt und geübt werden können, werden in Skills-Labs nur einzelne Fertigkeiten oder Fähigkeiten entsprechend den psychomotorischen Lern- oder Kompetenzzielen erlernt. Es empfiehlt sich vor der Durchführung einer Simulation die dafür notwendigen praktischen Fähigkeiten in einem Skills-Lab zu erlernen oder zu festigen. Vor Simulationen, in denen es beispielsweise zu einer Notsectio kommen kann, sollten die theoretischen und praktischen Abläufe bei der Vorbereitung besprochen werden und praktische Fähigkeiten wie das Legen eines Blasendauerkatheters im Rahmen eines Skills-Labs geübt werden. Dieses Skills-Lab kann ein paar Wochen, Tage oder Stunden vor der Durchführung von Simulationen stattfinden.

Skills-Labs schlagen als sogenannter Dritter Lernort eine Brücke zwischen der Hochschule mit ihren Vorlesungen und Seminaren und der praktischen Ausbildungsstätte. So tragen diese zum Theorie-Praxis-Transfer bei und helfen, Verknüpfungen zwischen dem theoretisch Gelernten und dem in der alltäglichen Arbeit Gesehenen zu bilden.

7.12 Fallbesprechung

Fallbesprechungen zählen zu den fallbezogenen Methoden für Lern- und Ausbildungszwecke. Die Fallbesprechung ist eine sehr anspruchsvolle Methode der Praxisanleitung, die je nach Ausbildungsstand der Lernenden, Anforderungen der Lehrenden, Zielsetzung und Fallverständnis variiert ([149], [152]).

Im Mittelpunkt der Fallbesprechung stehen die Bedürfnisse einer Patientin (Schwangere, Gebärende, Wöchnerin, etc.). Diese ist jedoch im Gegensatz zur Hebammenvisite (von Pflegevisite abgeleitet) nicht anwesend. Wichtig ist, dass die Praxisanleitung passende Rahmenbedingungen schafft. Häufige Konstellationen für Fallbesprechungen: innerhalb einer Gruppe von Lernenden auf ähnlichem Ausbildungsstand (Peers) oder gemeinsam mit anderen Fachgruppen. Um Überforderung der Lernenden zu verhindern sollten vor Beginn der Fallbesprechung die inhaltlichen und zeitlichen Grenzen festgelegt werden [152].

Die Anforderungen an die Lernenden variieren je nach Zielsetzung und Fallverständnis. [137].

Die Gruppengröße für eine Fallbesprechung kann ebenfalls variieren. Es wird jedoch immer eine fallvorstellende Person und ein*e Moderator*in benötigt, damit die Besprechung in geregelten Bahnen abläuft. Zuerst wird die Situation möglichst ganzheitlich beschrieben. Der Prozess läuft in den drei Phasen Fallschilderung, Fallbearbeitung und Fallauswertung ab. Die fallvorstellende Person stellt den Fall anhand der Akte schriftlich, jedoch anonymisiert, vor. Handelt es sich um einen aktuellen Fall, kann die Fallvorstellung auch mündlich erfolgen. Die Situation wird beschrieben, Informationen werden gesammelt und es werden gemeinsam Prioritäten zu den Zielen der Besprechung festgelegt. Im Laufe des Prozesses werden die Lösungen mehrmals diskutiert, verworfen und angepasst. Die vorgestellte Situation wird interpretiert und die handelnde Person in den Fokus gestellt [137].

Die Methode der konstruierenden Interaktion

Mit konstruierender Interaktion werden Merkprozesse für kognitive und psychomotorische Lernziele durch das Bilden von „Eselsbrücken" unterstützt.

Ein Beispiel für eine Eselsbrücke in der Anleitung von Hebammenstudierenden: Den Unterschied zwischen dem Plazentalösungsmodus nach Schulze und nach Duncan merkt man sich folgend: Dirty Duncan, denn beim Lösungsmodus nach Duncan wird das retroplazentar gesammelte Blut bereits vor Plazentageburt sichtbar.

7.13
Lernaufgabe

Eine weitere Methode, die die Lernorte Hochschulen und Praxis vernetzen kann und zu jedem Zeitpunkt des Studiums einsetzbar ist, ist die Lernaufgabe. Dies können beispielsweise Aufgaben zur Beobachtung einer Situation oder einer bestimmten Patientinnengruppe sein. Eine andere Art der Lernaufgabe sind Handlungsaufgaben. Dabei wird die Durchführung gewisser Tätigkeiten vorgegeben. Sehr beliebt sind auch Lernaufgaben zur Selbstreflexion.

Haben die Lernenden noch einen niedrigen Ausbildungsstand, werden komplexe Lernaufgaben in einfachere Teilaufgaben gegliedert. Lernaufgaben können beispielsweise vorbereitend zu einer anderen Anleitungsmethode aufgegeben werden, um sicher zu gehen, dass alle Lernenden denselben Erfahrungsschatz haben ([152], [149]).

Um Lernerfolg und Motivation der Lernenden zu sichern, ist es wichtig, dass jede Lernaufgabe strukturiert ausgewertet wird und die Lernenden Feedback erhalten [152].

Beispiele für Lernaufgaben

- Eine Schwangere im Sinne der kontinuierlichen Fallbetreuung bei mehreren Terminen beobachten, diese Beobachtungen und die eigene Reflexion verschriftlichen.
- Sich über eine bestimmte Schwangerschaftsbeschwerde in Büchern und Fachzeitschriften informieren.
- Die Gebrauchsanweisung eines Gerätes wie beispielsweise eines Blutzuckergerätes kennenlernen und die richtige Anwendung demonstrieren.
- Ein Beratungsgespräch schriftlich vorbereiten.
- Sich über die „Hausstandards" und SOPs im Praxiseinsatz informieren.
- Die eigenen Gefühle bei der Hebammenarbeit beschreiben.

(vgl. [152], [149]).

7.14
Problemorientiertes Lernen

Beim Problem-based-Learning (PBL, dt. problemorientiertes oder problembasiertes Lernen) handelt es sich um eine konstruktivistische Lernmethode. Sie unterstützt das forschungsbasierte, eigenständige Lernen. Die PBL-Methode ist bei Lehrenden allgemein anerkannt, denn sie entwickelt effektive Kommunikations- und Teamfähigkeiten und fördert den Erwerb von Problemlösungs- und Entscheidungskompetenz. Die Lernenden erarbeiten bei dieser Methode in Kleingruppen einen Fall und übernehmen ein hohes Maß an Eigenverantwortung beim Lernen und Organisieren. Diese Kleingruppen werden für jede Praxisanleitung neu durchmischt, damit die Lernenden mit unterschiedlichen Personen gemeinsam lernen können. Für einen eigenverantwortlichen, kooperativen Lernstil ist dabei stets eine sorgfältige Vorbereitung auf allen Ebenen wichtig ([142], [152]).

Die Praxisanleitung dient bei PBL als Tutor*in und unterstützt das Lernen, indem sie über den Gruppenprozess wacht. Praxisanleiter*innen treten hier nicht als Fach-Expert*innen, sondern als Lern-Expert*innen auf, denn die Lernenden bestimmen selbst, welche Inhalte sie wie lernen. Es handelt sich also um eine lernendenzentrierte Lernform. Durch Diskussionen mit Mitstudierenden und eigenes Forschen vertiefen die Lernenden dabei selbstgesteuert ihre Fähigkeiten und Fertigkeiten.

Das zu lösende Problem soll durch die Praxisanleitung möglichst praxisnahe präsentiert werden. Real nachempfundene Probleme aus dem Alltag sollen den Lernenden Anreiz und Motivation für das Lernen verleihen und den Erwerb der für die Praxis notwendigen Problemlösefähigkeiten ermöglichen [153].

Die Praxisanleitung gibt der Kleingruppe eine Problemaufgabe beispielsweise in Form eines kurzen Textes, der einen Fall beschreibt. Die Lernenden arbeiten anschließend nach vorgeschriebenen Arbeitsschritten, um gemeinsam eine Lösung zu erarbeiten. Eine der Methoden hierfür ist der so genannte Siebensprung. Dieser wird in drei Phasen und sieben Schritten unterteilt. Eine Person aus der Kleingruppe führt dabei stets Protokoll.

7.14.1 Phase 1: Problemanalyse

1. Schritt: unklare Begriffe klären

Ziel dieses Schrittes ist es, unklare Begriffe zu erkennen und zu definieren, um ein einheitliches Lernverständnis zu schaffen. Die Lernenden klären in diesem Schritt unklare Begriffe im Problemtext. Die Praxisanleitung, die als Tutor*in agiert, kann bei der Klärung dieser Begriffe helfen oder zu einer Recherche anleiten. Wenn alle Begriffe für alle Lernenden der Kleingruppe klar und definiert sind, kann fortgeschritten werden.

2. Schritt: Problem bestimmen

Die Lernenden diskutieren gemeinsam und versuchen das Problem oder die Probleme im Text zu identifizieren. Je genauer das Problem definiert ist, desto klarer kann der Lerninhalt in weiteren Schritten abgegrenzt werden.

3. Schritt: Problem analysieren

In der Kleingruppe wird mithilfe von Brainstorming das Vorverständnis für das Problem geklärt. Das Vorwissen der Lernenden wird dadurch auf denselben Stand gebracht.

4. Schritt: Prioritäten festlegen

Die verschiedensten Erklärungen werden geordnet, Irrelevantes ausgeschieden und Prioritäten festgelegt.

Die Lernenden kommen in der Gruppe auf verschiedenste Erklärungen, was die Ursache für das Problem sein könnte. Diese werden nun geordnet, irrelevante Erklärungsversuche werden im Konsens in der Gruppe gestrichen und die verbliebenen Erklärungen priorisiert.

5. Schritt: Lernfragen formulieren

In der Gruppe werden Lernfragen formuliert, anhand derer in den folgenden Schritten recherchiert wird.

Damit sind die ersten fünf Schritte abgeschlossen, die in der Lerngruppe stattfinden. In der zweiten Phase, der Wissensaneignung, arbeiten die Lernenden im Selbststudium

7.14.2 Phase 2: Wissensaneignung

6. Schritt: Informationen beschaffen/ Recherche im Selbststudium

Die Lernende führen umfassende Recherchen in Büchern, Fachzeitschriften und Datenbanken zu den gewählten Lernfragen durch und sammeln die gefundenen Informationen.

7.14.3 Phase 3: Vertiefte Problemanalyse

7. Schritt: Informationen austauschen und präsentieren in der Gruppe

Die Lernenden der Lerngruppe tauschen sich über die Ergebnisse der Recherche aus und präsentieren diese der Praxisanleitung. Diese steuert den Lernprozess, sodass die Lernziele erreicht werden können [158].

7.15 Experiment

In einem Experiment können durch spielerische Elemente affektive Lernziele erreicht und die Motivation gesteigert werden. Wichtig ist, dass Patient*innen nicht in Experimente miteinbezogen werden dürfen. Es soll spielerisch an Modellen, sich selbst oder an anderen Lernenden geübt werden. Diese Methode der Praxisanleitung eignet sich hervorragend für die Sozialform Gruppenanleitung.

Fallbeispiele Experiment

Blutungsmengen schätzen lernen

Kunstblut (z. B. mit Stärke abgekochter Traubensaft) wird gemeinsam auf Vorlagen, Unterlagen, Tupfer oder in Nierenschalen, etc. getröpfelt und geschüttet. Das affektive Lernziel Blutungsmengen richtig schätzen lernen kann später bei Geburten durch das Abwiegen und genaue Kontrollieren von blutigen Unterlagen, Vorlagen, etc. verfeinert werde.

Umlagern vom OP-Tisch auf das Bett oder umgekehrt

Ein*e Lernende*r legt sich auf den OP-Tisch und wird von den anderen korrekt umgelagert. Die Versuchsperson erläutert anschließend, wie sie diese Maßnahme wahrgenommen hat. Diese Methode hat einen fließenden Übergang zum Rollenspiel. Dadurch können psychomotorische Lernziele zum Umlagern und affektive Lernziele zur Kommunikation erreicht werden.

7.16 Gamification

Gamification (engl. Game = Spiel) bezeichnet das Einbeziehen von spielerischen Elementen in nicht-spielerische Umgebungen. Häufig handelt es sich um digitale spielerische Unterstützungen.

Im Rahmen von Praxisanleitungen handelt es sich dabei um spielerische, sichere Situationen, das heißt Übungen oder kurze Anleitungen ohne Patientinnenkontakt, in denen Wissen (kognitives Lernziel) vertieft werden kann. Diese Anleitungsmethode kann in sämtlichen Sozialformen eingesetzt werden.

Beispiele für Gamification

- Ein Quiz zum Themenfeld eines kognitiven Lernziels [149].
- Ein Flussdiagramm, beispielsweise eine Arbeitsanweisung für das Vorgehen bei postpartalen Blutungen, wird als Legespiel konzipiert (► **Abb. 7.12**).
- Punkte und automatisches Feedback bei einem digitalen Fragebogen ohne Benotung. Der Spaß und die Neugier dienen als intrinsische, die erreichten Punkte als extrinsische Motivation, den Fragebogen mit den Aufgaben erneut auszufüllen (► **Abb. 7.13**).
- Aufgaben stehen nicht auf einem Papier, sondern werden von einem Computerprogramm per Zufall ausgegeben. Die Lernenden klicken sich durch das einfache Programm und erhalten so spielerisch Aufgaben zugeteilt: Lernaufträge, Arbeitsaufträge, alltägliche Stationstätigkeiten, die zu erledigen sind, etc. (► **Abb. 7.14**).
- Klinische Simulationen und Rätsel zu einem bestimmten Anleitungsthema werden wie ein Escape Room gestaltet. Escape Rooms erfreuen sich großer Beliebtheit als gemeinschaftlich zu lösende Rätsel, um ein Ziel zu erreichen oder den Ausgang eines Raumes zu finden. Eines von vielen möglichen Rätseln im Rahmen eines solchen Escape Rooms wäre beispielsweise der in Worten auf einem Zettel beschriebene Zustand eines Neugeborenen. Die sich daraus ableitbaren APGAR-Werte werden in ein Zahlenschloss eingegeben, das sich daraufhin öffnet [143].

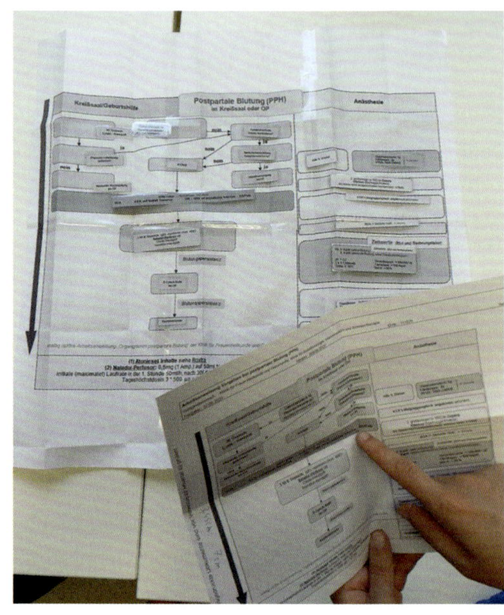

► **Abb. 7.12** Das Legespiel mit der Arbeitsanweisung für das Vorgehen bei postpartalen Blutungen wird mit Hilfe der Lösung überprüft. (Quelle: Hemma Pfeifenberger)

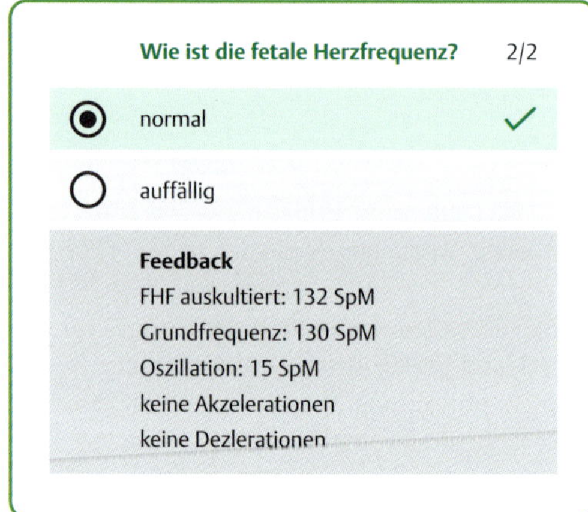

► **Abb. 7.13** Automatisches Feedback bei einem Online-Fragebogen dient zur Steigerung der intrinsischen und extrinsischen Motivation. Hier im Beispiel: Feedback auf die Bewertung künstlich erzeugter fetaler Herzfrequenzen.

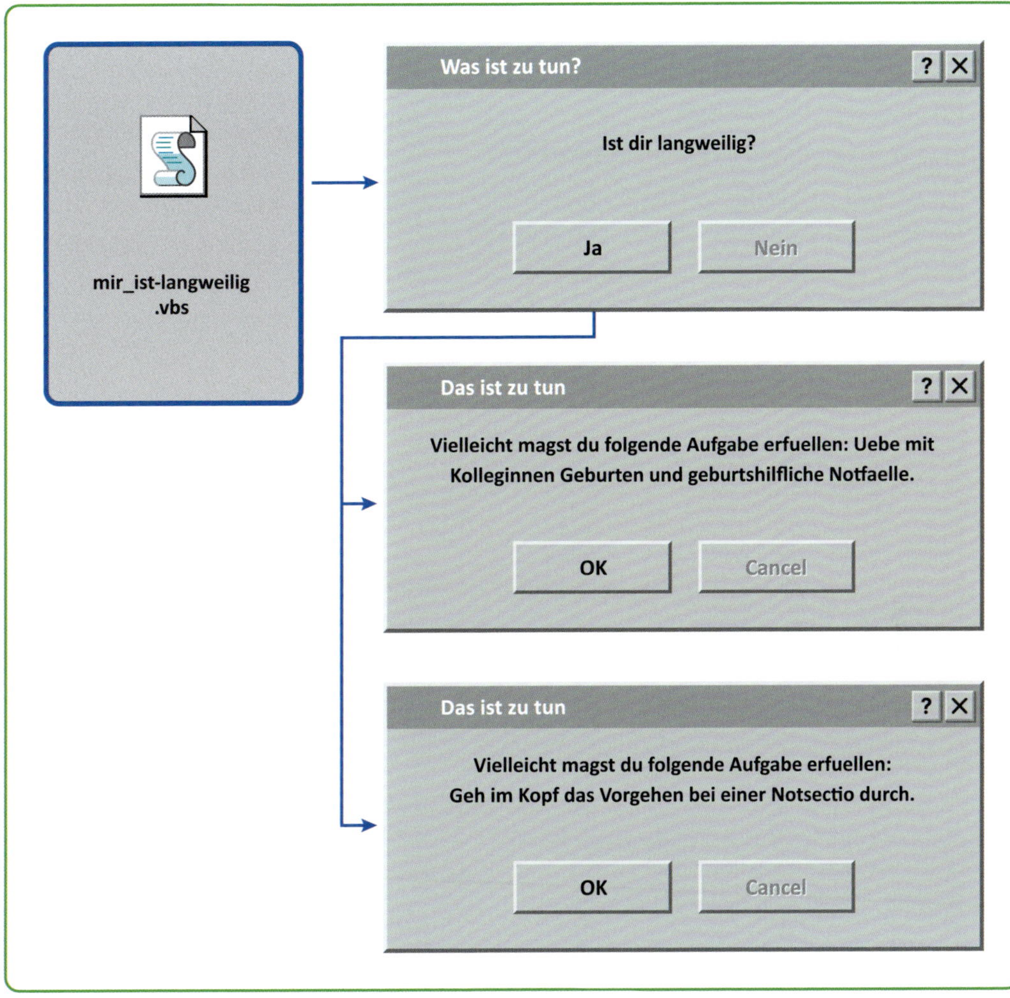

▶ **Abb. 7.14** Beispiel für ein spielerisches Programm, mit dem Aufgaben per Zufall zugeteilt werden. (Quelle: Hemma Pfeifenberger)

Ein Modell, das im Zuge der Gamification intrinsische und extrinsische Motivation und positive Verstärkung verbindet, ist das Octalysis-Framework von Chou [145]. Im Rahmen der Gamification hat sich außerdem der von Mark Rober geprägte Begriff Super-Mario-Effect entwickelt: Man konzentriert sich auf das Ziel (Prinzessin) und nicht auf die Gräben, in die man immer fällt, um es dann erneut zu versuchen und aus den Fehlern zu lernen. Der Fokus liegt auf dem (Lern-)Ziel und nicht auf den Fehlern, die einem unterlaufen, und zur Wiederholung der Lernaufgabe führen, wodurch ein Lerneffekt eintritt. Die Wiederholung findet aus eigener Motivation heraus statt. Dafür ist es unerlässlich, dass eine sichere Lernumgebung geschaffen wird, in der Fehler gemacht werden dürfen, die im Rahmen von Feedback (s. Kap. 4.2.4) positiv und auf Augenhöhe gespiegelt und nachbesprochen werden. ([149], [145], [155], [160], [151], [140]).

7.16.1 Literatur

[140] Alsawaier RS. The effect of gamification on motivation and engagement. IJILT 2018; 35 (1): 56–79. DOI: 10.1108/IJILT-02–2017–0009

[141] Awad SA, Mohamed MHN. Effectiveness of Peyton's four-step approach on nursing students' performance in skill-lab training. JNEP 2018; 9 (5): 1. DOI: 10.5 430/jnep.v9n5p1

[142] Berthold A, Bauer NH. Problembasiertes Lernen in der Hebammenausbildung – Wie Studierende ihren eigenen sozialen und selbstgesteuerten Lernprozess und ihren praktischen Kompetenzerwerb beurteilen. 5. Internationale Konferenz der Deutschen Gesellschaft für Hebammenwissenschaft (DGHWi). Bochum, 13.-14.02.2020. Düsseldorf: German Medical Science GMS Publishing House; 2020. DOI: 10.3 205/20dghwi19

[143] Brown N, Darby W, Coronel H. An Escape Room as a Simulation Teaching Strategy. Clinical Simulation in Nursing 2019; 30: 1–6. DOI: 10.1016/j.ecns.2019.02.002

[144] Brühlmann J. Modeling mit Metalog in der berufspraktischen Ausbildung (2005). DOI: 10.25 656/01:13 582

[145] Chou Y. Actionable Gamification. Beyond Points, Badges, and Leaderboards. Birmingham: Packt Publishing Limited; 2019

[146] Cohen SR, Cragin L, Rizk M et al. PartoPantsTM: The High-Fidelity, Low-Tech Birth Simulator. Clinical Simulation in Nursing 2011; 7 (1): e11-e18. DOI: 10.1016/j.ecns.2009.11.012

[147] Denzel S. Praxisanleiter. Pflegen, ausbilden, begleiten. 4. Aufl. Stuttgart, New York: Thieme; 2019

[148] Dudenredaktion. „Methode" auf Duden online (o. J.). Im Internet: https://www.duden.de/node/96 408/revision/515 319; Stand: 09.01.2021.

[149] Kraus S. Praxisanleitung gestalten. Ein Methodenkatalog für die Gesundheits- und Krankenpflegeausbildung. Bamberger Akademien; 2017. Im Internet: https://www.bamberger-akademien.de/_Resources/Persistent/9ec861b222d1fc8fd1e3cf5ac0c35ef2b67e6a29/Praxisanleitung%20Methodenkatalog%20S.%20Kraus.pdf; Stand: 07.04.2023

[150] Krautter M, Dittrich R, Safi A et al. Peyton's four-step approach: differential effects of single instructional steps on procedural and memory performance - a clarification study. Advances in medical education and practice 2015; 6: 399–406. DOI: 10.2147/AMEP.S 81 923

[151] Majuri J, Koivusto J, Hamari J. Gamification of education and learning: A review of empirical literature. In: Koivusto J, Hamari J, Hrsg. Proceedings of the 2nd International GamiFIN Conference (GamiFIN 2018). Implementation von Problem-based Learning. Eine Evaluationsstudie in einem nichtprivilegierten Kontext Im Internet: https://ceur-ws.org/Vol-2186/paper2.pdf; Stand: 07.04.2023

[152] Mamerow R. Praxisanleitung in der Pflege. 6. Aufl. Berlin, Heidelberg: Springer; 2018

[153] Müller Werder C. Implementation von Problem-based Learning – eine Evaluationsstudie an einer Höheren Fachschule.Bern: hep; 2007. Im Internet: https://digitalcollection.zhaw.ch/handle/11 475/16 748; Stand: 07.04.2023

[154] Pluntke S. Der Praxisanleiter im Rettungsdienst. 2. Aufl. Berlin, Heidelberg: Springer; 2021

[155] Putz LM, Hofbauer F, Treiblmaier H. Can gamification help to improve education? Findings from a longitudinal study. Computers in Human Behavior 2020; 110: 106 392. DOI: 10.1016/j.chb.2 020 106 392

[156] Reich K, Hrsg. Cognitive Apprenticeship. Universität zu Köln; 2008. Im Internet: http://methodenpool.uni-koeln.de/download/cognitive_apprenticeship.pdf; Stand: 07.04.2023

[157] Schewior-Popp S. Lernsituationen planen und gestalten. 2. Aufl. Stuttgart: Thieme; 2014

[158] Schwarz-Govaers R. Subjektive Theorien als Basis für problembasiertes lernen in der Pflegeausbildung. In: Ludwig I, Mahrer R, Imhof L, Mühlherr L, Neuhaus U, Schäfer M, Schwarz-Govaers R, Hrsg. Pflege lehren und lernen. Pädagogische und fachdidaktische Impulse zur Ausbildung im Gesundheitswesen. Bern: hep; 2004

[159] Van den Broeck A, Howard JL, Van Vaerenbergh Y et al. Beyond intrinsic and extrinsic motivation: A meta-analysis on self-determination theory's multi dimensional conceptualization of work motivation. Organizational Psychology Review 2021; 11 (3): 240–273. DOI: 10.1177/204 138 66 211 006 173

[160] Vanduhe VZ, Nat M, Hasan HF. Continuance Intentions to Use Gamification for Training in Higher Education: Integrating the Technology Acceptance Model (TAM). Social Motivation, and Task Technology Fit (TTF). IEEE Access 2020; 8: 21 473–21 484. DOI: 10.1109/ACCESS.2 020 296 617

8 Feedback, Reflexion und Evaluation in der Praxisanleitung

Daniela Kriegisch

Im Zuge der praktischen Ausbildung werden von Seiten der Praxisanleitung den Studierenden immer wieder Rückmeldungen zu Lernfortschritten und weiterem Lernbedarf gegeben. Dies kann auf mehr oder weniger strukturierter Basis durchgeführt werden. Um ein besseres Verständnis für die Thematik zu gewinnen werden im Folgenden die Methoden des Feedbacks, der Reflexion und der Evaluation erläutert.

Generell ist das Ziel von Praxisanleiter*innen, den Lernenden durch Feedback Anstöße zu weiterem Nachdenken, zum Reflektieren und zum Evaluieren der bisherigen Handlungen zu geben.

Dadurch soll die Selbstevaluation der Auszubildenden angeregt und die lernende Personen gefördert werden, selbstständig Konsequenzen aus eigenen Handlungen zu ziehen und gefundene Lösungen eigenständig umzusetzen [163].

Um ein genaueres Bild zu bekommen werden hier zunächst die wichtigsten Begriffsdefinitionen (S. 118) erläutert und voneinander abgegrenzt (s. auch ▸ **Abb. 8.1**).

Begriffsdefinitionen Feedback, Reflexion und Evaluation

Feedback

Von Feedback spricht man, wenn eine Person Rückmeldung gibt. Diese ist häufig spontan und unstrukturiert und entsteht ungefragt aus einer Situation heraus in Form von Aussagen zu oder aufgrund eines Vorfalls oder Verhaltens.

Regelmäßiges Feedback sollte im Anschluss an eine Anleitungssituation erfolgen und dient als zweckmäßige Möglichkeit, die verschiedenen Aufgabenstellungen und Lernziele zu reflektieren, wobei Lernerfolge und -defizite benannt werden sollen [164].

Feedback ermöglicht, das eigene Handeln und die eigene Leistung aus einem anderen Blickwinkel zu sehen.

Reflexion

Reflexion bedeutet, einen Rückblick auf das eigene Handeln zu werfen. Reflexion wird vom Feedback abgegrenzt, da Reflexion systematisch durchgeführt wird und sich an diversen Kriterien orientiert.

Hierbei spricht man von der Gewinnung von Kenntnissen, Fähigkeiten und der Bereitschaft, die eigenen Kompetenzen für das zukünftige Berufsziel realistisch einzuschätzen. Dabei soll der eigene Lernbedarf erkannt werden und die Bereitschaft bestehen, Lernangebote zu nutzen. Anlass für eine Reflexion kann ein erhaltenes Feedback sein.

Evaluation

Evaluation zeichnet sich im Gegensatz zu einer Beurteilung durch eine wissenschaftliche Begründung aus, in der die Beurteilungskriterien offengelegt und damit auch für Dritte nachvollziehbar gemacht werden sollen. Dadurch entsteht Objektivität und Versachlichung von Urteilsprozessen. Anhand dessen werden anschließend systematisch und kriteriengeleitet Handlungsalternativen abgeleitet. Kurz, das Ziel einer Evaluation ist es, das Qualitätsniveau systematisch zu verbessern. Dies gilt sowohl für die Praxisanleitung als auch für diverse Handlungsalgoritmen in der Praxis.

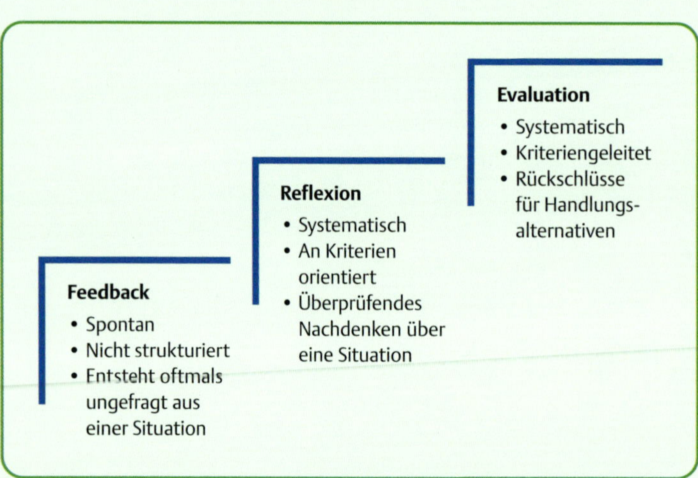

▶ **Abb. 8.1** Begriffsdefinitionen Feedback, Reflexion und Evaluation.

8.1 Lehrperson und Selbstreflexion

8.1.1 Bereitschaft zur Selbstreflexion

Praxisanleiter*innen sind in der Arbeit mit Studierenden in ihrer Persönlichkeits- und Sozialkompetenz gefordert. Durch ihr gesamtes Verhalten, die verkörperte Haltung und die Sozialkompetenz der Anleiter*innen werden die Auszubildenden unterstützt, ihre Berufsidentität und Teamfähigkeit zu entwickeln [162].

„Die Bereitschaft, Feedback anzunehmen und zu geben, sich selbst und seine Handlungen zu reflektieren und Prozesse sowie Handlungen zu evaluieren, entspringt einer inneren Haltung. Diese Haltung schließt die Bereitschaft ein, sich selbst, andere, aber auch Situationen und Umweltfaktoren kritisch zu hinterfragen."

[163]

Reflexion bedeutet, auf vergangenes Handeln zurückzublicken und daher ableitend Schlüsse für die weitere Vorgehensweise, in diesem Falle die der Praxisanleitung, zu ziehen.

Die reflexive Haltung wird damit den Auszubildenden vorgelebt, wodurch das hierarchische Gefälle zwischen Ausbilder*in und lernender Person geebnet werden und somit auch eine andere Vertrauensebene geschaffen werden kann, um Lernmisserfolge offen anzusprechen. Denn in erster Linie ist Anleitung Beziehungsarbeit, in der man als Praxisanleitung auf vielfache Art und Weise eine „Lotsenfunktion" innehat und mit verschiedenen Methoden zur persönlichen Weiterentwicklung der Auszubildenden beiträgt.

Folgende Leitfragen können sich Praxisanleiter*innen im Zuge einer Selbstreflexion stellen:

- Kann ich Studierende durch mein Verhalten und meine Art gut anleiten?
- Gibt es andere pädagogische Möglichkeiten, um gewisse Handlungsschritte und Lernziele einfacher zu erreichen bzw. zu erfüllen?
- Ist meine Anleitung für die auszubildende Person passend?
- Gibt es einen kontinuierlichen Lernfortschritt?

Sich selbst diese Fragen zu stellen bedeutet, dass man die eigene Person in das Zentrum der Reflexion stellt. Dies erfordert Offenheit, sich selbst kritisch zu hinterfragen bzw. von anderen reflektieren zu lassen, sowie die Bereitschaft, etwas an der eigenen Person bzw. am eigenen Handeln zu ändern.

Durch die Selbstreflexion bzw. Selbstevaluation behält man einerseits Offenheit gegenüber Veränderungen und erhält andererseits Hinweise für Verbesserungsmöglichkeiten, was eine Hilfestellung ist, die praktische Ausbildung zu verbessern bzw. anzupassen [161]. Durch die Bereitschaft, sich ständig zu verbessern, wird der Qualitätsanspruch an die eigene Anleitung definiert und gestellt. Unabdingbar ist es, sich im Vorfeld Ziele zu setzen und diese zu beschreiben, um in weiterer Folge evaluieren zu können und somit eine Qualitätsüberprüfung zu erhalten.

Dies führt dazu, die Qualität der eigenen Anleitung sinnvoll in Frage stellen zu können und eine „Wirkung" zu erzielen. Mögliche Ziele könnten unter anderem sein:

- Sind die Lernenden zufrieden mit der Anleitung?
- Erzielen die Lernenden ihre selbstgesetzten Ziele?
- Wie hoch ist die Anzahl der Anleitungssituationen bzw. der gemeinsamen Dienste, etc.?

Anhand dieser festgesetzten Ziele hat man als Praxisanleitung nun die Möglichkeit, die eigene Art der Anleitung zu evaluieren.

Um sich selbst zu evaluieren hat man während des Anleitungsprozesses zwei Möglichkeiten:

Kontinuierliche formative Evaluation

Hierbei wird die eigene Anleitung kontinuierlich überprüft. Dadurch hat man die Möglichkeit während des Praktikums einer auszubildenden Person die eigene Anleitung zu verändern bzw. anzupassen, wenn auffällig wird, dass Hebammenstudierende die Lernziele nicht wie gewünscht erreichen bzw. weiterer Lernbedarf besteht.

Summative Evaluation

Dies ist eine abschließende Beurteilung der eigenen Anleitung am Ende des praktischen Lehreinsatzes. Hierbei wird untersucht, ob die Lernziele erreicht wurden und was in der nächsten praktischen Lernphase besser gemacht werden könnte.

Günstig wäre eine Kombination aus beiden Evaluierungsmethoden, denn einerseits führt die kontinuierliche Evaluation einer Praxisanleitung dazu, sich an den individuellen Bedürfnissen der auszubildenden Person zu orientieren und die Ableitung entsprechend anzupassen. Andererseits können durch die abschließende Beurteilung Zusammenhänge, Anleitungsstrategien und Lernmuster besser erkannt und beurteilt werden. Dies wiederum hilft der Praxisanleitung, die eigenen Kompetenzen innerhalb der praktischen Anleitung weiter zu fördern.

8.2 Instrumente der Reflexion und Evaluation von Lernenden

Um Lernende zur Selbstreflexion ihres Lernprozesses aber auch ihrer Handlungen und Haltungen anzuregen, ist es wichtig die Grunddefinition der Selbstreflexion zu kennen.

Definition Selbstreflexion

Fähigkeit eines Menschen, Überlegungen über seine Gefühle, Motivation und Verhalten anzustellen, außerdem Voraussetzung für das Entwickeln sozialer Kompetenzen und eines Gewissens [166].

Generell ist zu beachten, dass es äußere Einflüsse gibt, die die Selbstreflexion des lernenden Individuums mitbestimmen, welche in ▸ **Abb. 8.2** dargestellt werden.

Diese Einflüsse gilt es für die Person in der anleitenden Rolle zu beachten, damit die anzuleitende Person sich nicht aufgrund dieser Einflüsse in eine abwehrende Haltung begibt und keinerlei Selbstreflexion mehr stattfinden kann.

In der Beziehung zwischen lehrender und lernender Person ist darauf zu achten, dass die Lernenden von den Lehrenden die Möglichkeit bekommen sich zu erproben, Erfahrungen zu sammeln und sich mit theoretischen und praktischen Lehrinhalten auseinander zu setzen.

Den Lehrenden wird dabei die Aufgabe zuteil, einen sicheren Raum zu schaffen um den Auszubildenden das Lernen zu ermöglichen, ohne dass unverantwortbare Risiken entstehen.

Lernende dürfen und müssen

- theoretisches Wissen eigenständig in der Praxis anwenden
- Dinge ausprobieren und in begrenzten Umfang Fehler machen
- situationsangepasstes Handeln erlernen und zu eigenständigen Problemlösungen ermutigt werden

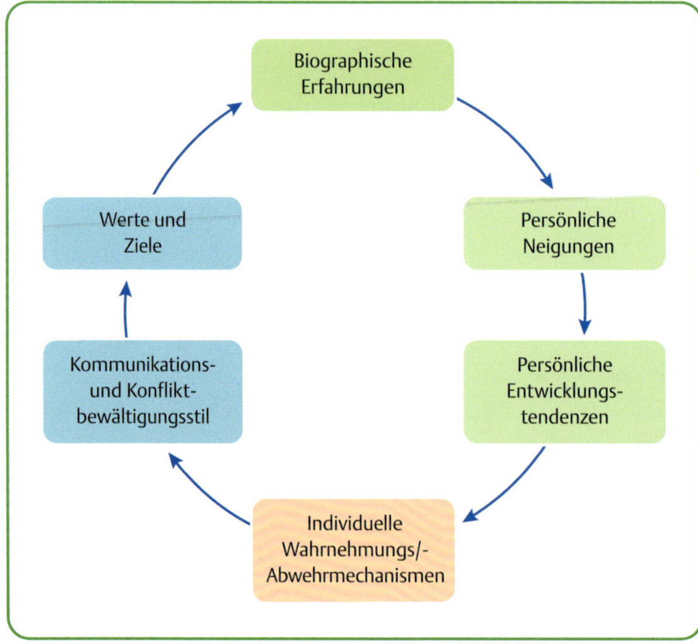

▸ **Abb. 8.2** Äußere Einflüsse, die die Selbstreflexion des lernenden Individuums mitbestimmen.

- sich für den Lernfortschritt mitverantwortlich fühlen und zur eigenständigen Informationssuche angeleitet werden und
- zu ständiger Reflexion und zur Selbstreflexion ihres Handelns ermutigt werden.

Merke
Es gilt, im Hinterkopf zu behalten, dass es sich bei dem Begriff „Lernende" im Bezug zur Ausbildung als Hebamme um Erwachsene handelt, die nicht entmündigt werden dürfen. Für die Praxisanleitung bedeutet das, dass man sich nicht als Unterweiser*in, sondern als Lernprozessbegleiter*in sehen sollte.

Um diesen Lernprozess zu fördern wird von den Lernenden verlangt, ihr eigenes Handeln, ihre Fähigkeiten und ihre Kenntnisse zu reflektieren und zu analysieren, sich dann Ziele zu setzen bzw. den eigenen Lernbedarf zu erkennen und Lernangebote gezielt zu nutzen.

8.2.1 Selbsteinschätzung und Selbstreflexion

Lernende sollten die Fähigkeit zur Selbsteinschätzung bzw. zur Selbstreflexion entwickeln, um eigenverantwortlich handeln zu können. Denn nur so kann die lernende Person verschiedenen Sichtweisen und Urteile kritisch abwägen und damit das eigene Handeln begründen und argumentieren.

Eine Selbsteinschätzung empfiehlt sich in der Praxis dann, wenn Lernende Handlungen unter Anleitung übernommen haben. Damit die anleitende Person die anzuleitende besser kennen und beraten kann, ist es sinnvoll zu wissen, wie sich diese selbst einschätzt. Daraus lassen sich Rückschlüsse auf das Selbstbild der Lernenden ziehen.

Folgende Fragen bieten sich dazu an:

- Wurde mit der gesetzten Maßnahme das gewünschte Outcome erreicht?
- Konnte die lernende Person verwirklichen, was sie sich vorgenommen hat?
- Was würde die lernende Person beim nächsten Mal in der gleichen/ähnlichen Situation machen?

Erfahrungsgemäß werden innerhalb dieses Gespräches dann eher die negativen Aspekte angesprochen. Damit es zu keiner Selbstanklage der auszubildenden Person kommt, kann die Praxisanleitung versuchen, positive Aspekte hervorheben zu lassen.

Folgende Fragen bieten sich dazu an:

- Was ist besonders gut gelaufen?
- Was ist besonders gut gelungen?
- Worauf ist die lernende Person stolz?
- Welche positiven Gefühle wurden bei der Durchführung der Handlung/Maßnahme erlebt?

Zuweilen kann es passieren, dass Menschen auf diese Fragen verstört reagieren und es als schamhaft betrachten, eigene Leistungen zu würdigen. Lernende sind es gewöhnt, dass Lehrende Fehler, Lücken, Inkompetenzen suchen und aufdecken und damit den Finger in die Wunde des „Etwas-noch-nicht-Könnens" legen, anstatt die bisherigen Leistungen und Fähigkeiten anzuerkennen.

Merke
Wenn die auszubildende Person selbstreflektiert ist und Sie anschließend Feedback geben, ist zu empfehlen, neben eventueller negativer Kritik auch die kleinsten Fortschritte zu loben. Somit hat die Lernende Person auch bei einer ungenügenden Leistung einen positiven Abschluss des Gesprächs [165].

8.2.2 Gemeinsame Reflexion

Durch die gemeinsame Reflexion mit den Lernenden können

- weitere Lernprozesse initiiert
- Lernentwicklungen bewertet und
- Lernhindernisse analysiert werden.

Folgende Fragen können Sie als Praxisanleiter*in im Zuge einer Reflexion an die anzuleitende Person richten:

- Haben Sie Ihre Lernziele erreicht?
  - Was hat Ihnen geholfen Ihre Lernziele zu erreichen?
  - Warum glauben Sie kann es sein, dass gewisse Lernziele nicht erreicht wurden?
  - Was hat in Ihren Augen Ihr Lernen beeinträchtigt?

- Wie sicher fühlen Sie sich in der Durchführung diverser Maßnahmen (verknüpft mit den Lernzielen)?
  - Wo fühlen Sie sich sicher?
  - Wo fühlen Sie sich unsicher?
  - Was brauchen Sie, damit Sie sich in Zukunft sicherer fühlen?
- Wie haben Sie die Anleitung und Begleitung durch mich erlebt?
  - Was hat Ihnen geholfen?
  - Was hätten Sie sich noch gewünscht?
- Wie erleben Sie die Beziehungen zu Patientinnen, Angehörigen oder dem kollegialen bzw. interdisziplinärem Umfeld?
  - Was hat geholfen, Beziehungen aufzubauen?
  - Was haben Sie als schwierig erlebt?
- Was müssen wir als Praktikumsstelle für die Zukunft beachten, damit Lernende ihre Lernziele erreichen bzw. auch die praktische Lernphase als positiv erleben können?

Rahmenbedingungen für ein Reflexionsgespräch

- Schaffung eines positiven Gesprächsklimas
- Gesprächsthemen mit Argumenten und Beispielen vorbringen
- Wünsche oder Forderungen formulieren
- Stellungnahme der Gesprächspartner*innen

„Ja, aber ..."

Rechtfertigungen können ein Signal dafür sein, dass Ihnen Ihr Gegenüber nicht wirklich zuhört. Stellen Sie sicher, dass Sie lediglich Anregungen geben, welche aus Ihrer Sicht durchgeführt werden können. Es bleibt immer die Entscheidung der Empfänger*innen, was sie mit Ihrem Feedback anfangen. Das bedeutet für die Person in der Rolle der Praxisanleitung: Sie können in Ihrer Rolle als Praktikumsanleiter*in keinen Menschen ändern, sondern nur Hilfestellungen geben, damit sich diese Person, so sie es wünscht, selbst ändern kann [161].

8.2.3 Haltung der Lehrenden während des Feedbackprozesses

Als Praxisanleiter*in sollte man offen dafür sein, Feedback zu erhalten und zu geben, die eigenen Handlungen zu reflektieren und auch Prozesse und Handlungen zu evaluieren. Mit dieser Offenheit verbindet sich auch eine Bereitschaft, sowohl andere als auch sich selbst sowie Situationen und Umweltfaktoren kritisch zu hinterfragen.

Feedback geben, Feedback nehmen, reflektieren und evaluieren muss gelernt werden. Deshalb sind Feedback, Reflexion und Evaluation vom ersten Tag an selbstverständliche Elemente guten Unterrichts und fördernder Lernkultur.

Wenn Lehrende und Lernende die Feedback-, Reflexions- und Evaluationsprozesse als zusätzliche Arbeitsbelastung erleben, wenn die Ergebnisse nicht transparent gehalten werden und zu beobachtbaren Veränderungen führen, dann werden dies Prozesse als lästige Pflicht gesehen und es ist nicht davon auszugehen, dass sich am Evaluationsergebnis etwas ändert. Um diese negative Spirale zu durchbrechen, sollte eine reflexive Haltung vorgelebt werden. Hierbei sollte ein sanktionsfreier Raum für Feedback, Reflexionen und Evaluationen geschaffen werden, wobei frühzeitig auf die Partizipation aller Mitwirkenden geachtet werden muss.

Zwischen Lob und Tadel

Die wirksamste Möglichkeit zur Steuerung von Lernprozessen ist das Lob. Dies kann vielerlei Gesichter haben, wie Lächeln, Blickkontakt, mündliche Anerkennung, Übertragung von Aufgaben mit

▶ **Tab. 8.1** Stolpersteine der Gesprächsführung für die Praxisanleitung während eines Reflexionsgesprächs.

Stolperstein	Umwandlung in Positives
Bewerten	Beschreiben
Verallgemeinern	Konkrete Situationen nennen
Missverständnisse bestehen lassen	Nachfragen, wenn Sie etwas nicht verstehen
Kritisieren	Immer etwas Positives erwähnen

höherer Verantwortung – oder auch der auszubildenden Person die Möglichkeit zu geben, eingebrachte Ideen in die Tat umzusetzen.

Neben der positiven und motivierenden Wirkung hat das Lob aber zwei Bedingungen:

- Es muss konkret und fachlich begründet sein und
- es muss echt sein und ehrlich klingen.

Das bedeutet, das Lob nicht wahllos ausgestreut werden und als zweifelhaftes Mittel zum Zweck angewendet werden darf. Ebenfalls ist es für die anleitende Person sehr wichtig, nicht Lob als versteckte Kritik anzubringen, etwa: „Sie haben die Frau X während der Wehentätigkeit ausgezeichnet zur Atmung angeleitet. Wenn Sie auch so lieb und beständig bei Frau Y gewesen wären ...".

Bestärkung oder Lob kann auch sein, dass Sanktionen, welche aufgrund des Verhaltens einer lernenden Person eingeführt wurden, wieder aufgehoben werden. Wenn Lernenden z. B. ein Fehler passiert ist und sie daraufhin von der anleitenden Person eine Zeit lang sehr genau beobachtet werden, wird es sie sehr freuen, wenn sie die fehlerhaft ausgeführte Tätigkeit wieder selbständig Tätigkeit ausführen dürfen.

Spiegeln statt werten

Zwei Dinge können dabei helfen, Kritik für das Gegenüber gut annehmbar zu machen:

Die Lernenden sollen zuerst selbst beschreiben, wie die Situation wahrgenommen worden ist, und wo ihrer Ansicht nach Verbesserungs-/Änderungsbedarf besteht.

Des Weiteren ist es wichtig, Wertungen zu vermeiden und stattdessen sachlich die eigene Beobachtung zu beschreiben. Also nicht: „Das war nicht gut/falsch" sondern: „So weit ich es beobachten konnte, wurde bei der Überwachung der Patientin nicht darauf geachtet, dass ....". Auf diese Weise wird das Verhalten der auszubildenden Person gespiegelt, ohne dass es bewertet wird.

8.2.4 Die Reflexion in der Praxis

Die Reflexion einer Situation sollte nach einer kurzen Entspannungspause in möglichst ruhiger und ungestörter Atmosphäre stattfinden. Dabei bekommt die auszubildende Person die Möglichkeit, frische Eindrücke, aber auch Fragen zu formulieren.

Vorbereitend können Leitfragen auf Karteikärtchen übergeben werden, wie in ▸ **Abb. 8.3** dargestellt.

Dies zu Papier zu bringen hat die Funktion, dass die Reflexion auch in größerem zeitlichem Abstand zum Ereignis noch nachvollziehbar ist und ggf. für eine Evaluierung herangezogen werden kann.

8.2.5 Die Evaluation in der Praxis

Um den Evaluierungsprozess zu fördern ist es sinnvoll, während der Praktika ein Erst-, Zwischen- und Endgespräch zu führen.

Sinnvoll wäre es hierfür einen Gesprächsleitfaden in Form eines doppelseitig bedruckten Din-A4-Bogens einzusetzen, den die Studierenden in die Praxismappe legen können, um ihn stets parat zu haben, und um den Lernerfolg, die Reflexion und die Evaluation auch für andere sichtbar zu machen. Beispielhaft ist ein solcher Bogen in ▸ **Abb. 8.4** dargestellt.

Im Optimalfall finden während einer praktischen Lernphase mehrere Gespräche statt, um eine stringente Anleitung bzw. eine Anpassung der Lernziele zu fördern und auch, um den Praxisanleiter*innen trotz teilweise herausfordernder, stressiger Dienste eine Reflexion mit der Hebamme in Ausbildung in Erinnerung zu rufen.

Dieser Gesprächsleitfaden sollte sinnvollerweise von den Hebammenstudierenden ausgefüllt werden. Im Anschluss an jedes einzelne Gespräch kann die Praxisanleitung noch ein Feedback schreiben. Dies macht die Reflexions- und Evaluationskultur einer Praxisstelle nachvollziehbar und transparent.

Erstgespräch

Ein sinnvoller Zeitpunkt für das Erstgespräch ist während des ersten oder zweiten Dienstes der auszubildenden Person. Wichtig ist, dass die Praxisanleitung im Vorfeld bereits den Ausbildungsstand kennt und weiß, was in der Theorie gelehrt wurde, um eine Über- bzw. Unterforderung der Hebammenstudierenden zu vermeiden.

Name der auszubildenden Person	Praxisstelle:	Name der Praxisleitung:
Ausbildungsstand:	Geplantes Stundenausmaß des Praktikums:	Praxiseinsatz von – bis (Datum)
Erstgespräch gerführt am:	Zwischengespräch geführt am:	Abschlussgespräch geführt am:
Erstgespräch: Lernziele der Auszubildenden Person: Feedback der Praxisanleitung:		
Zwischengespräch: (ca. bei der Hälfte des Praktikums) Welche Lernziele wurden bis jetzt erreicht? Was funktioniert bereits gut? Wo hat sich Lernbedarf / Verbesserungsbedarf ergeben? Feedback der Praxisanleitung:		

▶ **Abb. 8.3** Karteikarte mit Leitfragen. Karteikarte ist als Download verfügbar

Abschlussgespräch:
Wurden alle Lernziele erreicht?
Welche Lernziele bleiben noch offen?
Wo sollte Wissen noch vertieft werden? Wo besteht noch Lernbedarf/Verbesserungsbedarf?
Feedback der Praxisleitung

▶ **Abb. 8.4** Gesprächsleitfaden für Erst-, Zwischen- und Abschlussgespräch. Karteikarte ist als Download verfügbar

Die Studierenden legen hierbei ihre Lernziele fest, wobei es sinnvoll ist, eine realistische Anzahl festzulegen, um sich nicht mit einer zu hohen Erwartungshaltung konfrontiert zu sehen. Gegebenenfalls können beim Zwischengespräch weitere Lernziele gesetzt werden.

Die Praxisanleitung soll bei der Begutachtung der Lernziele diese kritisch mit folgenden Leitfragen analysieren:

- Sind die Lernziele realistisch für den Ausbildungsstand?
- Kennt die auszubildende Person die Theorie zu den Lernzielen, um einen Theorie- Praxis-Transfer herzustellen?
- Gibt es andere Lernziele, die es zu erreichen gilt, bevor das gewünschte Lernziel der auszubildenden Person angestrebt werden kann?
- Gibt es Lernziele, die die auszubildende Person nicht erwähnt hat, die aber dennoch unabdingbar sind?

Die Zielsetzung im Rahmen des Erstgespräches ist wichtig, um die Qualität der Praxisanleitung zu sichern.

Zwischengespräch

Das Zwischengespräch sollte nach der Hälfte des Praktikums durchgeführt werden. Dies ist ganz im Sinne der kontinuierlichen Evaluation.

Hier haben Studierende die Möglichkeit, den eigenen Lernfortschritt zu überprüfen und die Lernziele anzupassen bzw. weitere aufzustellen.

Abschlussgespräch

Ein geeigneter Zeitpunkt für das Abschlussgespräch ist der (vor-) letzte Dienst.

Hier sollten folgende Leitfragen im Mittelpunkt stehen:

- Wurden alle Lernziele erreicht?
- Entspricht das tatsächliche Wissen/Können der Hebammenstudierenden dem Ausbildungsstand?
- Welche Lernziele sollten im nächsten Praktikum gesetzt werden?
- Wie ist die persönliche Entwicklung der auszubildenden Person?

Generell sollte man sich für alle Gespräche einen ruhigen, ungestörten Ort suchen, eine ruhige, sachliche Ausdrucksweise wählen und ein gleichmäßig positives wie konstruktives Feedback geben.

8.2.6 Qualitätsrelevante Aspekte zur systematischen Beobachtung der Praxisanleitung

Hinsichtlich der Qualität der Praxisanleitung besteht natürlich immer der Wunsch sich zu verbessern und auf die individuellen Lernziele der Studierenden eingehen zu können.

Neben einer schnellen Feedbackrunde, um z. B. eine vor kurzem erlebte Situation zu besprechen, besteht die Möglichkeit, dass das Feedback in eine gemeinsame Reflexion übergeht.

Zur Erleichterung werden hier Fragen vorgestellt, die einfach mit „Ja“ oder „Nein“ zu beantworten sind, um eine möglichst zeitsparende (Selbst-)Reflexion zu ermöglichen.

Diese einzelnen Aspekte kann man im Anschluss an ein Erst-, Zwischen- oder Abschlussgespräch während eines Praktikums für sich selbst evaluieren und das eigene Handeln ggf. anpassen und „nachsteuern“:

- Praktikumsorganisation & -planung:
  - Konnten Lernziele systematisch auf das Praktikum verteilt werden?
  - Wurden Lernziele und -aufgaben sinnvoll geplant?
- Berücksichtigung der Vorerfahrung der auszubildenden Person
  - Wurde die Vorerfahrung der auszubildenden Person erhoben?
  - Wurden im Anschluss die Lernziele an diese Vorerfahrung angepasst?
  - Kann die Entwicklung der Person beurteilt werden?
- Zeitumfang
  - Wurden die Lernenden in mehr als der Hälfte der Praktikumszeit von der PA angeleitet?
  - Erhält die lehrende Person ausreichend Zeit für die Anleitung?
- Erreichung der individuellen Lernziele der lernenden Person
  - Waren die Lernziele klar und verständlich formuliert?
  - Wurden die Lernziele mit dem Ende des Praktikums erreicht?
- Förderung des aktiven Lernens durch unterschiedliche Methoden in der Anleitung
  - Kann die lernende Person durch unterschiedliche Anleitungsmethoden zum selbstständigen Lernen angeregt werden?
  - Konnte durch unterschiedliche Anleitungsmethoden das Interesse an der Durchführung neuer Tätigkeiten geweckt werden?
- Beziehungsebene zwischen Praxisanleitung und lernender Person
  - Empfindet die lernende Person die Beziehung zur PA als hilfreich?
  - Sind Konflikte offen thematisiert und gelöst worden?
  - Konnte die lernende Person sich auch in emotional belastenden Situationen an die PA wenden?

(vgl. [161])

! Merke

Ziel der Praktikumsanleitung ist es, die Stärken der lernenden Person zu fördern, eine Auseinandersetzung mit den jeweiligen Schwächen anzuregen und aufgrund der Anleitung kompetentes und eigenständiges Arbeiten und Handeln voranzubringen.

Am Ende des Abschlussgespräches erhält die Praxisanleitung noch ein gesondertes Feedback der auszubildenden Person. Dies kann mündlich anhand der vorstehend angeführten Fragen durchgeführt werden. Gerade bei einer hohen Anzahl an Studierenden, die gleichzeitig Praktika an einer Praxisstelle machen, kann es aber auch empfehlenswert sein, einen (anonymisierten) Fragebogen zu entwerfen. Ein solcher ist in ▶ **Abb. 8.5** beispielhaft dargestellt.

Durch diesen Feedbackbogen, welcher am Ende des Praktikums ausgefüllt werden soll, hat sowohl die Praxisstelle, als auch die Praxisanleitung den Vorteil eines schriftlichen Feedbacks. Dieses dokumentiert einerseits die Lernfortschritte der Hebammenstudierenden und andererseits die subjek-

Fragebogen der Praxisstelle an die Hebammenstudent*in

Auf meine Lernziele wurde im Rahmen des Möglichen eingegangen.

Stimme sehr zu			Stimme zu				Stimme gar nicht zu		
10	9	8	7	6	5	4	3	2	1

Ich konnte mich durch gezielte Gesprächsführung sowohl fachlich als auch persönlich weiterentwickeln.

Stimme sehr zu			Stimme zu				Stimme gar nicht zu		
10	9	8	7	6	5	4	3	2	1

Ich konnte mich, wenn ich Bedarf hatte, mit allen fachlich relevanten Themen an die/den Praxisanleiter*in wenden.

Stimme sehr zu			Stimme zu				Stimme gar nicht zu		
10	9	8	7	6	5	4	3	2	1

Es herrschte offenes Klima für Feedbackgespräche, Reflexionen und Evaluationen.

Stimme sehr zu			Stimme zu				Stimme gar nicht zu		
10	9	8	7	6	5	4	3	2	1

Ich konnte Aufgaben, die meinem aktuellen Wissensstand entsprechen, unter Anleitung und in weiterer Folge eigenständig durchführen.

Stimme sehr zu			Stimme zu				Stimme gar nicht zu		
10	9	8	7	6	5	4	3	2	1

Positives, konstruktives Feedback, welches ich der Praxisstelle und der Praxisleitung gerne geben möchte:

____

____

▶ **Abb. 8.5** Feedbackbogen der Praxisstelle für Hebammenstudierende.

tive Wahrnehmung der Praxisanleitung durch die jeweilige auszubildende Person. Dies könnte zeigen, wie die Anleitung auf den Lernfortschritt und die fachliche Weiterbildung im Zuge des Praktikums gewirkt hat und somit die Qualität der Praxisanleitung sichern bzw. verbessern.

8.2.7 Literatur

[161] Baader K, Engel S, Gindele E, Jobst R, Mayer M, Schirmer U. Pflege lernen. Handbuch Praxisanleitung. Gesundheits- und Krankenpflege, Gesundheits- und Kinderkrankenpflege, Altenpflege. Braunschweig: Westermann; 2011

[162] Denzel S. Praxisanleiter. Pflegen, ausbilden, begleiten. Stuttgart: Thieme; 2019

[163] Hatziliadis M. Lernbegleitung innerhalb von Unterricht – Reflexion und Evaluation. In: Kuckeland H, Hrsg. Lernbegleitung innerhalb von Unterricht erfolgreich umsetzen. Brake: Prodos; 2018

[164] Marmerow R. Praxisanleitung in der Pflege. 6. Aufl. Berlin, Heidelberg: Springer; 2018

[165] Quernheim G. Spielend anleiten und beraten. Hilfen zur praktischen Pflegeausbildung. 5. Aufl. München: Elsevier; 2017

[166] Pschyrembel. Im Internet: https://www.pschyrembel.de/Selbstreflexion/T03FS/doc/; Stand: 05.01.2022

9 Lernprozessbegleitung

Beate Lamprecht, Hemma Pfeifenberger

Gesetzliche Grundlage

„Die praxisanleitende Person führt die Studierenden schrittweise an die Wahrnehmung der im Hebammenberuf anfallenden Aufgaben heran und begleitet die Studierenden während ihres Lernprozesses im jeweiligen Praxiseinsatz. Sie ist während des jeweiligen Praxiseinsatzes Ansprechpartnerin für die verantwortliche Praxiseinrichtung und für die jeweilige Hochschule."
§ 14 HebRefG (Hebammenreformgesetz)

Lernbegleitung unterstützt Menschen in ihren individuellen Lernprozessen. Dabei tritt die Praxisanleitung – wie in einer Phase der Methode Cognitive Apprenticeship – als Coach*in auf Augenhöhe statt als „allwissende Lehrperson" auf [186]. Als Coach*in wird im engeren Sinne eine Person bezeichnet, die Sportler*innen, eine Sportmannschaft, Künstler*innen, etc. betreut. Weiter gefasst wird damit eine Person bezeichnet, die Klient*innen betreut und berät, um deren berufliches Potenzial zu fördern und weiterzuentwickeln. In diesem Sinne können die Lernenden als Klient*innen der Praxisanleiter*innen gesehen werden, die es zu fördern gilt.

Ferner steht der Begriff Coach*in mit dem englischen Wort „Coach" (dt. Kutsche) in Zusammenhang. Praxisanleiter*innen oder Lehrende fungieren als eine Art Kutscher*innen. So wie Kutscher*innen den Pferden die Arbeit nicht abnehmen, sondern diese nur leiten können, unterstützt die Praxisanleitung die Lernenden, sie müssen jedoch den Weg des Lernprozesses selbst gehen [172].

9.1 Lernprozessbegleitung im Hebammenwesen

Im Hebammenwesen begegnet uns Lernprozessbegleitung einerseits in der Aus-, Fort- und Weiterbildung von Hebammen, insbesondere während des Studiums, der Einarbeitung oder Anerkennung/Nostifizierung. Andererseits sind Hebammen in der Arbeit mit Müttern/Eltern bzw. jungen Familien im weitesten Sinne als Lernbegleiter*innen tätig.

Neben der Wissensvermittlung und -überprüfung geht es im Kern darum, die Kompetenzen und Ressourcen Einzelner zu erfassen, zu fördern und zu stärken. Darüber hinaus gilt es, die Lernbedürfnisse aller Lernenden in adäquatem Maße zu berücksichtigen und die Unterschiedlichkeit der Lernenden als Chance zu nutzen [179].

Praxisbeispiel Lernbegleitung

Der Lehr-Lernprozess des Ersten Babybades. Sowohl in der Arbeit mit Eltern als auch mit Studierenden schaffen wir eine positive Atmosphäre, in der angstfreies, konstruktives und wertschätzendes Lernen möglich ist. Die Aufgabenstellung und Lernanforderung werden entsprechend dem Lerntempo begleitet und – je nach Situation – wird individuelle Hilfestellung angeboten und gegebenenfalls geleistet.

9.2 Lernbegleitungsziel

Lernen bedarf für die Lernenden immer der Ziele. Daher ist die Lektüre von Kap. 7.1 (Lernziele) empfehlenswert.

Lernbegleitung hat das übergeordnete Ziel, Lernende – seien es Hebammenstudierende oder Hebammen in Einarbeitung oder Nostrifizierung/ Anerkennung – in ihren sich stetig erweiternden Aufgabenfeldern zu lebenslangem bzw. lebensbegleitendem Lernen und evidenzbasiertem und eigenverantwortlichem Handeln zu befähigen [189].

Auf fachlicher Ebene gliedert sich die Unterstützung in Wissenserwerb sowie die Förderung von Fach- und Methodenkompetenz, auf organisatorischer Ebene wird die Selbstorganisation der Lernprozesse gefördert [176].

Lernbegleitung beabsichtigt, den Lernenden die Entwicklung von Lernmanagementkompetenzen zu ermöglichen. Dazu zählen im Rahmen der Selbststeuerung ein vorher fremd- oder selbstbestimmtes Ziel oder Ergebnis zu erreichen sowie Prozess (etwa Steuerung der Lernwege, selbständige Organisation) und Ergebnis zu bewerten. Die Selbstorganisation wird vom Thema, dem Setting und der Zeitvorgabe beeinflusst – die Lernenden entscheiden selbst über Inhalte, Methoden, Vorgehensweise oder Präsentationsmodus und bauen eigenständig Lernkontrollen bzw. Überprüfungen in ihren Lernprozess ein [173].

Mit der Studien- und Prüfungsverordnung für Hebammen in Deutschland (2020) wurden der „Kompetenzerwerb“ und das „Selbststudium im angemessenen Umfang“ gesetzlich verankert [169].

Kompetenz bedeutet, nicht nur über Wissen und Fähigkeiten zu verfügen, sondern diese auch situationsgerecht anzuwenden [180]. Das digital unterstützte Selbststudium als zentrale Lernform erfordert eine kontinuierliche Begleitung auf fachlicher und organisatorischer Ebene [177].

Neben der Entwicklung von Lernmanagementkompetenzen (unter anderem Optimierung der Studierbarkeit und des Studienerfolges [176]) sind folgende Schlüsselkompetenzen für Hebammen zu entwickeln (s. auch Kap. 2.3.1):

- Entscheidungskompetenz
- Steuerungskompetenz
- Handlungskompetenz
- Reflexionsfähigkeit
- analytisch-diagnostische Begründungsfähigkeit
- Fachkompetenz (geburtshilfliches Wissen)
- Methodenkompetenz
- Beziehungsfähigkeit
- Kommunikationskompetenz
- intra- und interdisziplinäre Kooperation und Zuständigkeit

(vgl. [189] nach [170], [183], [184])

Begriffsdefinition Studierbarkeit

Unter „Studierbarkeit“ wird verstanden, dass es durchschnittlich begabten Studierenden möglich ist, das Studium mit vertretbarem Zeitaufwand in der Regelstudienzeit erfolgreich unter Erreichung der festgelegten Studienziele zu absolvieren [192].

9.3 Formen der Lernbegleitung

Lernbegleitung unterstützt durch ressourcen- und defizitorientierte Formen innerhalb und außerhalb des Unterrichts oder Praktikums.

9.3.1 Prozessbegleitende Beratungen

Diese finden nach Bedarf in situativen Beratungsgesprächen im aktuellen Lernprozess jeweils im Umfang von wenigen, maximal 10 Minuten statt, etwa in selbständigen Arbeitsphasen oder in Einzel-, Partner- oder Gruppensettings. Dabei werden die bisherigen Gedanken- und Arbeitsschritte der lernenden Person aufgenommen und in fragend-erkundender Haltung weiterentwickelt [173].

Praxisbeispiele prozessbegleitende Beratung

- Aufgabenstellungen in Gruppenarbeiten innerhalb des Unterrichts
- Praktische Aufgaben oder Tätigkeiten begleitende Gespräche

9.3.2 Lernentwicklungsgespräche

Dies sind geplante oder anlassbezogene Einzel-Beratungsgespräche nach einem festgelegten Ablauf, in denen Lernverhalten reflektiert und neue Lernwege geplant werden, um bei der Gestaltung von individuellen Lernprozessen zu unterstützen (30–45 Minuten) [173].

Praxisbeispiel Lernentwicklungsgespräch

Um die Fähigkeit des vaginalen Untersuchens weiter zu entwickeln, wird Studierenden beim Kreißsaal-Praktikumsreflexionsgespräch angeraten

- unterschiedliche Durchmesser an Gläsern oder Tassen mit verschiedenen Durchmessern (mit verbundenen Augen, mit einem Tuch verdeckt oder in einem Karton versteckt) zu ertasten.
- eine Cervix aus Ton oder Salzteig herzustellen oder selbst eine Schablone aus geschlossenporigem, elastischem Schaumstoff (Moosgummi) auszuschneiden.
- bei einer Styroporkugel mit ca. 15 cm Durchmesser die Schädelnähte und die Fontanellen mit einem Bleistift einzudrücken, um das Untersuchen der Kopfeinstellung zu üben. Die Styroporkugel kann in ein mit Wasser gefülltes Ultraschallkondom gegeben werden, um die vaginale Untersuchung durch die geschlossene Fruchtblase zu üben.

9.3.3 Coachinggespräche

Coachinggespräche werden geplant und zielen auf

- Förderung des Selbstgestaltungspotentials (private, hochschulische und gegebenenfalls berufliche Bereiche optimieren)
- Entwicklung von Selbstregulationsstrategien bzw. Selbstregulationsfähigkeiten (Umgang mit Gefühlen, Ängsten und Bedürfnissen, erfolgs- oder misserfolgsorientiertes Selbstbild, Spannungsfeld zwischen Bedürfnissen und externen Anforderungen unter Betrachtung des privaten Umfelds)
- Initiation von Selbststeuerungsmechanismen (individuelle Lernwege und Lernstrategien) und
- Perspektivenwechsel.

Ansatzpunkte im Coaching können private, hochschulische bzw. berufliche Bedürfnisse oder Ziele und die externen Anforderungen wird sein (Zeitumfang 30–45 Minuten) ([173], [175]).

Praxisbeispiel Coachinggespräch

Studierende sind oftmals mit privaten Herausforderungen oder persönlichen Krisen wie Studieren mit Kindern, Pflege eines Angehörigen, Beziehungskrise, etc. konfrontiert. Entsprechende Strategien können beispielsweise nach Wiederholungsprüfungen oder für Auslandsaufenthalte entwickelt werden.

9.4 Rolle und Rollenverständnis

Lernbegleitung kann nach Sottas [190] in unterschiedlichen Rollen durchgeführt werden. Der Begriff Rolle bezieht sich dabei auf die unterschiedlichen Arten, in denen sich Personen in sozialen Konstrukten präsentieren. Die Rolle als Lernprozessbegleiter*in ist übergeordnet.

9.4.1 Die unterschiedlichen Rollen der Lernprozessbegleitung

Lernprozessgestalter*in

Lernprozessgestalter*innen bieten den Lernenden einen lernförderlichen Rahmen in einer konstruktiven Lernatmosphäre und -umgebung. Aktives und selbständiges Lernen wird ermöglicht, um Lernende in der Kompetenzentwicklung zu fördern, sowohl was Zeit für selbständiges Lernen und Reflektieren als auch Zugang zu Räumlichkeiten und Medien angeht [173].

Praxisbeispiel Lernprozessgestaltung

Lernbegleiter*innen können Themen sowohl detailliert als auch beispielhaft erklären. Bei sich manifestierenden Defiziten werden sie als Skills-Trainer*innen tätig [173].

Ein Hauptaugenmerk liegt auf der Wahrnehmung von Situationen, die eine besondere Lernchance für Lernende bieten, sogenannte „Teachable Moments“, in denen das Erlernen eines Themas oder einer Idee möglich und einfach wird [190].

Motivator*in

Als Motivator*in ermutigen Praxisanleiter*innen Lernende, ihre individuellen und professionsspezifischen Lernziele zu verfolgen. In dieser Rolle setzen Lernbegleiter*innen positive Energie frei, damit die Lernenden Verantwortung für selbstgesteuertes Lernen und Kompetenzaufbau übernehmen wollen [178].

Diagnostiker*in/Beobachter*in

Von Diagnostiker*innen bzw. Beobachter*innen wird der individuelle Lernstand innerhalb und außerhalb des Unterrichts (systematisch) erhoben. Ein Erhebungsinstrument (z. B. Assessmentcenter, Kompetenzraster, Lernprofil) ermöglicht kriteriengeleitetes Beobachten der ausgebildeten und noch zu fördernden Kompetenzen aller Lernenden [173].

Lernbegleiter*innen beobachten und analysieren die Interaktionsmuster, sie achten auf Gruppendynamik, Hierarchiemuster, (Un-)Professionalität und auftretende Emotionen [190].

Moderator*in

Moderator*innen unterstützen Lernende durch (strukturiertes) Nachfragen und den Einsatz von Gesprächstechniken. Sie geben keine Lösungswege vor, sondern bieten Struktur und reagieren flexibel auf den begleiteten Prozess [173].

Expert*innen für das Lernen

Lernende werden von Lehrenden als Expert*innen für das Lernen unterstützt, indem Inputs zu Lerntechniken oder Lernstrategien, korrekter Umsetzung von Arbeitstechniken, Motivationsmöglichkeiten und den gezielten Einsatz von Kriterien zur Reflexion weitergegeben werden [161]. (s. auch Kap. 9.5.1 zu Lerntypen).

Rückmelder*innen

Rückmeldungen bzw. Feedback zu Lernprozess und Lernergebnis bzw. Lernfortschritten und Lernerfordernissen sollten wertschätzend, sachlich, kriteriengeleitet und möglichst zeitnah erfolgen. Rückmelder*innen fördern die Reflexionsfähigkeit, da Lernende die eigene Leistung und den eigenen Lernbedarf einschätzen lernen. Als Rückmelder*innen in Lernsituationen gemeinsam mit anderen Personen regen Rückmelder*innen Lernende zur Reflexion des eigenen Handelns und zum Austausch mit anderen Beteiligten an [173].

Praxisbeispiele zur Rückmelder*innen-Rolle

- Frage nach der Selbsteinschätzung der lernenden Person, ehe die lehrende Person ihre Beobachtungen und die Beurteilung einer Leistung mitteilt
- Befragung aller Beteiligten in einem Simulationstraining, wie diese die Übungssequenz erlebt haben, im Rahmen des Debriefing

Diversitätsmanager*innen

In der gemeinsamen Ausbildung unterschiedlicher Professionen sind Lernbegleiter*innen auch als Diversitätsmanager*innen gefragt, vor allem, bei ausgeprägter fachlicher Abgrenzung oder wenn die Gefahr besteht, dass sich eine Profession gegenüber einer anderen profilieren will [178].

Praxisbeispiele Diversitätsmanagement

- interprofessionelle Simulationstrainings
- Wochenbettstationen, auf denen sowohl Hebammen als auch Pflegekräfte verschiedener Qualifikationsstufen gleichzeitig ausgebildet werden

Vorbilder, Patientenfürsprecher*innen und Führungspersonen

In der Praktischen Ausbildung sind Lernbegleiter*innen Vorbilder, die Professionalität vorleben und als Rollenmodell besondere Bedeutung haben. Zudem wahren die Lernbegleiter*innen die Interessen der Frauen, Kinder und Familien. Als Patientenfürsprecher*innen achten sie darauf, dass die Würde und Umgangsformen gewahrt bleiben. Es geht nicht um „Fälle“ oder Objekte wie „die Sectio“, sondern um Dialog auf Augenhöhe, Schutz und Sicherheit.

Außerdem wachen Lernbegleiter*innen über eine angemessene Fehlerkultur und nehmen insbesondere Verantwortung wahr, „wenn etwas passiert". Lernbegleiter*innen übernehmen Führung/ Leadership, erkennen Grenzen und greifen in Situationen ein, die Patientinnen oder finanzielle bzw. technische Ressourcen gefährden oder organisatorische Abläufe beeinträchtigen. Sie können mit Überzeugung den Mehrwert der Lernbegleitung darlegen, schaffen Sichtbarkeit der Arbeit und tragen (Mit-)Verantwortung für das gemeinsame Erreichen der Lernziele ([173], [190]).

9.5 Pädagogisches Wissen

9.5.1 Lerntypen und Lernmethoden

Der Lernerfolg kann durch Einsatz verschiedener Lernmethoden gesteigert werden. Welche Methode für welche Lernenden besonders geeignet ist, hängt beispielsweise davon ab, welcher Lerntyp überwiegt. Von den Lerntypen abzugrenzen ist die Bezeichnung Lernstile. Darunter wird die Summe aller Präferenzen verstanden, die das Handeln und die kognitiven Prozesse in ihrer Interaktion mit der Lernumgebung bestimmen. Häufig werden die Begriffe Lernstil und Lerntyp quasi synonym verwendet. Dabei ist zu beachten, dass präferierte und die durch die Aufgaben (Lernaufgaben, Lernziele) gesetzten Lernstile nicht immer kongruent sind [188].

Um komplexe Inhalte, wie die unterschiedlichen Lerntypen, darzustellen, werden vereinfachende Modelle genutzt. Ein Mangel an einheitlichen Konzepten führte zur Entwicklung unterschiedlicher Lernstile und Lerntypen [168]. Einzelne Forschende kategorisieren bis zu 71 verschiedene Modelle von Lerntypen [188]. Die von Frederic Vester 1975 beschriebenen Lerntypen (s. Exkurs Die von Frederic Vester 1975 beschriebenen Lerntypen (S. 134)) werden, obwohl wissenschaftlich nicht abgesichert und teilweise veraltet, an dieser Stelle beschrieben und ergänzt. Konzepte wie der Lernzyklus nach Kolb sind aktueller. Vesters Konzept verstärkt das Bewusstsein, dass im Lernprozess verschiedene Sinne in unterschiedlichen Wahrnehmungskanälen angesprochen werden sollen. Auch Hardeland [175] betont, dass die Diversität des menschlichen Lernens sich nur schwer in wenige Lerntypen unterteilen lässt. Die Einteilung in Lerntypen führt zur Gefahr eines Schubladendenkens: Lehrende und Lernende teilen sich selbst und andere in diese fiktiven Schubladen ein und erkennen dabei nicht, welche komplexen, mehrere Sinne erfassenden kognitiven Prozesse Lernen beinhaltet [188]. Aus historischen Gründen und zu Vergleichszwecken mit anderen in der Literatur beschriebenen Modellen, sind die adaptierten Lerntypen nach Vester im Exkurs (S. 134) dargestellt.

Die von Frederic Vester 1975 beschriebenen Lerntypen

Visueller Lerntyp* (sehen)
Zu erkennen an:
- kann sich gut an Details erinnern
- arbeitet genau und ordentlich, Sprache meist bilderreich, farbig und detailliert

Für Lernen hilfreich:
- Dinge bildlich veranschaulichen – sehen
- nimmt Informationen besser auf, wenn er ein Bild hat oder sich eines machen kann

Unterstützend sind:
- Darstellungen jeglicher Art, wie Grafiken, Fotos, Abbildungen, Zeichnungen, Piktogramme; Skizzen anfertigen, Notizen machen
- Informationen übersichtlich und optisch ansprechend aufbereiten, Wesentliches mit Textmarkern hervorheben, Aufhängen von Lernpostern

Umsetzungsvorschläge:
- selbst Grafiken zu Lerninhalten erstellen (per Hand oder Computerprogramm)

Beispiele für geeignete Lernmethode:
- Mindmapping
  - Überblick über verschiedene Bereiche verschaffen
  - Fachbegriffe erklären und miteinander verknüpfen

Auditiver Lerntyp* (hören und sprechen)
Zu erkennen an:
- Gedichte und Melodien prägen sich meist schnell und dauerhaft ein
- hören aufmerksam zu, erzählen hervorragend nach und können gut kombinieren
- mit reinem Frontalunterricht am wenigsten Probleme

Für Lernen hilfreich:
- neue Informationen über Hören aufnehmen
- bewegt beim Lernen die Lippen oder sagt den Lernstoff laut vor sich her

Unterstützend sind:
- Lernunterlagen laut vorlesen (idealerweise den Lernstoff in eigenen Worten zusammenfassen)

Umsetzungsvorschläge:
- Aufnehmen und Vorspielen (Sprachnotiz mittels App aufnehmen)

Beispiele für geeignete Lernmethode:
- Exzerpieren
  - schriftliche Zusammenfassung eines gelesenen Textes
  - selbst eingesprochene Audioaufnahmen eines Skriptes oder einer Zusammenfassung

Haptischer bzw. motorischer Lerntyp* (ertasten, bewegen)
Zu erkennen an:
- Meistens bewegen sich diese Lerntypen gerne und begreifen auch das Lernen als einen aktiven Vorgang.
- Oft praktisch veranlagt, kein langes Zögern und Nachdenken
- im praktischen Unterricht in der ersten Reihe und legen am liebsten selbst Hand an
- beim Erzählen große Gesten der Hände

Für Lernen hilfreich:
- Lernstoff aktiv begreifen, indem man selbst aktiv wird, etwa durch Bewegung oder zusammenfassende Niederschriften wie „Spickzettel" verfassen
- Schablone zum Training der Tiefensensibilität beim Erlernen der Muttermundsweite

Unterstützend sind:
- Lernen im Gehen: Lernstoff an Orte (Loci) oder Gegenstände knüpfen und dann abgehen, dadurch können gelernte Inhalte besser abgerufen werden
- nicht mehr als eine halbe Stunde am Stück am Schreibtisch sitzen, Hängematte nutzen
- gleichzeitiges Aussprechen der Lerninhalte verbindet den motorischen mit dem auditiven Kanal, Inhalte gestisch oder szenisch darstellen

Umsetzungsvorschläge:
- Loci-Methode (Reihenfolge wird während der Prüfung gedanklich abgegangen) oder Lerninhalte bzw. Schlüsselwörter mit Assoziationen oder Emotionen verknüpfen

Beispiele für geeignete Lernmethode:
- Memotechniken (Gedächtniskunst)
  - Assoziationsketten (Gegenstände oder Fakten werden zu einer Bildergeschichte zusammengefügt)

Abstrakt-verbaler*, kommunikativer bzw. intellektueller Lerntyp

Zu erkennen an:
- lernt gerne und gut im Austausch mit anderen
- meist gute Redner*innen und noch bessere Zuhörer*innen
- gestaltet den Unterricht aktiv mit, stellt gut durchdachte Fragen und hinterfragt Glaubenssätze

Für Lernen hilfreich:
- Verständnis der Lehrinhalte durch kritische Auseinandersetzung

Unterstützend sind:
- mit anderen kritisch über Lerninhalte austauschen

Umsetzungsvorschläge:
- Austausch in Lerngruppen (gegenseitig Fragen stellen, Gedanken teilen oder Vorträge halten)

Beispiele für geeignete Lernmethoden:
- (Gruppen-) Diskussionen
- Peerteaching: durch das Lehren lernen
- Lernquizz mit Joker

Personenorientierter Lerntyp

Zu erkennen an:
- auf ein gutes Verhältnis zur Lehrkraft angewiesen
- bevorzugt Einzelunterricht
- neigt zu Leistungsschwankungen und Selbstzweifeln

Für Lernen hilfreich:
- sympathische Lehrperson
- Vorbild
- „Mentor*in“ in Vorlesung, Seminar oder Praxis

Unterstützend sind:
- Orientierung an der Lehrperson
- Rückfragen können gestellt werden

Umsetzungsvorschläge:
- Lernen am Modell (positive Verstärkung und Übernahme oder bewusste Ablehnung)

Beispiel für geeignete Lernmethode:
- Role-Modelling

Medienorientierter Lerntyp

Zu erkennen an:
- technisches Verständnis
- nutzt audiovisuelle Medien und den Computer nicht nur zum reinen Spiel, sondern zieht echten Nutzen daraus
- ist in der Lage, sich die meisten Lehrinhalte von virtuellen Lehrenden vermitteln zu lassen

Für Lernen hilfreich/unterstützend sind:
- Nutzung von verschiedenen technischen Hilfsmitteln

Umsetzungsvorschläge:
- Karteikarten oder Sprachnotizen am Mobiltelefon

Beispiele für geeignete Lernmethode:
- Multimedia
  - Lernvideos
  - Fernsehbeiträge (YouTube)
  - Karteikartenprogramme

(vgl. *4 Lerntypen nach Vester 1975, [181], [175])

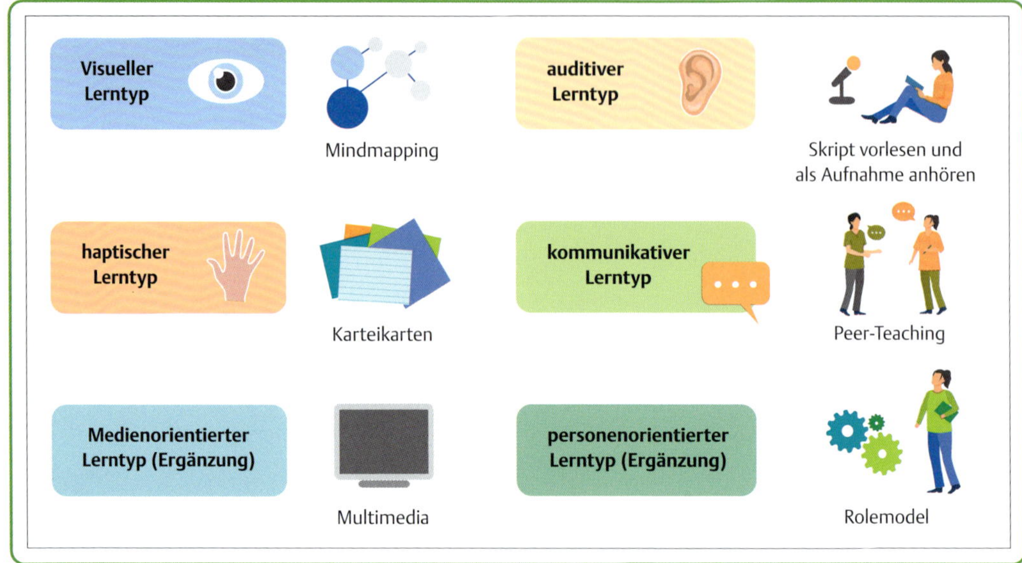

▶ **Abb. 9.1** Lerntypen nach Vester, ergänzt mit Beispielen für geeignete Lernmethoden.

Isoliert treten diese Lerntypen (▶ **Abb. 9.1**) in der Praxis selten auf. Es gibt eine Vielzahl von Verknüpfungen der grundlegenden Lerntypen, Lernende sind üblicherweise Mischtypen, auch abhängig von der jeweiligen Lebenssituation [181]. Der medienorientierte Lerntyp ist eine praxisnahe Bezeichnung für einen Mischtyp aus visuellem und auditivem Lerntyp. Abwechslung der Methoden kann für erfolgreiches Lernen entscheidend sein.

Ein gängiges Modell, um Lernstile zu erklären, ist jenes nach Kolb. Dabei wird Lernen als erfahrungsbasierter Zyklus (Lernkreislauf oder Lernzyklus) mit verschiedenen Phasen verstanden. Die konkrete Erfahrung steht zu Beginn dieses Zyklus, darauf folgen die Reflexion und die Beobachtung. Die abstrakte Begriffsbildung und das aktive Experimentieren schließen daran an. Die einzelnen Lernstile Entdecker, Denker, Entscheider und Praktiker haben dabei jeweils bei zwei Punkten des Zyklus ihren Schwerpunkt ▶ **Abb. 9.2**). In einer Studie wurden Hebammenstudierenden mehrheitlich dem Lernstil Entscheider zugeordnet, da in diesem Lernstil die abstrakte Konzeptualisierung und Begriffsbildung mit dem aktiven Experimentieren verknüpft werden. Alle Lernenden vereinen mehrere Lernstile in sich, wobei jeweils einzelne Stile besonders ausgeprägt sind [191].

Lernende können den Lernkreislauf in jeder der vier Phasen starten. Das Fallbeispiel Leopold'sche Handgriffe durchführen am Beispiel des Lernzyklus zeigt exemplarisch, wie ein Lernkreislauf nach Kolb für angehende Hebammen aussehen könnte.

Fallbeispiel
Leopold'sche Handgriffe durchführen am Beispiel des Lernzyklus

Konkrete Erfahrung:
Die lernende Person beobachtet eine problematische Situation als Ausgangspunkt eines Lernprozesses. Beispiel: Sie führt die Leopold'schen Handgriffe durch, kann die fetale Lage jedoch nicht bestimmen. Dies wird von der lernenden Person als Problem wahrgenommen.

Ins reflektierte Beobachten gehen:
Das Erlebte wird erneut vor Augen geführt. Mögliche Ursachen für die gemachte Erfahrung werden mental durchgespielt. Die lernende Person geht in sich und überlegt, an welchen Punkten es Herausforderungen gab, wodurch sie die konkrete Erfahrung gemacht hat.

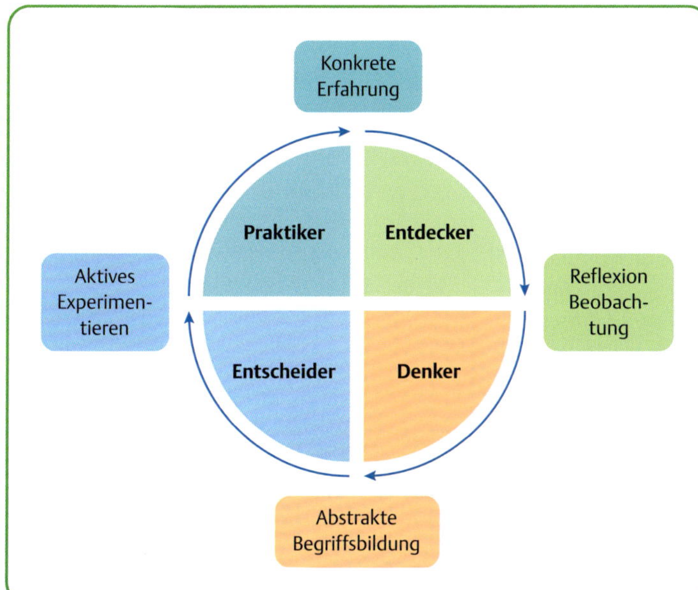

▶ **Abb. 9.2** Lernstile und Lernzyklus.

Abstrakte Begriffsbildung und Konzeptualisierung:

Die aus der konkreten Erfahrung gewonnenen Einsichten werden durch Generalisierung zu Wissen der lernenden Person. Dieses kann in weiterer Folge auf neue konkrete Situationen angewendet werden. Beispiel: Die werdende Hebamme erkennt, wie die Skills für die Leopold'schen Handgriffe durch weitere Techniken, wie Ultraschalluntersuchungen, ergänzt werden können.

Aktives Experimentieren:

Die lernende Person wird erneut zur Handelnden: Sie führt Leopold'sche Handgriffe durch. Anhand einer bei der betroffenen Schwangeren kurz davor oder danach routinemäßig durchgeführten Ultraschalluntersuchung wird das Ergebnis der Ultraschalluntersuchungen mit dem eigenen Befund der Leopold'schen Handgriffe verglichen.

Das Ergebnis dieses – im geschützten Rahmen – aktiven Experimentierens kann wiederum als Erfahrung und Ausgangspunkt für einen erneuten Lernzyklus dienen, wodurch der Lernzyklus eine Spiralform annimmt, da das Niveau immer weiter steigt.

Neben allen Theorien zu Lernstilen ist es unerlässlich, dass Lernende mit ihren individuellen Stärken und Schwächen angenommen und unterstützt werden.

Praxisbeispiel

Assoziationskette

Oxytocin wird in den Kerngebieten des Hypothalamus gebildet, dem oberstes Regulationszentrum für alle vegetativen und endokrinen Vorgänge. Über Axone wird Oxytocin zum Hinterlappen (Neurohypophyse) der Hirnanhangdrüse (Hypophyse) transportiert, zwischengespeichert und bei Bedarf abgegeben.

Assoziation: Der Thalamus (dt. Schlafgemach, Kammer) bildet den größten Teil des Zwischenhirns. Unterhalb des Schlafzimmers befindet sich die Familienküche, das Reich/Regulationszentrum der Hausfrau (= Hypothalamus). In der großen Küche (Nucleus paraventricularis) und in der Teeküche (Nucleus supraopticus) wird Essen für ein Festmahl vorbereitet (= Bildung von Oxytocin). Über den Flur (= Axone) kommt man in die im hinteren Bereich gelegene Speisekammer (= Hypohysenhinterlappen), wo alles gelagert und nach Eintreffen der Gäste ausgegeben werden kann.

9.5.2 Motivation

Siehe Kap. 7.2

9.6 Feedback

Beim Geben von Feedback sind die „altbekannten" Regeln wie Formulierung von Ich-Botschaften und das „bauen" eines Feedback-Burgers weit verbreitet: Zuerst kommt etwas Positives, dann ein verbesserungswürdiger Punkt und anschließend wieder etwas Positives. Dies kann mitunter dazu führen, dass negative, also verbesserungswürdige Inhalte ungefiltert und sehr direkt übermittelt werden. Der Inhalt des Feedback-Burgers kann jedoch mit einfachen Regeln effektiver dargebracht werden ([171], [187]).

Das Feedback kann mit verschiedenen Methoden dargeboten werden und hat unterschiedliche Namen. Der Vollständigkeit wegen sind in der Tabelle die W-Fragen, die I see – I think – I wonder-Technik und die 3B-Fragetechnik aufgeführt, wobei nur auf die ersten zwei näher eingegangen wird.

Wenn beim Feedback ein verbesserungswürdiger Punkt rückgemeldet werden soll, wird zuerst möglichst sachlich in einer Ich-Botschaft formuliert, was von der Feedback gebenden Person wahrgenommen wurde. Das Interesse gilt hierbei einer konkreten, beobachtbaren Situation. Daraufhin wird in einer erneuten Ich-Botschaft ausgedrückt, was dies bei einem selbst ausgelöst hat oder welche Gedanken man dazu hat. Aus der Beobachtung wird also abgeleitet, wie die Situation auf die Feedback gebende Person gewirkt hat. Im letzten Schritt wird aus der Wahrnehmung und der Wirkung ein konkreter Wunsch in einer Ich-Botschaft formuliert.

▶ **Tab. 9.1** Verbesserungswürdige Punkte im Feedback konstruktiv nach drei verschiedenen Methoden formulieren.

W-Fragen	I see – I think – I wonder	3B
Wahrnehmung	I see	Beobachten
Wirkung	I think	Bewerten
Wunsch	I wonder	Beurteilen

Praxisbeispiel
W-Fragen-Feedback

Wahrnehmung: „Ich habe beobachtet, dass das Zimmer ohne vorheriges Anklopfen betreten wurde."
Wirkung: „Auf mich hat das so gewirkt, als ob die Intimsphäre nicht beachtet wurde und die Frau ständig unter der Anspannung ist, dass jemand ungebeten den Raum betritt."
Wunsch: „Ich wünsche mir, dass zukünftig angeklopft und eine Antwort abgewartet wird, ehe das Zimmer betreten wird."

Verglichen dazu wirkt das Feedback nach dem I see – I think – I wonder-Prinzip beim Punkt Wirkung bzw. „I think" direkter und im letzten Punkt (Wunsch bzw. „I wonder") weniger direkt und geht mehr in den Dialog und Austausch mit der lernenden Person.

Praxisbeispiel
Feedback mit I see – I think – I wonder

I see: „Ich habe beobachtet, dass das Zimmer ohne vorheriges Anklopfen betreten wurde."
I think: „Ich glaube, dass dabei die Intimsphäre nicht beachtet worden ist und die Frau ständig unter Anspannung ist, dass jemand ungebeten den Raum betritt."
I wonder: „Ich würde von dir gerne wissen, wieso du den Raum ohne Anklopfen betreten hast. Was war deine Intention oder dein Gedanke dahinter?"

Die Reihenfolge Wahrnehmung-Wirkung-Wunsch könnte beispielsweise zu Beginn des Studiums vermehrt eingesetzt werden, wenn im Punkt Wunsch fachliche Informationen transferiert werden. Bei der Methode I see – I think – I wonder stehen hingegen beim letzten Punkt der Austausch auf Augenhöhe und der Dialog im Vordergrund, was in höheren Semestern ein Schwerpunkt sein kann. Wie in ▶ **Abb. 9.3** ersichtlich, kann diese Form des konstruktiven Feedbacks in einen „klassischen" Feedbackburger eingebaut werden. In dieser Abbildung ist links ein Beispiel für einen Feedbackburger angeführt, der sowohl bei der Feedback gebenden Person als auch bei der Feedback nehmenden Person Frustration auslösen könnte. Auf der rechten Seite wurde der Burger mit „mehr Zutaten" belegt, um konstruktiveres Feedback zu geben.

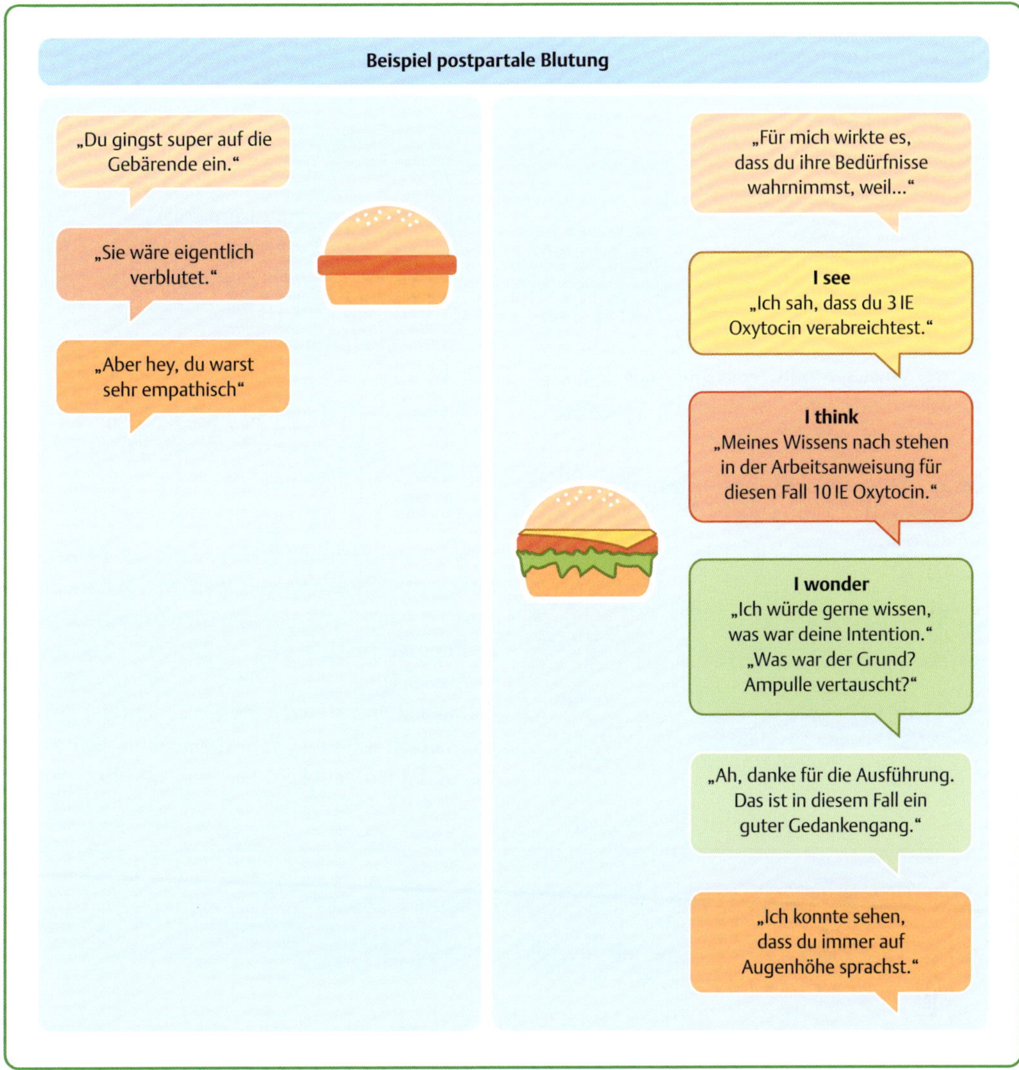

▸ **Abb. 9.3** Feedback-Burger, rechts mit verbessertem Inhalt, um konstruktives Feedback zu geben.

9.7 Reflexion

Als Orientierungshilfe hat Johns das Modell der strukturierten Reflexion aufgebaut, in dem Aspekte der Ethik, Persönlichkeit und Empirie berücksichtigt werden. Reflexion wird als ganzheitlicher Prozess angesehen. Dabei stößt die Selbstreflexion schnell an ihre Grenzen und eine außenstehende Person soll helfen, Widersprüche aufzuzeigen, Konflikte hervorzuheben, Verzerrungen und Grenzen der Selbstwahrnehmung zu erkennen und die Situation aus anderer Perspektive zu betrachten. Als Hilfestellung formuliert Johns im Jahr 2004 zehn Cs, die Hatziliadis [178] angepasst an die Situation Lernender und Lehrender als Grundlage der Reflexionsfähigkeit ausgearbeitet hat.

Die 10 Cs der Reflexion

Commitment (Engagement)
Sich selbst gegenüber offen und neugierig sein und sich bewusst mit eigenen Erfahrungen und Handlungen auseinandersetzen.

Contradiction (Widersprüchlichkeit)
Die Diskrepanz zwischen der wünschenswerten und der tatsächlichen Handlung wahrnehmen und als Lerngelegenheit auffassen.

Conflict (Konflikt)
Den aus der Widersprüchlichkeit empfundenen Konflikt aushalten und als Voraussetzung für das Lernen durch Reflexion begreifen.

Challenge and Support (Konfrontation und Unterstützung)
Sich von Außenstehenden konfrontieren und unterstützen lassen.

Catharsis (Reinigung, Katharsis)
Gefühle aufspüren, zulassen und ergründen.

Creativity (Kreativität)
Alternativen zu Handlungen finden und Konsequenzen abwägen.

Connection (Verknüpfung)
Neue Einsichten auf verschiedenen Ebenen verknüpfen.

Caring (Fürsorge)
Helfen, aus Erfahrung zu lernen.

Congruence (Übereinstimmung)
Übereinstimmung von Reflexion als Mittel der persönlichen Entwicklung und des Lehrens/des Lernens als ganzheitlich angelegten Prozess sehen.

Constructing (Aufbau persönlichen Praxiswissens)
Verstehen, wie man selbst auf bestimmte Situationen reagiert und neue Einsichten und Ideen in zukünftigen Situationen ausprobieren.
(vgl. [178])

Diese zehn Cs können im Feedback- oder Überprüfungsgespräch eingebaut werden. Als mögliche Vorlage kann man sich am strukturierten Überprüfungsgespräch nach Richter orientieren (► Abb. 9.4).

Dabei steht an erster Stelle die Sicht der lernenden Person mit einer Selbstbeurteilung der zu reflektierenden Tätigkeit, Leistung und des Verhal-

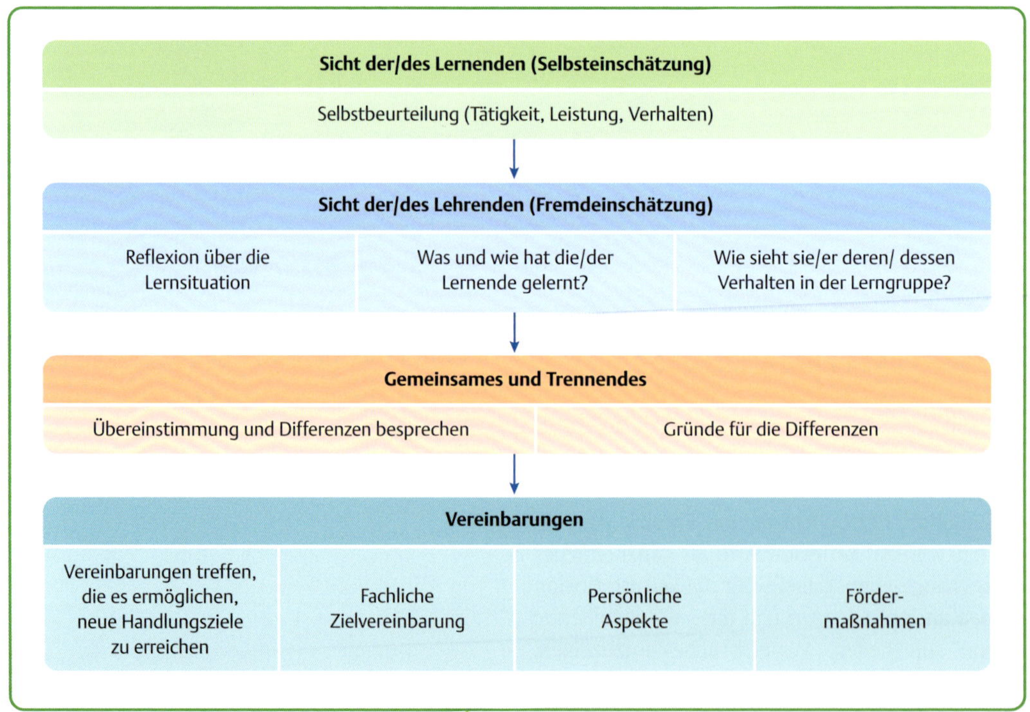

► **Abb. 9.4** Strukturiertes Überprüfungsgespräch.

tens. Danach folgt die Fremdeinschätzung durch die Lehrperson bzw. Praxisanleitung. Dabei spielen die Reflexion über die Lernsituation, sowie der Modus des Lernens (was und wie wurde von der lernenden Person gelernt) neben dem Verhalten der lernenden Person in der Lerngruppe eine Rolle.

Anschließend werden die Gemeinsamkeiten und Differenzen dieser beiden Sichtweisen besprochen. Was stimmt in der Selbsteinschätzung und der Fremdeinschätzung überein und wo gibt es Differenzen? Die Gründe für diese Differenzen werden gemeinsam erarbeitet. Den Abschluss dieses Überprüfungsgespräches bilden gemeinsame Vereinbarungen wie fachliche Zielvereinbarungen, persönliche Aspekte, Fördermaßnahmen und Vereinbarungen, um neue Handlungsziele zu erreichen.

9.7.1 Literatur

[167] Bovermann Y. Akademisierung des Hebammenberufs (Teil 1): Chancen – und wie sie in den Studiengängen bestmöglich genutzt werden können. Zeitschrift fur Geburtshilfe und Neonatologie 2020; 224 (3): 124–129. DOI: 10.1055/a-1124-9760

[168] Brown AL. „Mythos" Lernstile: die Evidenz und ihre Relevanz in der deutschsprachigen Mediendidaktik. medienimpulse 2022; 60 (4). Im Internet: https://journals.univie.ac.at/index.php/mp/article/view/7556/7726; Stand: 22.12.2022

[169] Bundesministerium für Gesundheit. Studien- und Prüfungsverordnung für Hebammen. HebStPrV (08.01.2020). Im Internet: https://www.gesetze-im-internet.de/hebstprv/; Stand: 21.08.2022.

[170] Butler MM, Fraser DM, Murphy RJL. What are the essential competenci-es required of a midwife at the point of registration? Midwifery 2008; 24 (3): 260–269. DOI: 10.1016/j.midw.2006.10.010

[171] Chan T. Advocacy Inquiry approach figure MEdiC (2016). In: Academic Life in Emergency Medicine (ALiEM), Hrsg. Im Internet: https://www.aliem.com/medic-series-case-fibbing-first-year-expert-review-review-commentary/no-pinnochios-advocacy-inquiry-twitter-diagram-keynote-001/; Stand: 22.12.2022.

[172] Dudenredaktion. „Coach" auf Duden online (o. J.). Im Internet: https://www.duden.de/node/28964/revision/1252919; Stand: 28.12.2022

[173] Fahland B, Kuckeland H, Muster-Wäbs H et al. Lernbegleitung - ein erster Zugang. Lernbegleitung als Baustein individualisierten ko-operativen Lernens. In: Kuckeland H, Hrsg. Lernbegleitung innerhalb von Unterricht erfolgreich umsetzen. Neue Pädagogische Reihe, Bd. 6. Brake: Prodos; 2018

[174] Falk-Frühbrodt C. Welche Lerntypen gibt es? Lernen. Institut für integrative Lerntherapie und Weiterbildung. Im Internet: https://www.iflw.de/blog/lernen/welche-lerntypen-gibt-es/#:~:text=Der%20personenorientierte%20Lerntyp%20neigt%20zu%20Leistungsschwankungen%20und%20Selbstzweifeln.,und%20gr%C3%BCbelt%20h%C3%A4ufig.%20So%20lernt%20der%20personenorientierte%20Lerntyp; Stand: 27.08.2022

[175] Hardeland H. Lerncoaching und Lernberatung. Lernende in ihrem Lernprozess wirksam begleiten und unterstützen: ein Buch zur (Weiter-)Entwicklung der theoretischen und praktischen (Lern-)Coachingkompetenz. 5. Aufl. Baltmannsweiler: Schneider Hohengehren; 2016

[176] Harder S. Konzept zur Lernbegleitung. Projekt KOSMOS. Wissenschaftliche Weiterbildung, Hrsg. Universität Rostock; 2016. Im Internet: https://www.uni-rostock.de/storages/uni-rostock/UniHome/Weiterbildung/KOSMOS/KOSMOS_2015–2017/Veroeffentlichungen_KOSMOS_2/Konzept_Lernbegleitung.pdf; Stand: 16.04.2023

[177] Harder S. Lernbegleitung. Lernprozesse unterstützen und begleiten. In: Wissenschaftliche Weiterbildung, Hrsg. Weiterbildungsmanagement professionalisieren. Anregungen aus der Weiterbildungspraxis. Abschlusspublikation_KOSMOS. Universität Rostock; 2017. Im Internet: https://www.uni-rostock.de/storages/uni-rostock/UniHome/Weiterbildung/KOSMOS/lernbegleitung.pdf; Stand: 16.04.2023

[178] Hatziliadis M. Lernbegleitung innerhalb von Unterricht - Reflexion und Evaluation. Einsatz von Feedback, Reflexion und Evaluation. In: Kuckeland H, Hrsg. Lernbegleitung innerhalb von Unterricht erfolgreich umsetzen. Neue Pädagogische Reihe, Bd. 6. Brake: Prodos; 2018

[179] Kuckeland H, Hrsg. Lernbegleitung innerhalb von Unterricht erfolgreich umsetzen. Neue Pädagogische Reihe, Bd. 6. Brake: Prodos; 2018

[180] Kuckeland H, Schneider K. Lernstrategien und Lerntechniken. In: Kuckeland H, Hrsg. Lernbegleitung innerhalb von Unterricht erfolgreich umsetzen. Neue Pädagogische Reihe, Bd. 6. Brake: Prodos; 2018

[181] Mamerow R. Praxisanleitung in der Pflege. 6. Aufl. Berlin, Heidelberg: Springer; 2018

[182] Ministerium für Schule und Bildung Nordrhein-Westfalen, Hrsg. Lerntypen. Workshp Entscheidungskompetenz II. Kein Abschluss ohne Anschluss. www.bildungsmediathek-nrw.dehttps://a.storyblok.com/f/85 081/x/b4b9a31f7f/ek2_im_lerntypen_sus.pdf#:~:text = Medienorientierter%20Lerntyp%20Der%20medienorientierte%20Lerntyp%20lernt%20gut%20mit,zieht%20echten%20Nutzen%20daraus.%20Mischtypen%20sind%20die%20Realit%C 3 %A4t; (o. J.). Im Internet: www.bildungsmediathek-nrw.dehttps://a.storyblok.com/f/85 081/x/b4b9a31f7f/ek2_im_lerntypen_sus.pdf#:~:text = Medienorientierter%20Lerntyp%20Der%20medienorientierte%20Lerntyp%20lernt%20gut%20mit,zieht%20echten%20Nutzen%20daraus.%20Mischtypen%20sind%20die%20Realit%C 3 %A4t; Stand: 27.08.2022.

[183] Nicholls L, Webb C. What makes a good midwife? An integrative review of meth-odologically-diverse research. Journal of advanced nursing 2006; 56 (4): 414–429. DOI: 10.1111/j.1365–2 648 2006.04 026.x

[184] Pehlke-Milde J. Ein Kompetenzprofil für die Hebammenausbildung. Charité - Universitätsmedizin Berlin; 2009

[185] Polleit H. Praktische Hebammenausbildung im Kreißsaal – Überlegungen zur Qualitätssicherung. In: Die Hebamme 2021; 34 (03): 53–58. DOI: 10.1055/a-1401–4 140

[186] Reich K, Hrsg. Cognitive Apprenticeship. Universität zu Köln; 2008. Im Internet: http://methodenpool.uni-koeln.de/download/cognitive_apprenticeship.pdf; Stand: 07.04.2023

[187] Rudolph JW, Simon R, Rivard P et al. Debriefing with good judgment: combining rigorous feedback with genuine inquiry. In: Anesthesiology clinics 2007; 25 (2): 361–376. DOI: 10.1016/j.anclin.2007.03.007

[188] Schäfer E. Lebenslanges Lernen. Erkenntnisse und Mythen über das Lernen im Erwachse-nenalter. Berlin, Heidelberg: Springer; 2017

[189] Schönhardt S, Plappert C, Graf J et al. Neuordnung der Hebammenausbildung. In: Frauenheilkunde up2date 2020; 14 (03): 211–223. DOI: 10.1055/a-1063–4 333

[190] Sottas B. Handbuch für Lernbegleiter auf interprofessionellen Ausbildungsstationen. Stuttgart: Robert Bosch Stiftung; 2020

[191] Sourinejad H, Haghani F, Beigi M et al. Midwifery Students' Learning Styles in Iran: A Review Study Based on Kolb's Learning Theory. In: jour guilan uni med sci 2021; 30 (1): 52–63. DOI: 10.32 598/jgums.30.1.1553.1

[192] Wissenschaftliche Weiterbildung, Hrsg. Weiterbildungsmanagement professionalisieren. Anregungen aus der Weiterbildungspraxis. Abschlusspublikation_KOSMOS. Universität Rostock; 2017. Im Internet: https://www.uni-rostock.de/storages/uni-rostock/UniHome/Weiterbildung/KOSMOS/KOSMOS_2015–2017/Veroeffentlichungen_KOSMOS_2/Abschlusspublikation_KOSMOS.pdf; Stand: 28.08.2022

10 Beurteilung der Praxisanleitung

Sabrina Diefenbach

10.1 Ziele der pädagogischen Beurteilung

10.1.1 Funktionen von Prüfungen

Hewlett und Reetz [199] halten fest, dass Prüfungen nicht lediglich als eine Methode zu sehen sind, die Leistungen eines Individuums möglichst genau zu messen und zu bewerten. Sie schreiben Prüfungen bestimmte Wirkungen zu, woraus sich drei Funktionen ergeben:

Gesellschaftliche Funktion

Hintergrund der gesellschaftlichen Funktion von Prüfungen ist der Anspruch unserer demokratischen Gesellschaft, dass nicht die soziale Herkunft eines Menschen, sondern dessen Leistungsfähigkeit und -bereitschaft über seine Position in dieser Gesellschaft entscheiden sollen. Prüfungen werden in diesem Zusammenhang als das Mittel angesehen, diese Leistungsfähigkeit zu beweisen. Somit wird ihnen eine Funktion der Allokation (Zuordnung) und Selektion (Auslese) übertragen. Beispielsweise sind besonders berufliche Abschlussprüfungen mit einem Zertifikat bzw. einer Berechtigung verbunden: Diejenigen, die die Abschlussprüfung bestehen, werden aufgrund ihrer Leistungen dem Berufsstand zugeordnet.

Als gesellschaftliche Hauptfunktion der Berufsbildung betrachten Reetz und Hewlett [199] jedoch „die pragmatische Orientierung an den Qualifikationsbedürfnissen des Beschäftigungssystems und der Wirtschaft“. Auch die Arbeitsmarktlage steuert die Verteilung der Berufsausbildung und somit Statuszuweisungen im Berufsleben. Da dieses Berufsleben zunehmend eine flexible und entwicklungsfähige berufliche Handlungskompetenz fordert, besteht die Notwendigkeit, Prüfungen innerhalb der Ausbildung so zu gestalten, dass sie diese berufliche Handlungskompetenz erfassen und bewerten.

Pädagogische Funktionen

Die pädagogischen Funktionen beziehen sich auf die positive Auswirkung einer Prüfung auf die Förderung des Lehr-Lern-Prozesses. Reetz und Hewlett formulieren hierfür Unterpunkte, welche gemeinsam die pädagogische Funktion von Prüfungen darstellen:

Rückmelde- und Evaluationsfunktion
Diese wird von Reetz und Hewlett als zentrale Funktion innerhalb des Konstruktes der pädagogischen Funktion betrachtet. Sie meint die Rückmeldung einer Prüfungsleistung über den vorangegangenen Lehr-Lern-Prozess. Aufgrund der Ergebnisse können auf Lernenden- wie auf Lehrendenseite Ursachen für eventuelle Schwachstellen erforscht und Defizite ausgeglichen werden.

Lernsteuerungsfunktion
Über das Formulieren von Lernzielen können Lernprozesse gesteuert werden, die in Prüfungen münden. Die Lernenden können ihre Lernaktivität anhand der Lernziele gestalten und sich somit gezielt auf die Prüfung vorbereiten.

Chancenausgleichsfunktion

Diese Funktion ist auch im Sinne einer Rückmeldefunktion in Bezug auf die Diagnose individuell benachteiligter Lernender zu verstehen: Anhand ihrer Prüfungsleistungen können sie identifiziert und dementsprechend individuelle Fördermaßnahmen eingeleitet werden. Durch flexibles Eingehen auf die Bedürfnisse benachteiligter Lernender können deren Chancen auf einen erfolgreichen Abschluss erhöht werden.

Motivationsfunktion

Hierbei handelt es sich um einen pädagogisch kontrovers diskutierten Aspekt. Erfolgreich bestandene Prüfungen und der Anreiz zum Lernen durch den Wunsch nach guten Noten können positive Effekte auf die Motivation der Lernenden haben. Bei letzterem handelt es sich allerdings um eine extrinsische Motivation, nicht um eine Motivation aufgrund von Interesse am Lerngegenstand. Dem gegenüber steht vor allem die nachgewiesene demotivierende Funktion von schlechten Prüfungsergebnissen. Schlechte Noten scheinen demnach keinen positiven, motivierenden Effekt auf das Lernverhalten zu haben.

(vgl. [199])

Individuelle Funktion

Hiermit wird die Entwicklung einer beruflichen Identität und Sozialisation aufgegriffen. Damit Auszubildende ein längerfristiges Interesse und Motivation für ihren Beruf aufbringen, sind nach Hewlett und Reetz zum einen die Ausbildungsbedingungen entscheidend und zum anderen auch die Leistungsbewertung innerhalb der Ausbildung.

Prüfungen, die aufgrund ihrer Struktur dauerhaft nur auswendig gelerntes Wissen erforderlich machen, scheinen wenig förderlich für die Motivation der Lernenden und vor allem für die Entwicklung einer beruflichen Handlungskompetenz zu sein. Um dieser gerecht zu werden, sind handlungsorientierte Prüfungskonzepte erforderlich, die vernetztes und flexibles Denken sowie Verantwortungsbewusstsein und Eigenengagement der Lernenden bedürfen.

Hewlett und Reetz betrachten die oben dargestellten Funktionen von Prüfungen vor allem vor dem Hintergrund der beruflichen Ausbildung. Winter beleuchtet die Funktion von Noten im Kontext der schulischen Allgemeinbildung in Deutschland. Auch er formuliert ähnliche Funktionen dieser Noten [209]. Allerdings betrachtet Winter den momentanen Umgang mit Funktionen sehr kritisch und fordert eine neue Form der Leistungsbewertung. Beispielsweis postuliert er, dass es zum großen Teil im Auge des Beurteilenden liegt, ob eine Leistung den Anforderungen entspricht [ebd.].

Auch die Sozialisation und Selektion anhand von Noten stellt Winter in Frage, da diese im momentanen Schulsystem stark auf die Beurteilung von Fachwissen beruhen würden. Praktische Fähigkeiten sowie personale und soziale Kompetenz finden dabei nach Winters Ansicht zu wenig Berücksichtigung [209]. Er hält das Leistungsprinzip und somit auch Leistungsbeurteilung für eine wichtige und unabdingbare Funktion unserer Gesellschaft, an die Lernende herangeführt werden müssen [ebd.]. Jedoch fordert er ein Umdenken bezüglich der Dimensionen der Leistungsbewertung: Der Lernprozess und dessen Reflexion sollte aus mehreren Perspektiven betrachtet und in die Beurteilung einbezogen werden. Lernende sollten an ihrer Bewertung beteiligt sein und aufgrund der individuellen Ergebnisse gefördert werden [209].

(vgl. auch [199])

10.2 Lernprozesse kontrollieren und bewerten

In ▸ **Abb. 10.1** ist der Prozess der Leistungsbewertung dargestellt.

10.2.1 Schritt 1: Ziele vereinbaren und gemeinsam planen

Eine Vereinbarung von Zielen ist Voraussetzung für eine Bewertung von Leistungen. Die Ziele werden im Vorfeld kommuniziert und gemeinsam festgelegt. Ein angestrebtes Ergebnis soll somit überprüft werden. Damit dies machbar ist, muss der Leistungsnachweis überprüfbar sein. Hierbei untersucht man verschiedene Kompetenzen (Fach-, Methoden-, Personal-, Sozialkompetenz)

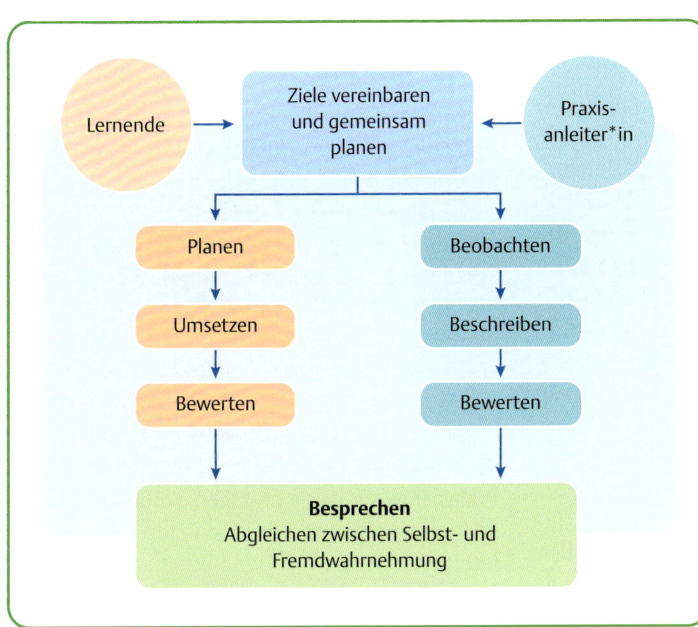

▶ **Abb. 10.1** Bewertungsprozess [194].

und bewertet diese anschließend genau. Die Kompetenzen sind Praxisanleiter*innen und Lernenden bekannt und somit können beide Seiten auf deren Erreichen achten. Nach mehreren Praxisanleitungen wissen Lernende, auf welche Kompetenzen es ankommt, und kennen ihre Stärken und Schwächen. Auf diese kann nun individuell eingegangen und bei der gemeinsamen Planung bereits Rücksicht genommen werden.

Teilschritte und -aspekte

- Vorbereitung
- Ziele definieren
- Zeitraum festlegen
- systematisch und geplant
- systematische Aufzeichnung

10.2.2 Schritt 2: Beobachten

„Unter Beobachtung verstehen wir das systematische Erfassen, Festhalten und Deuten sinnlich wahrnehmbaren Verhaltens zum Zeitpunkt seines Geschehens“ [193]. Wissenschaftliche Beobachtungen im Rahmen der empirischen Sozialforschung bewegen sich ebenso wie das Erfassen bzw. Messen von Kompetenzen zwischen zwei Polen:

Auf der einen Seite steht die quantitativ orientierte Beobachtung, bei der die soziale Realität als objektiv gegeben angesehen und unter der Prämisse der Kriterien der Objektivität, Reliabilität und Validität strukturiert und kontrolliert dargestellt wird. Den Gegenpol bildet die qualitativ orientierte Beobachtung, welche unter der Annahme erfolgt, dass soziale Situationen immer Interpretationen der Akteure und somit nicht objektiv darstellbar sind. Diese Sichtweise folgt einer offenen, verstehenden Vorgehensweise bei der Erhebung und Darstellung der sozialen Wirklichkeit.

Atteslander [193] unterscheidet bzgl. der Strukturiertheit von Beobachtung. Im Rahmen der quantitativen Forschung erfolgt eine strukturierte Vorgehensweise: Es werden vorab Hypothesen in Form von Beobachtungskategorien und deren mögliche Ausprägung formuliert, sodass eine kontrollierte Zuordnung des Beobachteten zu den einzelnen Kategorien erfolgen kann. Somit kann quantitativ beobachtet werden, ob und wie oft ein Verhalten auftritt. Im Rahmen einer qualitativen Untersuchung bestimmt die Offenheit des Forschenden seine Beobachtungen: Er geht ohne ein vorgefertigtes Schema ins Beobachtungsfeld. Ziel ist nicht das Bestätigen oder Falsifizieren vorab gefasster Hypothesen, sondern das Erfassen neuer

Zusammenhänge des Verhaltens der Akteur*innen [193].

Martin und Wawrinowski erläutern den Beobachtungsprozess im Kontext beruflicher Beobachtungen von Sozialarbeiter*innen und Erzieher*innen. Hierbei geht es unter anderem um die reflektierte Beurteilung von Kompetenzbildung und deren Förderung [204]. In diesem Zusammenhang betrachten Martin und Wawrinowski eine Klassifikation von Beobachtungskategorien als unabdingbar. Ohne Kategorisierung der Dinge, die beobachtet werden sollen, wäre eine gezielte Beobachtung nicht möglich. Ziel dieser Kategorisierung ist unter anderem das Schützen des Wahrnehmungssystems vor einem Chaos, indem die Fülle von Informationen von vornherein in Wichtiges und Unwichtiges unterteilt wird [204]. Außerdem sollen die Kategoriensysteme den Prozess der Fremdbeobachtung methodisch kontrollieren und eine sinnvolle Distanz zu der beobachteten Person hervorbringen [204].

Sowohl Fremd- als auch Selbstbeobachtung spielen hierbei eine Rolle. Am einfachsten fällt eine Bewertung, wenn man viele Beobachtungen aus verschiedenen Diensten oder Situationen zur Verfügung hat und sich ein Gesamtbild aus diesen machen kann.

Teilschritte und -aspekte

- bestimmte Situation wählen, diese so intensiv wie möglich beobachten
- mit den Lernenden einen Schwerpunkt ermitteln
- vorab Aspekte überlegen, welche beobachtet werden sollen (Vorbereitung)
- auch Beobachtungen aus dem Alltag einfließen lassen
- Lernaufgaben mit vorgefertigten Beobachtungskriterien nutzen
- objektive Beobachtung anstreben, sich über Vorurteile oder Sympathien bewusstwerden und diese nicht die Bewertung beeinflussen lassen
- Lernende mit ihrem eigenen Handeln vergleichen (Entwicklung, Regelmäßigkeiten)
- Trennung von Beobachtung und direkter Beurteilung anstreben

10.2.3 Schritt 3: Wahrnehmen und Beschreiben

Bevor Prüfende beurteilen und Noten vergeben, sind zunächst eine systematische, interpretationsfreie Beobachtung der Performanz der Prüflinge sowie eine Dokumentation dieser Beobachtung notwendig [205]. Hierbei spielen grundlegende Erkenntnisse der Wahrnehmungspsychologie und der Beobachtungslehre eine Rolle. Ein Hauptziel der menschlichen Wahrnehmung ist es, einen Bezugspunkt in der Welt zu erlangen, um Gefahren und Möglichkeiten einschätzen zu können [202].

Jedoch kann das Bild der Welt, so wie es sich dem Individuum darstellt, ungenau sein: „Die Wahrnehmung verleiht einer Empfindung eine Bedeutung; deshalb liefert die Wahrnehmung eine Interpretation der Welt, und es ist keineswegs so, dass sie die Welt perfekt repräsentiert." Dieses Zitat von Johnson, McCann und Zimbardo [202] verdeutlicht: Wie realitätsnah Wahrnehmung sein kann, hängt vom situativen Kontext sowie den Erwartungen und Voreinstellungen des Individuums ab. Es ist somit auch möglich, dass Situationen fehlerhaft interpretiert werden und es zu einer Wahrnehmungstäuschung kommt [202].

Weiterhin wird vermutet, dass eine Unaufmerksamkeits- und eine Veränderungsblindheit das Wahrnehmungssystem vor Überlastung schützen. Diese führen dazu, dass Dinge eventuell nicht wahrgenommen werden, die sich im direkten Sichtfeld einer Person abspielen oder verändern [202].

Die Beschreibung gibt die Beobachtungen, die während einer Praxisanleitung gemacht wurden, genau wieder und soll zu einer sinnvollen und verständlichen Bewertung führen. Auch Lernenden soll die Beschreibung dienen und ihnen ihre Fehler – aber auch die erreichten Kompetenzen – aufzeigen. Am besten gelingt dies, wenn während der gesamten Anleitung Notizen gemacht und viele Informationen zusammengetragen wurden.

Teilschritte und -aspekte

- detailliert, jedoch nicht ausgeschmückt
- eigene Notizen aus bestimmten Situationen nutzen
- Beispiele
- keine Interpretationen und Wertungen

- konkrete Erklärungen zu wahrgenommenen Aspekten
- Zeit nehmen, um die richtigen Worte zu finden

10.2.4 Schritt 4: Bewerten

Die im Vorfeld gemachten Beobachtungen werden nun verwendet, um den Vorgang zu bewerten und sich ein Urteil darüber zu bilden. Grundsätzlich soll eine Bewertung der Handlung durch Lernende und Lehrende erfolgen.

Teilschritte und -aspekte

- Ziele und Anforderungen sollten allen Beteiligten bekannt sein
- Bewertungskriterien an das Niveau der Lernenden anpassen
- verschiedene Situationen in die Bewertung mit einfließen lassen
- verschiedene Unterlagen nutzen, um das Urteil zu verdeutlichen
- genaue, sachliche Begründung von Urteilsfällungen anhand der Beschreibung
- eigene Bewertung selbstkritisch reflektieren
- Übungsmöglichkeiten geben

10.3 Beobachtungs- und Beurteilungsinstrumente

▶ **Abb. 10.2** zeigt den Prozess von der Beobachtung zur Note nach Oetting-Roß [205], der sich auf den Ablauf einer strukturierten Beobachtung nach Martin und Wawrinowski bezieht.

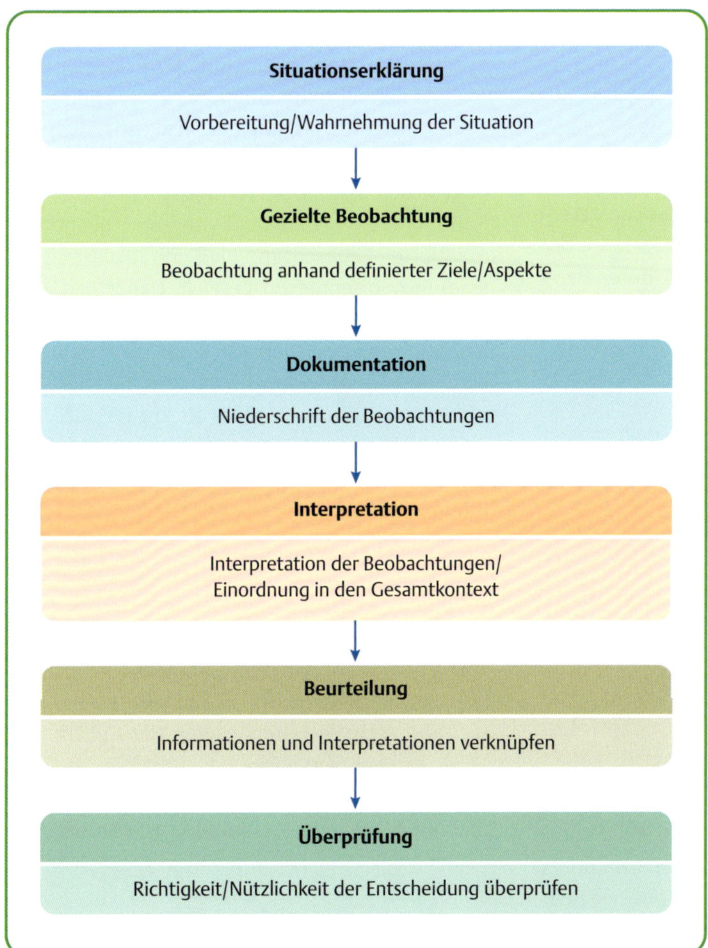

▶ **Abb. 10.2** Von der Beobachtung zur Note.

10.3.1 Strukturierte Beobachtung nach Martin und Wawrinowski

Martin und Wawrinowski erläutern die einzelnen Schritte folgendermaßen:

Situationsklärung

Im ersten Schritt werden der Gegenstand und das Ziel der Beobachtung festgelegt sowie die Beobachtungskategorien. Außerdem sollten Beobachtende ihr Verhältnis zum Beobachtungsgegenstand und mögliche Beobachtungsfehler (s. u.) reflektieren, um diese möglichst zu reduzieren [204].

Gezielte Beobachtung

Beobachtung der festgelegten Kategorien. Es wird empfohlen, immer nur eine Person oder die Interaktion max. zweier Personen in einer Dauer von 15 Minuten zu beobachten [204].

Dokumentation

Die Dokumentation soll möglichst ohne Begründungen und Interpretation des gesehenen Geschehens erfolgen. Ziel soll es sein, das Beobachtete so neutral und exakt wie möglich zu beschreiben, also die Dinge festzuhalten, anhand derer Beobachter*innen später festmachen können, dass etwas gut oder schlecht ist [204].

Interpretation

Hierbei handelt es sich um die Deutung bzw. Erklärung der beobachteten Person. Ziel ist es in diesem Schritt, das Beobachtete mit Persönlichkeitsmerkmalen der beobachteten Person oder mit Ereignissen rund um die Beobachtungssituation zu verknüpfen. Es muss auch begründet werden, warum eine bestimmte Handlung oder ein Verhalten so gedeutet wird und nicht anders [204].

Beurteilung

Alle gewonnenen Beobachtungen und deren Interpretationen sollen nun zu einem abschließenden Urteil zusammengefügt werden [204]. Im Kontext der Prüfung bedeutet dies, dass nun aus der Beurteilung der einzelnen Kategorien eine Note gebildet wird.

Überprüfung

Richtigkeit und Nützlichkeit der Entscheidung überprüfen [204].

10.3.2 Der Beobachtungs- und der Beurteilungsbogen

In diesem Abschnitt wird die Gestaltung der Prüfungsinstrumente begründend erläutert. Entsprechend der aufgezeigten Empfehlungen zur Dokumentation von Beobachtung und Beurteilung entwickeln Studierende einen Beobachtungsbogen, der während der Prüfungssituation ausgefüllt wird, sowie einen Beurteilungsbogen, anhand dessen im Anschluss die Beobachtungen bewertet werden und eine Note gebildet wird.

Beobachtungsbogen

Am Beginn der Handlungskette „Von der Beobachtung zur Note“ stehen die Situationsklärung sowie im Anschluss die Beobachtung der Prüfungssituation und deren Dokumentation.

Unter Berücksichtigung der Strukturiertheit von Beobachtung nach Atteslander [193] befindet sich die Beobachtung einer Prüfungssituation auf dem Kontinuum zwischen qualitativ und quantitativ orientierter Beobachtung eher im strukturierten, quantitativ orientierten Bereich. Daher bedarf es eines kategorisierten Beobachtungsbogens, der die Beobachtungen methodisch kontrolliert und objektiviert. Dieser wird anhand des Beispiels von Scherpe und Schneider [208] als ein verlaufs- und aspektorientierter Bogen entwickelt. ▸ **Abb. 10.3** zeigt einen solchen Bogen exemplarisch für die Eröffnungsperiode.

Verlaufsorientiert bedeutet in diesem Fall, dass der Bogen sich an den aufeinanderfolgenden Phasen einer physiologischen Geburt orientiert. Neben den Geburtsphasen werden außerdem die Übergabe der Patientin und das Reflexionsgespräch als Phasen des Verlaufs aufgenommen. Auch die vaginale Untersuchung der Gebärenden ist als eigener Verlaufspunkt enthalten, da diese aufgrund ihres Stellenwerts und ihres intimen Charakters besondere Anforderungen an die Auszubildenden stellt [200]. Somit ergeben sich insgesamt acht Phasen des Verlaufs.

Eröffnungsperiode / Uhrzeit von ___________ bis ___________

	Beobachtungen / Bemerkungen
Fachkompetenz Eröffnungsperiode	
☐ Wehenbeurteilung durch Beobachtung, Palpation und CTG ☐ Erkennt Anomalien, handelt	
☐ Einschätzen von Geburtsdynamik/- fortschritt ☐ Erkennt Anomalien, handelt	
☐ Gebärpositionen: Motivation zu Positionswechsel, gezielter Einsatz	
☐ Erfasst Schmerzsituation der Frau, wählt sinnvolles Schmerzmittel	
☐ CTG Beurteilung zeitgerecht nach FIGO, tastet Mutterpuls ☐ Erkennt Anomalien, handelt	
☐ Überwachung von Vitalzeichen und Ausscheidung ☐ Erkennt Anomalien, handelt	
☐ Anwendung von medizinischen Produkten	
☐ Hygiene	
Methodenkompetenz Eröffnungsperiode	
☐ Behandlungsplan (gezielt, selbstständig, strukturiert)	
☐ Arbeitsweise (Struktur/ Zeit)	
☐ Bearbeitung von Problemen	
☐ Dokumentation	
Sozialkompetenz Eröffnungsperiode	
☐ Bedürfnisorientierung, Empathie	
☐ Information der Schwangeren	
☐ Begleitperson	
☐ Intimsphäre	
☐ Teamarbeit	
Personalkompetenz Eröffnungsperiode	
☐ Verantwortungsbewusstsein, Selbstbewusstsein	
☐ Eigene Grenzen/ Hilfe holen	
☐ Wertschätzender Umgang	

▶ **Abb. 10.3** Verlaufs- und aspektorientierter Beobachtungsbogen. Bogen ist als Download verfügbar.

Aspektorientiert meint, dass der Bogen in jeder dieser acht Phasen die zu beobachtenden Aspekte der beruflichen Handlungskompetenz beinhaltet.

Weiterhin hat die studierende Person sich im Rahmen der Möglichkeiten von einer offenen, gelenkten und stark gelenkten Dokumentation aus folgenden Gründen für die mittlere, gelenkte Variante entschieden:

Bei einer offene Dokumentation ohne jegliche Angaben, was beobachtet werden soll, besteht die Gefahr eines „Wahrnehmungschaos“: Die Situation der Geburt sowie das Konstrukt der beruflichen Handlungskompetenz sind zu komplex, als dass Beobachtende hier alle entscheidenden Merkmale ohne Kategorisierung erfassen könnten. Ein stark gelenkter Bogen, der alle zu beobachtenden Kategorien enthält sowie zusätzlich zu jeder dieser Ka-

Eröffnungsperiode / Uhrzeit von ___________ bis ___________

	Gewichtung	trifft vollständig zu 3P	trifft überwiegend zu 2P	trifft wenig zu 1P	trifft gar nicht zu 0P	Kriterium nicht beurteilbar	Punkte
Fachkompetenz Eröffnungsperiode							
Erfasst die Dynamik der Geburt (Wehentätigkeit/ Geburtsfortschritt) korrekt							
Setzt Gebärpositionen zielgerichtet, situations- und fachgerecht ein							
Beurteilt das CTG/ die FHF zeit- und fachgerecht							
Erfasst die Schmerzsituation der Gebärenden und wendet Mittel zur Schmerzlinderung situationsgerecht an							
Erfasst Vitalfunktionen (VZ, Ausscheidungen) zeit- und fachgerecht und sorgt für deren Aufrechterhaltung (Flüssigkeitszufuhr, Harnblasenentleerung etc.)							
Erfasst Anomalien im Geburtsverlauf (Wehen, Einstellung des Kindes, CTG etc.)							
Leitet bei Anomalien fachgerechte Maßnahmen ein							
Hygienemaßnamen werden stets berücksichtigt							
Setzt Materialien/medizinische Produkte korrekt ein							

Maximal erreichbare Punktzahl: ___________ *Tatsächlich erreichte Punktzahl:* ___________

Bemerkung:

Auszubildende/r: ____

▶ **Abb. 10.4** Beurteilungsbogen. Bogen ist als Download verfügbar.

tegorien eine Ratingskala, auf der angekreuzt wird, ob dieses Merkmal vollständig, teilweise oder gar nicht erfüllt wurde, entspricht nach Ansicht der studierenden Person nicht der Subjektivität von Wahrnehmung und Kompetenz.

Ein gelenkter Bogen, der die Aufmerksamkeit der beobachtenden Person auf die wesentlichen Dinge richtet und trotzdem Platz für deren subjektive Wahrnehmung lässt, ist somit ein guter Mittelweg, um qualitatives, verstehendes und quantitatives Vorgehen zu vereinigen. Für die Bildung der einzelnen Beobachtungskategorien wird das zuvor entwickelte Kompetenzprofil besonders im Bereich der Fachkompetenz auf Basis folgender Quellen ausdifferenziert: Beispiel für einen Beobachtungs- und Beurteilungsbogen von Scherpe und Schneider [208].

Beurteilungsbogen

Aufbau des Bogens

Der Beurteilungsbogen orientiert sich auf gleiche Weise an den acht Phasen der Geburt wie der Beobachtungsbogen: Für jede dieser Phasen sind Kriterien der vier Dimensionen der beruflichen Handlungskompetenz zu beurteilen. Allerdings wurden die differenzierten Kriterien des Beobachtungsbogens hier wieder zu Beurteilungskategorien zusammengefasst, um die Komplexität zu reduzieren. Jedes Beurteilungskriterium ist anhand einer bepunkteten Ratingskala mit fünf Skalen zu bewerten. Auf dieser wird angekreuzt, ob das genannte Kriterium in der jeweiligen Phase der Geburt entweder nicht beurteilbar war oder die Umsetzung vollständig, überwiegend vollständig, wenig vollständig oder gar nicht vollständig war (▶ **Abb. 10.4**). Die Beschreibung der Ratingskala mit der entsprechenden Punktevergabe wurde von Scherpe & Schneider übernommen. Das Spektrum von 0–3 Punkten wurde gewählt, um die Tendenz zur Mitte zu vermeiden (▶ **Abb. 10.4**).

Nicht beurteilbare Kriterien

Dass ein Kriterium nicht beurteilbar sein kann, ergibt sich hauptsächlich aus den unterschiedlichen Verlaufsformen von Geburten. Dies soll anhand eines Beispiels verdeutlicht werden: Es gehört zu den Kompetenzen einer Hebamme, Anomalien im Geburtsverlauf zu erkennen. Allerdings ist es zu Beginn einer Geburt nicht abzuschätzen, ob Anomalien auftreten werden. Sollte die Geburt ohne Komplikationen verlaufen, so ist der Kriterium „Erfasst Anomalien im Geburtsverlauf" nicht beurteilbar.

Skala mit hinterlegter Punktzahl (P)	Beschreibung
trifft vollständig zu: 3P	Anforderungen werden im besonderen Maße, was Vollständigkeit und fachliche Richtigkeit betrifft, erfüllt
trifft überwiegend zu: 2P	Anforderungen werden erfüllt, es liegen keine oder nur leichte Fehler vor
trifft wenig zu: 1P	Anforderungen werden zum Teil erfüllt, es liegen leichte bis mittelschwere Fehler vor
trifft gar nicht zu: 0P	Anforderungen werden nicht erfüllt und die Grundkenntnisse sind lückenhaft. Es liegen keine positiv bewertbaren Anteile vor und die Fehler sind schwerwiegend
Kriterium nicht beurteilbar	Das Kriterium war in dieser Phase nicht beurteilbar (beispielsweise weil keine Pathologien aufgetreten sind oder die Geburt sehr schnell verlaufen ist)

▶ **Abb. 10.5** Ratingskala zur Punktevergabe inklusive Beschreibung.

Gewichtung von Beurteilungskriterien

Weiterhin besteht auf dem Beurteilungsbogen die Möglichkeit, jedem Beurteilungskriterium eine höhere Gewichtung zu geben. Hierfür muss diskutiert werden, wann und in welcher Form dies geschehen sollte. Scherpe und Schneider [208] betonen, dass die Bestimmung der Wertigkeiten vor der Prüfung geschehen muss bzw. für die Abschlussprüfung der Gesundheits- und Krankenpflege in manchen Bundesländern sogar vorgegeben ist. Für die Prüfung der Hebammenausbildung ist dies nicht der Fall.

Nach Ansicht der Studierenden sollten höhere Wertigkeiten im Falle der Geburt erst nach der Prüfung in Abhängigkeit vom Geburtsverlauf festgelegt werden. Es liegt in der Natur der physiologischen Geburt, dass Auszubildende jeweils eine andere Prüfungsaufgabe in Gestalt des vorgefundenen Geburtsverlaufs erhalten. Hier würde es zur Fairness beitragen, wenn Dinge, die diesen Geburtsverlauf besonders charakterisieren (z B. Handlungsbedarf aufgrund einer verlängerten Geburtsphase oder aufgrund von Anpassungsstörungen des Neugeborenen) eine höhere Wertung erfahren als Aspekte, die nur am Rande zu den Aufgaben der Auszubildenden gehörten. Dies lässt sich aber erst im Nachhinein bestimmen. Essenziell ist hierbei eine detaillierte Dokumentation der vorgefundenen Prüfungsbedingungen, um die höhere Gewichtung nachvollziehbar darstellen zu können.

Ermittlung der Punkte und einer Note

Für jede Dimension der Kompetenz innerhalb der acht Abschnitte ist die maximal zu erreichende sowie die tatsächlich erreichte Punktzahl zu ermitteln. Somit entstehen jeweils acht Zwischensummen, welche abschließend auf der vorletzten Seite des Bogens zu zwei Summen addiert werden: Zum einen die Summe aller maximal erreichbaren Punkte, zum anderen die Summe aller tatsächlich erreichten Punkte. Auch an dieser Stelle kann nochmals die Wertigkeit, z. B. aufgrund der Länge und Komplexität der einzelnen Geburtsphasen, variiert werden. Anhand dieser beiden Werte wird mittels des auf dem Bogen festgehaltenen Rechenweges bestimmt, wieviel Prozent von 100 die Auszubildende erreicht hat. Mittels des Notenschlüssels der Hebammen-Studien und Prüfungsverordnung wird die Note ermittelt.

10.4 Herausforderungen der Leistungsbewertung

10.4.1 Beobachtungsfehler

Aufgrund der Subjektivität von Wahrnehmung und deren Verbindung mit vorangegangen Erfahrungen, können individuelle Deutungsmuster entstehen, die wiederum zu Fehlern in der Beobachtung führen können [204]. Im Folgenden werden einige dieser Fehler, welche besonders im Zusammenhang mit einer Prüfung von Bedeutung sind, vorgestellt.

Fehler der Milde oder Großzügigkeit

Es besteht die Tendenz bei Beurteilenden, in den meisten Fällen eine zu gute Bewertung abzugeben, also positive Merkmale zuzuschreiben und negative zu übersehen. Dies kann ursächlich in der Angst liegen, sich für eine schlechte Beurteilung rechtfertigen zu müssen oder im Bestreben, die beurteilte Person zu motivieren. Auch Sympathie kann zu einer milderen Beurteilung führen – und Antipathie zum Gegenteil [204].

Die zentrale Tendenz

Dieser Fehler taucht gehäuft bei der Beurteilung mit Ratingskalen auf. Es besteht hier anscheinend eine Tendenz der Beobachtenden, Beurteilungen vor allem im Mittelfeld vorzunehmen, um extreme Urteile zu vermeiden [196].

Halo-Effekt

Unter dem Halo-Effekt (engl. Halo = Heiligenschein) versteht man die Tendenz von Beurteilenden, anhand eines oder weniger „überstrahlender" Merkmale ein Gesamturteil zu bilden [204].

Primacy-Recency-Effekt

Dieser wird auch als serieller Positionseffekt weist eine gewisse Ähnlichkeit zum Halo-Effekt auf. Hier geht es darum, dass die beurteilende Person ihre Bewertung hauptsächlich auf das zuerst oder zuletzt beobachtete Ereignis stützt, da diese am besten in Erinnerung bleiben [183, S. 221].

Erwartungsfehler

Erwartungen der beobachtenden an die beobachtete Person in ihrer bestimmten Rolle bzw. Position können dazu führen, dass die beobachtende Person ihr Urteil entsprechend dieser Rolle bzw. Position fällt [183].

Selektionsfehler

Auch eine Selektion, eine Auswahl von bestimmten Beobachtungen und das Außerachtlassen anderer Situationen, kann sich sowohl negativ als auch positiv für die lernende Person auswirken. Die Beurteilung ist somit nicht ganzheitlich, sondern bezieht sich nur auf einen oder wenige Momente.

10.5 Fallbeispiel von der Beobachtung einer Prüfungsleistung zur Notenfindung

Der Prozess von der Beobachtung bis zur Note findet in sechs Schritten statt, die bewusst nacheinander erfolgen sollten. ▶ **Abb. 10.1** zeigt diesen Prozess. Auf den folgenden Seiten wird er anhand der Prüfungsinstrumente für die Durchführung einer Entbindung erläutert.

10.5.1 Schritt 1: Situationsklärung

In diesem Schritt sollte eine reflektierte Wahrnehmung der Gesamtsituation im Kreißsaal (Gebärende und Begleitpersonen, Prüferende, Auszubildende, Arbeitsaufkommen) durch die prüfenden Personen erfolgen. Deren persönliches Befinden kann zu Wahrnehmungsverzerrungen und Beobachtungsfehlern führen. Um diese möglichst gering zu halten, sollten folgende Aspekte zu Prüfungsbeginn bewusstgemacht werden:

- Wie ist die Situation der Gebärenden/des Paars? Welchen Verlauf der Geburt erwarte ich?
- Wie geht es mir heute? Welche Gefühle bringe ich mit in die Prüfung? (Stress, Ärger, Schmerzen, große Freude, Verliebtsein, …)
- Wie stehe ich zu der zu prüfenden Person? Was erwarte ich von ihr? (Sympathie oder Antipathie können zu einer milderen oder strengeren Beurteilung führen)

10.5.2 Schritt 2 und 3: Gezielte Beobachtung und Dokumentation

Das Ziel der Beobachtung ist das Erfassen der beruflichen Handlungskompetenz in den Dimensionen der Fach-, Methoden-, Sozial und Personalkompetenz (s. Kap. 10.1). Die Beobachtungen werden von den anwesenden Prüferenden auf dem Beobachtungsbogen dokumentiert, jeder anwesende Prüferenden erhält einen Bogen. Dieser ist in acht Abschnitte unterteilt, welcher dem Verlauf einer physiologischen Geburt folgen:

1. Informationsweitergabe (Übergabe)
2. Eröffnungsperiode
3. Vaginale Untersuchung
4. Geburtsphase
5. Plazentarperiode
6. Erstuntersuchung des Neugeborenen
7. Postplazentarperiode
8. Reflexion der Prüfungsleistung

Angaben zum Verlauf der Geburt werden auf Seite 2 des Beobachtungsbogens eingetragen.

Für jeden der acht Abschnitte soll beobachtetes Verhalten bzw. Handlungen der Auszubildenden nach den Aspekten der vier Dimensionen der beruflichen Handlungskompetenz dokumentiert werden. Der Bogen lenkt die Beobachtungen, indem er in der Form einer Checkliste vorgibt, was genau beobachtet werden soll.

Die Beobachtungen sollen möglichst interpretations- und begründungsfrei dokumentiert werden. Je nach Verlauf der Geburt (Dauer der einzelnen Phasen) können nicht immer alle Aspekte beobachtet werden. Wichtig ist auch, nicht gesehen Aspekte (also Dinge, die die zu prüfende Person hätte ausführen müssen, aber nicht ausgeführt hat) zu dokumentieren, da diese in der Beurteilung berücksichtigt werden müssen.

▶ **Abb. 10.6** zeigt ein verkürztes Anwendungsbeispiel für den Abschnitt „Eröffnungsperiode" des Beobachtungsbogens.

Eröffnungsperiode / Uhrzeit von 7:30 bis 9:45

	Beobachtungen / Bemerkungen
Fachkompetenz Eröffnungsperiode	
□ Wehenbeurteilung durch Beobachtung, Palpation und CTG □ Erkennt Anomalien, handelt	Beurteilt Wehen anhand des CTGs, Palpation des Bauches erfolgt nicht
□ Gebärpositionen: Motivation zu Positionswechsel, gezielter Einsatz	Lagert die Frau nach der Lagerungsregel (linke Seite bei I. Stellung) Empfiehlt des asymetrischen Vierfüßlerstand und leitet Frau korrekt dazu an
Methodenkompetenz Eröffnungsperiode	
□ Behandlungsplan (gezielt, selbstständig, strukturiert)	Nennt Ziele ihrer Behandlung, benötigt Unterstützung zur Vollständigkeit bzgl. Leerung der Harnblase
□ Bearbeitung von Problemen	Keine Probleme im Geburtsverlauf aufgetreten
Sozialkompetenz Eröffnungsperiode	
□ Bedürfnisorientierung, Empathie	Erkennt das Bewegungsbedürfnis der Gebärenden und unterstützt dies
□ Information der Schwangeren	Informiert stets über Handlungen und Ergebnisse
□ Teamarbeit	Informiert die betreuende Hebamme über ihren Behandlungsplan
Personalkompetenz Eröffnungsperiode	
□ Verantwortungsbewusstsein, Selbstbewusstsein	Führt Handlungen umsichtig aus: Bittet um Rücksprache mit Arzt bei Unsicherheit bzgl. des Geburtsfortschritts

▶ **Abb. 10.6** Anwendungsbeispiel Beobachtungsbogen.

10.5.3 Schritt 5 und 6: Interpretation der Beobachtungen und Beurteilung

Nach Beendigung der Prüfungssituation interpretieren die zwei Fachprüfer*innen gemeinsam ihre Beobachtungen und füllen den Beurteilungsbogen aus. Die einzelnen Kriterien des Beobachtungsbogens werden nun in den Gesamtkontext der Geburt eingeordnet und die Ausführungen der Prüflinge mit Punkten bewertet. Hierzu enthält der Beurteilungsbogen ein Punkteschema mit insgesamt fünf Skalen. Es können 0–3 Punkte vergeben werden, wobei die einzelnen Kriterien noch mit einer höheren Gewichtung versehen werden können. In diesem Fall wird die Punktzahl mit der gewählten Gewichtung multipliziert (▶ **Abb. 10.7.**).

Die jeweils pro Kompetenz ermittelten Zwischenergebnisse werden in die am Ende eines Verlaufsabschnitts stehende Tabelle eingetragen, um so ein Ergebnis für den Abschnitt zu erhalten (▶ **Abb. 10.8**).

In diesem Beispiel hat die werdende Hebamme 50 von 66 möglichen Punkten in der Eröffnungsperiode erlangt. Wenn für alle acht Phasen des

Eröffnungsperiode / Uhrzeit von 7:30 bis 9:45

	Gewichtung	trifft vollständig zu 3P	trifft überwiegend zu 2P	trifft wenig zu 1P	trifft gar nicht zu 0P	Kriterium nicht beurteilbar	Punkte
Fachkompetenz Eröffnungsperiode							
Erfasst die Dynamik der Geburt (Wehentätigkeit/ Geburtsfortschritt) korrekt			X				2
Setzt Gebärpositionen zielgerichtet, situations- und fachgerecht ein	X2	X					2
Beurteilt das CTG/ die FHF zeit- und fachgerecht			X				2
Erfasst Vitalfunktionen (VZ, Ausscheidungen) zeit- und fachgerecht und sorgt für deren Aufrechterhaltung (Flüssigkeitszufuhr, Harnblasenentleerung etc.)				X			2
Erfasst Anomalien im Geburtsverlauf (Wehen, Einstellung des Kindes, CTG etc.)						X	/
Leitet bei Anomalien fachgerechte Maßnahmen ein						X	/
Hygienemaßnamen werden stets berücksichtigt			X				2

Maximal erreichbare Punktzahl: 18 *Tatsächlich erreichte Punktzahl:* 13

Bemerkung: Keine Pathologien in der EP aufgetreten

	Gewichtung	trifft vollständig zu 3P	trifft überwiegend zu 2P	trifft wenig zu 1P	trifft gar nicht zu 0P	Kriterium nicht beurteilbar	Punkte
Methodenkompetenz Eröffnungsperiode							
Erstellt selbstständig und systematisch einen vollständigen Behandlungsplan			X				2
Plant Arbeitsschritte strukturiert und systematisch		X					3
Führt Arbeitsschritte systematisch in einem angemessenen Zeitfenster aus		X					3
Bearbeitet evtl. auftretende Probleme zielgerichtet und systematisch, setzt Prioritäten						X	/
Nimmt Beobachtungen gezielt, systematisch und vollständig unter Verwendung geeigneter Assessments vor			X				2

Maximal erreichbare Punktzahl: 12 *Tatsächlich erreichte Punktzahl:* 10

Bemerkung:

▶ **Abb. 10.7** Anwendungsbeispiel für den Abschnitt „Eröffnungsperiode" des Beurteilungsbogens Eröffnungsperiode und Errechnung der Punkte.
a Anwendungsbeispiel Fachkompetenz Eröffnungsperiode.
b Anwendungsbeispiel Methodenkompetenz Eröffnungsperiode.

Fortsetzung ▶

	Gewichtung	trifft vollständig zu 3P	trifft überwiegend zu 2P	trifft wenig zu 1P	trifft gar nicht zu 0P	Kriterium nicht beurteilbar	Punkte
Sozialkompetenz Eröffnungsperiode							
Gestaltet die Beziehung zum Elternpaar sicher und empathisch		X					3
Erkennt Bedürfnisse der Schwangeren	X2		X				4
Geht auf diese Bedürfnisse ein	X2		X				4
Informiert die Schwangere nach dem Konzept des „Shared decision“			X				2
Informiert über Handlungsschritte und deren Ergebnis		X					3
Wahrt die Intimsphäre der Gebärenden				X			1

Maximal erreichbare Punktzahl: 24 *Tatsächlich erreichte Punktzahl:* 17

Bemerkung: Doppelte Wertung der Bedürfnisorientierung, da diese als Schwerpunkt in der Prüfungsvorbereitung bearbeitet wurde.

	Gewichtung	trifft vollständig zu 3P	trifft überwiegend zu 2P	trifft wenig zu 1P	trifft gar nicht zu 0P	Kriterium nicht beurteilbar	Punkte
Personalkompetenz Eröffnungsperiode							
Handelt verantwortungs- und pflichtbewusst		X					3
Zeigt Selbstvertrauen und Selbstbewusstsein			X				2
Kennt eigene Grenzen und Zuständigkeitsbereiche, holt Hilfe wenn notwendig		X					3
Zeigt einen wertschätzenden Umgang mit allen an der Geburt beteiligten Personen		X					3

Maximal erreichbare Punktzahl: 12 *Tatsächlich erreichte Punktzahl:* 11

Bemerkung:

▶ **Abb. 10.7 Fortsetzung;** Anwendungsbeispiel für den Abschnitt „Eröffnungsperiode“ des Beurteilungsbogens Eröffnungsperiode und Errechnung der Punkte.
c Anwendungsbeispiel Sozialkompetenz Eröffnungsperiode.
d Anwendungsbeispiel Personalkompetenz Eröffnungsperiode.

Ergebnis Eröffnungsperiode

Kompetenz	max. erreichbare Punktzahl	tatsächlich erreichte Punktzahl
Fachkompetenz	18	12
Methodenkompetenz	12	10
Sozialkompetenz	24	17
Personalkompetenz	12	11
Gesamt	66	50

▶ **Abb. 10.8** Zwischenergebnis Eröffnungsperiode.

Verlaufs ein Zwischenergebnis ermittelt wurde, können aus diesen Ergebnissen auf Seite 28 des Beurteilungsbogens eine Gesamtpunktzahl und eine Note ermittelt werden. Auch hier kann den einzelnen Phasen des Verlaufs wieder eine höhere Wertigkeit vergeben werden, je nachdem welchen zeitlichen und fachlichen Aufwand dieser Anteil im Geburtsverlauf hatte. Eine höhere Wertigkeit muss im Gesamtergebnis rechnerisch berücksichtigt werden. Außerdem muss eine genaue Dokumentation erfolgen, warum welche Anteile eine höhere Wertigkeit erhalten.

Anschließend wird anhand des auf dem Bogen festgehaltenen Rechenwegs ermittelt, wieviel Prozent die geprüfte Person von den möglichen 100 (= maximal erreichbare Gesamtpunktzahl) erreicht hat und eine Note vergeben.

10.5.4 Schritt 6: Überprüfung

Am Ende sollten beide Prüfende ihr Vorgehen, ihre Beurteilung sowie das Ergebnis noch einmal reflektieren und überprüfen, ob die Note mit den Leistungen der werdenden Hebamme übereinstimmt.

Für die Gültigkeit des Prüfungsprotokolls ist es unerlässlich, dass beide Prüfende unterscheiben. Sie bestätigen damit ihr Einverständnis mit dem vorliegenden Prüfungsergebnis.

10.5.5 Literatur

[193] Atteslander P. Methoden der empirischen Sozialforschung. 13. Aufl. Berlin: Erich Schmidt; 2010

[194] Bohrer A. Lernort Praxis. Kompetent begleiten und anleiten. 4. Aufl. Brake: Prodos; 2018

[195] Deutscher Hebammenverband & Deutsche Gesellschaft für Hebammenwissenschaft, Hrsg. Eckpunktepapier des Deutschen Hebammenverbandes e. V. und der Deutschen Gesellschaft für Hebammenwissenschaft e. V. zur Reform des Hebammenberufes; 2017

[196] Faßnacht G. Systematische Verhaltensbeobachtung. München: Reinhardt; 1995

[197] Gnahs D. Kompetenzen – Erwerb, Erfassung, Instrumente. Bielefeld: Bertelsmann; 2010

[198] Görmar G, Lorig B, Mpangara M(2011). Kompetenzbasierte Prüfungen - welche Aspekte spielen eine Rolle? In: Bundesinstitut für Berufsbildung Berufsbildung in Wissenschaft und Praxis 2011; 5: 10–13

[199] Hewlett C, Reetz L. Das Prüferhandbuch. Eine Handreichung zur Prüfungspraxis in der beruflichen Bildung. Hamburg: Vereinte Dienstleistungsgewerkschaft e. V., b + r; 2008

[200] Hottinger U, Schlatter S. Evidenzbasierte alternative nicht-invasive Methoden zur Beurteilung des Geburtsfortschritts. Die Hebamme 2017; 2: 191–199.

[201] Industrie- und Handelskammer Rheinhessen. IHK Notenschlüssel/Notenspiegel (2018). Im Internet: https://www.rheinhessen.ihk24.de/blob/mzihk24/aus_weiterbildung/Pruefungen-in-der-Berufsausbildung/1 454 256/76e89 925edafc4cf6dda4d28b1aeac4e/Notenschluessel-IHK-Rheinhessen-data.pdf; Stand: 22.05.2018

[202] Johnson RL, McCann V, Zimbardo P. Empfindung und Wahrnehmung. In: Johnson RL, McCann V, Zimbardo P. Schlüsselkonzepte der Psychologie. 7. Aufl. Hallbergmoos: Pearson; 2016

[203] Kultusministerkonferenz, Hrsg. Handreichung für die Erarbeitung von Rahmenlehrplänen der Kultusministerkonferenz für den berufsbezogenen Unterricht an Berufsschulen. (23.09.2011) Im Internet: https://www.kmk.org/dokumentation-und-statistik/beschluesse-und-veroeffentlichungen/bildung-schule/berufliche-bildung.html; Stand: 15.01.2018

[204] Martin E, Wawrinowski U. Beobachtungslehre. Theorie und Praxis reflektierter Beobachtung und Beurteilung. 6. Aufl. Weinheim: Beltz Juventa; 2014

[205] Oetting-Roß C. Beobachtung und Dokumentation der Prüfungssituation. Stolpersteine und Hilfen. Forum Ausbildung 2008; 2: 12–15

[206] Pätzold G. Berufliche Handlungskompetenz. In: Kaiser JF, Pätzold G, Hrsg. Wörterbuch Berufs- und Wirtschaftspädagogik. Bad Heilbrunn: Julius Klinkhardt; 2006

[207] Roth H. Pädagogische Anthropologie. Bd. 2. Hannover: Hermann Schroedel; 1971

[208] Scherpe M, Schneider K. Beobachtungs- und Beurteilungsbögen. Forum Ausbildung 2008; 2: 16–31

[209] Winter F. Leistungsbewertung. Eine neue Lernkultur braucht einen anderen Umgang mit den Schülerleistungen. Baltmannsweiler: Schneider; 2012

Sachverzeichnis

M

O

P

R

S

T

U

V

W

Z